Modern Minimally Invasive Surgery for
Atrial Fibrillation

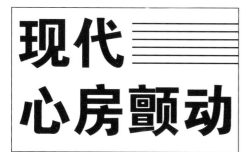

现代心房颤动 微创外科学

主 编◎梅举

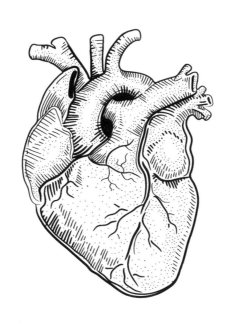

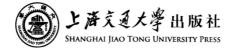

上海交通大学出版社
SHANGHAI JIAO TONG UNIVERSITY PRESS

内容提要

本书由国内十余位从事心房颤动（房颤）相关的临床与基础研究的著名专家撰写而成，汇集了当代房颤微创外科的最新成就与进展。本书从心脏应用解剖、房颤发病机制研究入手，详细阐释了迷宫手术治疗心房颤动的原理和各种技术，内容涉及房颤的导管介入消融手术、经典的Cox迷宫Ⅲ型手术、射频消融Cox迷宫Ⅳ型手术、冷冻消融Cox迷宫Ⅳ型手术、最新的"杂交"技术，以及单纯性房颤的微创外科治疗技术，房颤合并心脏瓣膜病、冠心病或先天性心脏病的外科治疗技术。并重点介绍了梅氏微创房颤手术、微创右胸切口二尖瓣手术同期应用双极消融钳行Cox迷宫Ⅳ型手术的详细技术。此外，对于房颤外科手术麻醉及围术期处理也有相关的内容介绍。

全书贯穿理论指导实践的原则，内容丰富、技术新颖、图文并茂、实用性强，适合临床医师和医学生阅读，尤其适合于从事房颤研究的心血管内科、外科、麻醉、重症监护的医师及医学生的学习与参考。

图书在版编目 (CIP) 数据

现代心房颤动微创外科学 / 梅举主编 . —上海：
上海交通大学出版社，2017
ISBN 978-7-313-18415-3

Ⅰ.①现⋯　Ⅱ.①梅⋯　Ⅲ.①心房纤颤－显微外科学
Ⅳ.①R654

中国版本图书馆 CIP 数据核字（2017）第 279813 号

现代心房颤动微创外科学

主　　编：梅　举
出版发行：上海交通大学出版社　　　　　　　　地　　址：上海市番禺路951号
邮政编码：200030　　　　　　　　　　　　　　电　　话：021-64071208
出 版 人：谈　毅
印　　制：上海锦佳印刷有限公司　　　　　　　经　　销：全国新华书店
开　　本：889mm×1194mm　1/16　　　　　　印　　张：14
字　　数：300千字
版　　次：2017年11月第1版　　　　　　　　　印　　次：2017年11月第1次印刷
书　　号：ISBN 978-7-313-18415-3/R
定　　价：180.00元

编委会名单

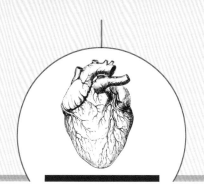

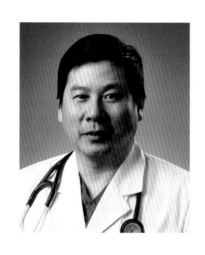

主编简介

梅 举

二级教授，主任医师，医学博士，博士生导师和博士后工作站导师。1979年考入第四军医大学（西安，现空军军医大学）军医系，同时参军入伍。1984年获得学士学位，并同年考入第二军医大学（上海，现海军军医大学）攻读硕士学位。1987年毕业后留在上海长海医院心胸外科工作，1991年考入第二军医大学（上海，现海军军医大学）攻读博士学位。曾任长海医院心胸外科行政副主任，主任医师，教授，博士生导师。2006年人才引进至上海交通大学医学院附属新华医院工作。现任新华医院心胸外科主任，国家临床重点专科——心脏大血管外科主任。享受国务院特殊津贴，中国医师协会心血管外科医师奖（金刀奖）获得者，上海市优秀学科带头人。

兼任中华医学会心胸血管外科分会全国委员、国家心血管病专家委员会微创心血管外科专业委员会副主任委员、中国医师协会心血管外科医师分会常委、上海心脏大血管外科专业委员会副主任委员、上海市医学会外科专业委员会委员；国际微创胸心血管外科协会委员、亚洲心胸外科协会委员；《中国胸心血管外科临床杂志》《中国心血管病研究》《国际心血管病杂志》、*Ann Thorac Surg*中文杂志、*Innovations: Technology and Techniques in Cardiothoracic and Vascular Surgery*中文杂志等10余家杂志编委。

从事心胸外科的临床与基础研究30余年，师从我国著名的心血管外科专家蔡用之、汪曾炜、张宝仁教授，对心脏瓣膜病、心房颤动（房颤）、冠心病、复杂先天性心脏病、胸部大血管病的基础研究及微创外科治疗有很高的造诣。1996年开始房颤的研究，在国际上独创梅氏微创房颤手术（全胸腔镜下左胸径路微创房颤手术）和微创二尖瓣手术同期双极钳消融房颤手术术式，在国际上率先开展一站式微创外科心外膜/导管心内膜消融治疗长程持续性房颤，上述研究均获得了良好的远期效果。在国际上首先成功地开展了改良全腔静脉—肺动脉连接术治疗复杂先天性心脏病，在国内最早提出风湿性心脏病合并巨大左心室的概念及手术指征、围术期处理措施，有效地提高了危重心脏瓣膜病的外科治疗效果，并创新一项人工腱索技术修复二尖瓣病变。在国内首创微创多支冠状动脉搭桥术（minimally invasive direct coronary artery bypass grafting, MIDCABG），是国内最早开展胸部大血管病"杂交"手术的专家之一。施行各类心血管手术12 000余例，成功率达到98%以上，居国际领先水平。在国内、外专业杂志上发表论文200余篇，主编及参编著作10本。承担国家科学自然基金项目4项，省部级课题10余项。曾获国家科技进步奖二等奖、三等奖各1项，军队科技进步奖一等奖、军队医疗成果一等奖及上海市科技进步奖二等奖共5项。

序

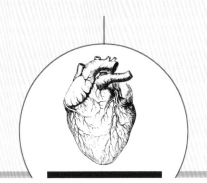

近10年来，随着国民经济与卫生事业的不断进步，我国心血管外科取得了空前的发展，微创心房颤动（房颤）手术技术日新月异，其诊治水平已居国际领先水平。我国是一个房颤大国，房颤患者达1 000万左右，这给社会和家庭带来了沉重的负担。微创外科治疗房颤效果满意、疗效确切，给社会和广大患者带来了福音。

梅举教授是我国著名的心脏外科专家，有着丰富的临床经验和科研成果，尤其在房颤的微创外科领域，创新多种治疗房颤的术式，取得了令人瞩目的成就。梅举教授高瞻远瞩，及时组织了十余位专家编著的《现代心房颤动的微创外科学》，把握了房颤微创外科的前沿进展，全面介绍了作者在临床治疗房颤中的丰富经验。这部专著选题新颖、内容丰富、图文并茂，实用性强，充分反映了现代房颤微创外科的最新进展及最新成果，是一本适应当前房颤外科快速发展需要的必备好书。此书的出版必将对我国心血管外科专业的发展发挥重要的作用。

中国人民解放军心血管病研究所所长

2017年9月1日

前　言

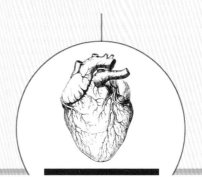

　　心房颤动（房颤）是临床上最常见的心律失常之一，在我国的发病率为0.7%～1.0%，据研究统计，我国房颤患者约1 000万。房颤造成的心力衰竭、脑卒中及猝死等给家庭及社会造成了十分沉重的负担。1991年Jome Cox发明了Cox迷宫手术治疗心脏瓣膜病合并房颤，2003年Wolf设计了Mini-maze手术治疗单纯性房颤，均取得了良好的效果。在我国，著名的心血管外科专家汪曾炜教授首先报道了心脏瓣膜病合并房颤的长期效果，孟旭教授最早开展了微创房颤手术。房颤外科手术经过十余年的发展已基本成熟，无论是单纯性房颤还是其他心脏病合并房颤，微创外科的治疗效果获得了显著的提高；微创外科手术同期切除或夹闭左心耳，对于预防术后脑卒中发挥了重要的作用。

　　2009年10月，上海交通大学医学院附属新华医院梅举教授发明了梅氏微创房颤手术治疗单纯性房颤，此后与北京刘兴鹏教授一起在国内创新性开展微创外科联合心内导管消融一站式"杂交"技术治疗复杂长程持续性房颤。2012年6月，梅举教授创新了微创右胸切口二尖瓣手术同期应用双极消融钳行Cox迷宫Ⅳ型手术，治疗二尖瓣病变合并的房颤。上述一系列技术治疗房颤疗效确切，使房颤的微创外科治疗、"杂交"治疗趋于更完善和更微创化，术式越来越标准化和规范化，在全国广泛交流、推广应用后，取得了满意的近期和远期效果。

　　本书由国内十多位房颤领域经验丰富的临床一线专家撰写，对有关房颤发生与维持的电生理基础、房颤的导管消融治疗、房颤外科治疗的最新进展进行了回顾与总结，详细介绍了经典的Cox Ⅲ型迷宫手术、房颤的微创外科手术，以及心脏瓣膜病、冠心病和先天性心脏病合并房颤的外科治疗技术、一站式"杂交"手术治疗单纯性房颤的体会，并重点介绍了梅氏微创房颤手术、微创右胸切口二尖瓣手术同期应用双极消融钳行Cox迷宫Ⅳ型手术的详细技术，以及相关手术麻醉与围术期处理的策略。本书总结了国内外房颤研究的最新进展及微创外科治疗的新技术，奉献了作者自己的丰富临床经验,希望能给广大从事房颤研究的心血管内科、外科、麻醉及重症监护的医师们在临床工作中有所启迪和帮助。由于我们的经验和编写水平有限,本书中可能存在一些疏漏甚至错误,恳请广大读者给予批评指正。

国际著名的心血管外科界专家汪曾炜教授对本书的编写进行了热情指导,并作序,在此深表感谢。

梅 举

2017 年 9 月 15 日

目　录

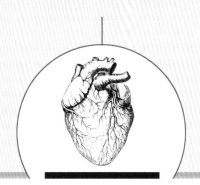

第一章

心脏传导系统的应用解剖

心脏传导系统(cardiac conducting system)指心壁内由特殊心肌纤维组成的传导系统,包括窦房结(sino-atrial node)、结间束(internodal tract)、房室结(atrioventricular node)、希氏束(His bundle,又称房室束)、左右束支(left or right bundle branches)及其分支、Purkinje纤维网。组成心脏传导系统的细胞有起搏细胞、移行细胞和浦肯野纤维,具有自律性、兴奋性和传导性功能。心脏传导系统功能是发生冲动并传导到心脏各部,使心房肌和心室肌按一定节律收缩。心脏传导系统的病变或损伤可能导致严重的心律失常,甚至危及生命。

第一节 心脏传导系统的组成

一、窦房结

1. 窦房结的位置和形态

1906年伦敦医学院的解剖学家Keith教授和他的学生Flack在鼹鼠心脏切片发现,上腔静脉与心房连接处有一堆细胞具有自律性,他们认为这些细胞可能与心脏的节律性运动有关,即窦房结。1910年,Lewis和Oppenimer在Keith实验室探测犬的心脏电生理活动时发现,其心脏起搏点也在窦房结位置处。至此,心脏的起搏点——窦房结结构基本确定。

窦房结位于上腔静脉窦和右心房、右心耳连接处,位于心外膜下1 mm深处,沿着界沟排列,呈椭圆形或新月形,与心脏的大小呈正比,成人窦房结长、宽、厚分别为10～15、3～5、1.0～1.5 mm;分头、体、尾三部分,头部位于距右心耳嵴顶1～4 mm处,体部位于肌层,尾部更靠近心内膜下。窦房结是心脏传导系统自律性最高的起搏点,正常人心律为窦性心律。

2. 窦房结构造的特点

窦房结有着丰富的血液供应,其中自窦房结中央通过并沿长轴走行的粗大动脉为窦房结动脉,其宽度接近窦房结的1/3,可作为窦房结的定位标识。窦房结动脉多数直接起源于右冠状动脉（约60%），也有部分起源于左回旋支和双侧冠状动脉。冠状动脉是升主动脉的第1对分支，且窦房结动脉是冠状动脉主干最先分出的分支，因此，窦房结与其动脉的关系密切，对于调节窦性心律和动脉压具有重要意义。窦房结动脉压力下降，窦性频率增加，反之，窦性频率下降。

窦房结切面常呈灰白色，由细胞和间质构成。细胞包括结细胞、移行细胞和心房肌细胞、Purkinje细胞。结细胞又称起搏细胞或P细胞，直径较普通心肌细胞略小，胞质肌纤维少，HE染色较淡，呈长条形、梭形或圆柱形等，主要围绕窦房结中央的窦房结动脉分布。心房肌细胞主要位于窦房结的周边部位，胞体最大，胞质有丰富的肌原纤维，HE染色呈深红色。窦房结中央区和周边区之间有移行细胞，又称过渡细胞或T细胞，形态处于前两种细胞之间，胞质肌原纤维增多，HE染色深于P细胞、淡于心房肌细胞，横纹清晰。Purkinje细胞位于窦房结外围，深入心房肌和结间束中。几种细胞连接在一起，构成一个起搏与传导单位。窦房结间质含有丰富的胶原纤维、弹力纤维和少量网状纤维、丰富的神经和血管，致密的胶原纤维紧紧附着在窦房结动脉周围，形成网状支架，网眼内分布着窦房结细胞。

二、结间束

窦房结和房室结之间存在有三条特殊的传导束，均位于房间隔右侧的心内膜下，窦房结起搏冲动经此传导至房室结。

（1）前结间束：自窦房结的前缘发出，绕行上腔静脉（superior vena cava，SVC）开口前缘向左行，下降进入房间隔，自卵圆窝前方至房室结上缘。其在房间隔的前侧发出一分支至左心房，称为Bachmann束，将起搏冲动自右心房传导至左心房。

（2）中结间束：自窦房结后方发出后，于SVC口后方下降进入房间隔，大部分纤维在房间隔内沿卵圆窝前缘移行至房室结的顶部，少部分纤维进入左心房。

（3）后结间束：自窦房结后部发出，在SVC口的外侧下降并走行于终嵴内，沿下腔静脉瓣的附着部到达房室结后下缘。

三、房室结区

房室结区位于房间隔后下方的房间隔膜部右侧面心内膜下约0.5 mm处（Koch三角），在室间隔膜部的后上方、冠状静脉窦开口的前下方、三尖瓣隔瓣根部中点的后上方，紧靠中心纤维体。房室结区包括结区、房室结和结束区3部分。其上端略呈扩展状态，是结间束进入房室结的部分为结区。房室结为扁平的椭圆形，其长、宽、厚约分别为5～15、5～8、1～2.5 mm。房室结切面呈灰白色或灰黄色，边界不清，肉眼常见有针尖大小的结动脉纵贯穿行，绝大多数来自右冠状动脉（约90%），少数源自左回旋支。窦房结也分为头、体、尾3部分，尾部连接希氏束。窦房结由内向外分3带：过渡带（近心内膜面）、外侧带和内侧带。T细胞分布于3带，过渡带尚有部分心房肌细胞，内侧带近中心纤维体部分布有P细胞。房室结后端呈束状为结束区，在右纤维三角的前部靠右侧穿过。P细胞为起搏细胞，因此，房室结有起搏功能，为次级起搏中心。当窦房结发出的冲动过缓或不能下传时，房室结可发出冲动代替窦房结起搏功能,若房室结区受损,可导致严重传导障碍。

四、希氏束及其分支

希氏束又称房室束,由房室结发出纤维延伸形成略呈扁平的束体,长10～20 mm,宽2～4 mm,内有Purkinje细胞,外面包绕胶原纤维,纤维间相互交叉。房室束在右纤维三角中心纤维体的前方偏右心房穿过(穿中心纤维体部),后沿至膜部室间隔的后下缘向前进入室间隔肌顶部的嵴上(未分叉部),骑跨于室间隔肌顶部向前分为左、右束支(分叉部)。左束支主干较短,长2～3 mm、宽0.5～1 mm,始于室间隔的右心室面,在室间隔膜部下缘穿过至左心室心内膜下,分成左前和左后两束支,呈扇形分布于室间隔左心室面。左前束支分布至心尖部和前乳头肌,左后束支达后乳头肌。右束支为单一束支,直径1～3 mm,沿室上嵴下缘右侧心内膜下向前下方走行,并分出很多细支在心内膜下形成网状结构。

房室束血供来自房室结动脉和室间隔后动脉,右束支血运主要由左冠状动脉前降支发出的室间隔前分支供应,左前分支由室间隔前动脉供血,左后分支由室间隔后动脉和房室结动脉供血。

第二节　心脏传导系统的神经支配和解剖变异

一、心脏传导系统的神经支配

心脏传导系统主要受内脏神经支配,即交感神经和副交感神经支配,因两者的不同兴奋或抑制程度而调控心脏节律和速率。除此之外,传导系统还受到肽能神经的调节,如血管活性肽、神经肽Y、生长抑素等;某些神经内分泌因子,如心钠素、神经细胞黏附因子,也参与传导系统的调节。近年来,很多研究发现心外膜分布有很多自主神经节细胞,通过直接或间接途径,在心脏传导系统的调节中起着非常重要的作用。

二、心脏传导系统的解剖变异

正常情况下,房室结为单一的,又称后结,位于Koch三角的尖端。而对于某些先天性心脏病如矫正性大动脉转位,由于房室间隔错位而留下了空隙,房室束不能自Koch三角正常房室结下行入心室,则另有一个前结位于肺动脉与三尖瓣延续区,即相当于右心耳根部的右心房游离壁内。此时,后结往往退化,由前结发出的传导束穿过房室环后绕行于肺动脉口的右前方,然后分为左右束支,此时如有膜周型的室间隔缺损,传导束将绕行于室间隔缺损的前上缘,再分为左右束支。偶有房室间隔错位较轻病例,也有传导束走行于肺动脉口及室间隔缺损后下缘者;罕见有前、后结同时发出传导束下行至心室形成襻样传导束。

1. 先天性房室传导阻滞

先天性房室传导阻滞常合并有先天性心脏病,特别是矫正性大动脉转位和心房异构,少见于心内结构正常者。阻滞可以发生于房室结前、也可以发生于房室结后，一般可分为三类：① 房—结连续中断，此时心房下部的肌性组织被脂肪组织所替代，致心房组织和房室结连续中断；② 结—室连续中断，即房室结位置正常，但是房室结远端轴线消失，心室传导组织被一层纤维组织分隔开；③ 轴—束支连续中断，即房室结轴线完整，但是左右束支水平与房室结分离。

2. 房室传导旁路

房室传导旁路为在窦房结与房室结之间除了正常的前、中、后结间束之外，尚并存有异常的传导旁路。此时，由于窦房结或心房的激动通过旁路传导速度较正常快，常常提前激动部分或全部心室肌而产生预激综合征，这些异常旁路分为以下3种。

（1）Kent束：连接心房肌和心室肌之间，由心脏传导末梢纤维和少数起搏细胞组成，是来自胚胎发育的变异，可位于房室纤维环四周的任何部位，以单个或多个形式存在。

（2）Mahain纤维：即房室结、房室束或束支与心室间的传导旁路，较少见。

（3）James束：心房肌与房室束间的异常传导旁路，或者是房室结内的异常传导旁路。这3种旁路可以单独存在，也可以同时并存。Kent束引起的预激综合征（W-P-W）为典型预激综合征，后两者引起的预激称为变异性预激综合征（如L-G-L）。

第三节　心脏传导系统的病理改变与临床意义

心脏传导系统的组织结构会随着年龄的增加而出现退化，主要表现为主细胞逐渐减少、间质成分逐渐增多，从而引起心脏速率或节律的异常。临床上更多见地导致心脏传导系统病变的原因则是出血、炎症、脂肪浸润、神经疾病、肿瘤侵犯或压迫等，这些病变常导致严重的心律失常，严重的可导致心源性猝死。

心脏传导系统出血的情况并不多见，一旦发生可能导致严重的心律失常，甚至出现心源性猝死。传导系统出血部位多见于右心耳与房室沟交界处及房室间隔心内膜下。引起出血的原因有很多，最常见的病因如缺氧、感染等导致的血管通透性增高，而外伤性血管损伤、血管栓塞后继发出血等也不罕见。传导系统出血可导致起搏细胞或传导细胞功能障碍，发生高度房室传导阻滞；出血如累及支配传导系统的神经，也可导致传导阻滞或神经功能失调，从而引起严重心律失常。

单纯心脏传导系统炎症非常罕见，往往并发于感染性心内膜炎、各种心肌炎等，是心脏传导系统疾病致心源性猝死较常见的原因。炎症可以侵犯心脏传导系统的全部或部分，引起起搏细胞或传导细胞变性、坏死，或传导组织区域水肿、炎症细胞浸润，反复迁延不愈者可出现传导系统纤维化、瘢痕化，所有这些病变均可导致心律失常，严重的可发生猝死。

随着患者年龄的增长，心脏传导组织中脂肪的含量逐渐增多，称之为生理性脂肪增多，如果出现与年龄不相称的脂肪异常增多，称为病理性脂肪浸润。有研究认为，人在40岁以前，窦房结组织中脂肪组织应不超高10%，如果占比过高，则为病理性脂肪浸润。关于传导系统脂肪浸润的确切病因和机制尚不清楚，可能的原因有脂肪代谢障碍、传导系统部位脂肪组织异常增生等。严重的脂肪浸润可导致起搏细胞或传导细胞功能障碍而出现心律失常，甚至导致猝死。

与脂肪组织一样，心脏传导系统中纤维组织的占比也随着年龄的增长而增加，在某些病理情况下，纤维组织的占比会出现异常增多，其常见的病因可能有：累及心脏传导系统的缺血性心脏病、创伤（如手术、炎症等）导致传导组织或邻近组织的瘢痕、心腔过度扩张引起传导组织过度牵拉萎缩而发生纤维化等。同样，传导系统过度纤维化可导致严重心律失常。

心脏转移性肿瘤并不罕见，多为肺癌转移。原发性心脏肿瘤较少见，发生于心脏传导系统的肿瘤更为罕见。心脏肿瘤一旦发生，无论良性、恶性，均有可能侵犯或压迫传导组织而导致严重心律失常。

心脏传导系统病理改变往往引起心律失常，与心源性猝死密切相关，但是很多情况下难以明确诊断。

（丁芳宝）

参 考 文 献

1. Kent AF. Researches on the structure and function of the mammalian heart［J］. J Physiol, 1893, 14(4-5): i2-254.

2. Kent AFS. The structure of the cardiac tissues at the auricular-ventricular junction［J］. J Physiol, 1913, 47(4): 1022-1025.

3. James TN. The connecting pathways between the sinus node and A-V node and between the right and the left atrium in the human heart［J］. Am Heart J, 1963, 66: 498-508.

4. Anderson RH. Histologic and histochemical evidence concerning the presence of morphologically distinct cellular zones within the rabbit atrioventricular node［J］. Anat Rec, 1972, 173(6): 7-23.

5. Anderson RH. The disposition and innervation of atrioventricular ring specialized tissue in rats and rabbits［J］. J Anat, 1972, 113（Pt2）: 197-211.

6. Anderson RH, Davies MJ, Becker AE. Atrioventricular ring specialized tissue in the normal heart［J］. Eur J Cardiol, 1974, 2(2): 219-230.

7. Spach MS, Kootsey JM. The nature of electrical propagation in cardiac muscle［J］. Am J Physiol, 1983, 244(1): H3-22.

8. Tawara S. The conduction system of the mammalian heart［M］. London: Imperial College Press, 2000.

9. Anderson RH, Ho SY, Gillette PC, et al. Mahaim, Kent and abnormal atrioventricular conduction［J］. Cardiovasc Res, 1996, 31(4): 480-491.

10. Racker DK. The AV junction region of the heart: A comprehensive study correlating gross anatomy and direct three dimensional analysis. Ⅰ. Architecture and topography［J］. Anat Rec, 1999, 256(1): 49-63.

11. Sanchez-Quintana D, Davies DW, Ho SY, et al. Architecture of the atrial musculature in and around the triangle of Koch: Its potential relevance to atrioventricular nodal reentry［J］. J Cardiovasc Electrophysiol, 1997, 8(12): 1396-1407.

12. Soufan AT, van den Hoff MJ, Ruijter JM, et al. Reconstruction ofthe patterns of gene expression in the developing mouse heart reveals an architectural arrangement that facilitates the understanding of atrial malformations and arrhythmias［J］. Circ Res, 2004, 95(12): 1207-1215.

13. Inoue S, Becker AE, Riccardi R, et al. Interruption of the inferior extension of the compact atrioventricular node underlies successful radio frequency ablation of atrioventricular nodal reentrant tachycardia［J］. J Interv Card

Electrophysiol, 1999, 3(3): 273-277.

14. Blom N, Gittenberger G, de Ruiter M, et al. Development of the cardiac conduction tissue in human embryos using HNK-1 antigen expression: Possible relevance for understanding of abnormal atrial automaticity[J]. Circulation, 1999, 99(6): 800-806.

15. Cabrera JA, Sanchez-Quintana D, Ho SY, et al. Angiographic anatomy of the inferior right atrial isthmus in patients with and without history of common atrial flutter[J]. Circulation, 1999, 99(23): 3017-3023.

16. Moorman AF, Christoffels VM, Anderson RH. Anatomic substrates for cardiac conduction[J]. Heart Rhythm, 2005, 2(8): 875-886.

17. Dobrzynski H, Boyett MR, Anderson RH. New insights into pacemaker activity: Promoting understanding of sick sinus syndrome[J]. Circulation, 2007, 115(14): 1921-1932.

18. Morel E, Meyronet D, Thivolet-Bejuy F, et al. Identification and distribution of interstitial Cajal cells in human pulmonary veins[J]. Heart Rhythm, 2008, 5(7): 1063-1067.

19. Hucker WJ, McCain ML, Laughner JI, et al. Connexin 43 expression delineates two discrete pathways in the human atrioventricular junction. Anat Rec (Hoboken)[J]. 2008, 291(2): 204-215.

20. 高修义, 马虹, 张萍, 等. 心房颤动——基础到临床[M]. 广州: 广东科技出版社, 2010: 70-88.

21. 宋一璇, 姚青松, 罗斌, 等. 心脏传导系统肿瘤的形态观察[J]. 中华病理学杂志, 1998, 27: 10-12.

22. 姚青松, 宋一璇, 祝家镇, 等. 肥厚性心肌病心传导系统病理学观察[J]. 中华心血管病杂志, 1996, 24: 143-145.

23. 梁赏猷, 宋一璇, 姚青松, 等. 120例心性猝死传导系统观察分析[J]. 中国法医学杂志, 1998, 13: 105-107.

第二章

房颤的电生理基础

　　心房颤动（简称房颤）是临床最常见的慢性心律失常，对其发病机制的研究最早可以追溯至18世纪，当时房颤被称为"永久心律不齐（pulsus irregularis perpetuus）"。当时的人们认为房颤的发病机制为情绪，或归因于"躯体性谵妄（delirium cordis）"。1902年，James在记录房颤患者颈静脉波形时，发现这类患者的颈静脉波形中心室波形特别明显，而心房收缩波消失。近代心律失常的研究在荷兰人Eindhoven发明了心电图机后开始兴起。随房颤流行病学调查的深入，房颤在老年患者中发病率和患病率均较高。房颤对社会老龄化的挑战越来越严峻，因此对房颤的发病机制研究也越来越迫切。房颤电生理的机制研究在近20年获得重要的发现。

第一节　心房肌细胞的电生理基础

一、正常心房肌细胞动作电位及离子构成

　　窦性心律下心房肌细胞动作电位的上升支是由电压依赖的钠离子通道介导的钠离子内流入细胞所形成的。动作电位上升的速度影响动作电位的传导速度。动作电位在钠离子内流所造成的短暂除极后，进入相对较长的复极过程。此过程参与的离子成分主要是钙离子和钾离子，但由不同的离子通道介导（见图2-1-1）。钙离子通道主要是L-型钙离子通道（L-type Ca^{2+} channel，LTCC），钙离子内流是动作电位平台期形成的主要原因。除了延长复极时程的作用外，钙离子的内流最关键的生理作用是诱发心肌细胞的膜电位—收缩偶联，导致心肌纤维的收缩。由各种钾离子通道参与心房肌细胞复极过程，复极早期参与的主要是一过性外向钾离子通道（transient-outward K^+ current，I_{to}）和各种时间依赖延迟整流钾离子通道，包括慢延迟整流钾离子通道（slow delayed-rectified K^+ current，I_{Ks}）、快延迟整流钾离子通道（rapid delayed-rectified K^+ current，I_{Kr}）和超快延迟整流钾离子通道（ultra-rapid delayed-rectified K^+ current，I_{Kur}）。参与复极后期和静息电位形成的钾离子通道是基础钾离子通道（basal K^+ current，I_{K1}）和乙酰胆碱

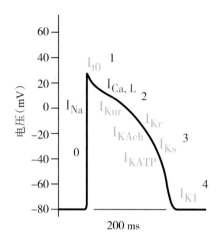

图 2-1-1　心房肌细胞动作电位离子通道构成

注：I_{Na}为快钠离子通道；I_{to}为一过性外向钾离子通道；$I_{Ca,L}$为L型钙离子通道；I_{Kur}为超快延迟整流钾离子通道；I_{KAch}为Ach依赖的内向整流钾离子通道；I_{Kr}为快延迟整流钾离子通道；I_{KATP}为ATP敏感钾离子通道；I_{K1}为超快延迟整流钾离子通道

（acetylcholine，Ach）依赖的内向整流钾离子通道（acetylcholine-dependent inward rectified K⁺ current, I_{KAch}）。

　　心房肌细胞的动作电位时程（action potential duration，APD）主要取决于复极阶段时程，因此钾离子和钙离子通道的状态包括其数量、结构和功能等，对APD的影响最大。动作电位的异常延长可能导致早期后除极（early after-depolarization，EAD）、局部传导阻滞等，前者是触发期前收缩的原因，而后者是折返机制形成的必要条件之一。APD的缩短能明显缩短折返通路的波长，导致折返频率上升，促进折返机制的维持。而APD在心房分布的空间不均一性是心房重构的后果之一。

二、膜电位兴奋—收缩偶联和钙离子操控（calcium handling）

　　与骨骼肌相似，心肌细胞通过兴奋—收缩偶联实现膜电位的电刺激到机械收缩的转换。心肌细胞内的平滑内质网（smooth endoplasmic reticulum，SE）是细胞内储存钙离子的主要细胞器。位于SE膜上的Ryanodine受体RyR2是将钙离子由SE向胞质释放的通道，RyR2成"簇状"分布，有利于受体间统一行动，在极短时间内同时释放钙离子。SE膜上的钙泵2a（Ca²⁺-ATPase type 2a，SERCA2a）是钙离子的回收通道，负责将经由RyR2"漏出"或"释放"的钙离子回收入SE。钙离子的出路除SERCA2a外，还有细胞膜上的钠钙交换泵（Na⁺/Ca²⁺ exchanger，NCX），该离子通道在将1个钙离子泵出细胞外的同时泵入3个钠离子，因此NCX还是一个生电泵。

　　SE在细胞内形成特有的T管系统，这些类似于"伪足"的T管和内陷的细胞膜组成特有的钙释放单元（calcium releasing unit，CRU）。每个CRU的结构类似于三明治，位于CRU中层的是SE的T管（膜上分布RyR2受体），两侧是内陷的细胞膜（**见图2-1-2**）。这一精巧的结构保证了兴奋—收缩偶联的时间高效性。

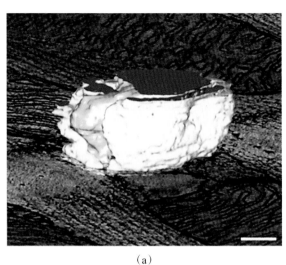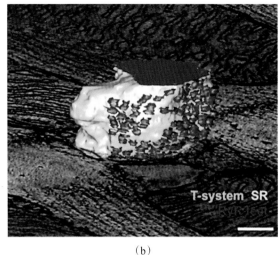

（a）　　　　　　　　　　　　　　　　　（b）

图2-1-2　三维电子显微镜断层扫描显示单个钙释放单位的三维结构

（a）和（b）是重建的钙释放单位结构图，其中（b）是（a）去除肌质网的重建图。红色代表Ryanodine受体（RyR），绿色代表T管系统（T-system），黄色代表肌质网（SR）

第二节　房颤发病的电生理基础

一、后除极与触发活动

根据后除极是否在APD结束后发生，后除极被分为早期后除极（early after-depolarization，EAD）和晚期后除极（delayed after-depolarization，DAD）。目前认为，后除极导致的触发活动增加是房颤发病的重要机制。但触发活动不仅指后除极，如在本节中将会讨论肌成纤维细胞—成纤维细胞间电位差导致的触发活动则不属于后除极。

1. EAD

EAD的产生与APD延长有关。在延长的动作电位后期，失活的LTCC电流被重新激活，在细胞膜的局部出现新的动作电位（见图2-2-1）。由EAD导致的典型心律失常范例是尖端扭转型室速。

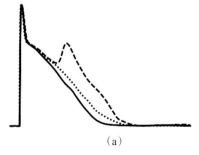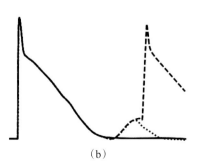

（a）　　　　　　　　　　　　　　　（b）

图2-2-1　EAD和DAD与正常动作电位的关系

（a）早期后除极（EAD）；（b）晚期后除极（DAD）

2. DAD

DAD发生于动作电位结束后，与细胞内钙离子的超负荷有关，目前认为与房颤发生密切相关。由于RyR2受体结构缺陷或功能异常，胞质中钙离子浓度升高，继而引发一过性的钙离子内流（I_{ti}），导致细胞膜除极。该一过性内向电流目前认为是生电性的钠钙交换电流。**图2-2-2**列举了正常心肌细胞动作电位、EAD及DAD在动作电位不同时刻的离子构成。

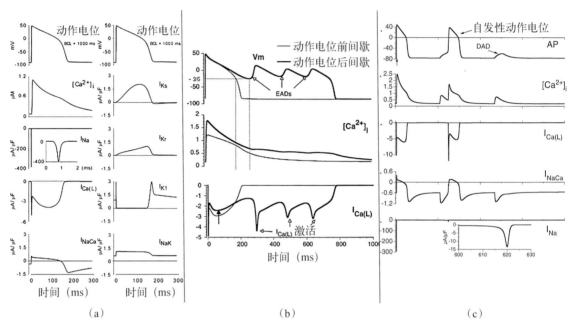

图2-2-2　（a）正常心房肌细胞动作电位；（b）EAD时动作电位的离子构成；（c）DAD时动作电位的离子构成
注：EAD为早期后除极；DAD为晚期后除极；AP为动作电位；I_{Ks}为缓慢激活延迟整流钾通道；I_{Kr}为快延迟整流钾离子通道；I_{K1}为超快延迟整流钾离子通道；I_{Na}为快钠离子通道；$I_{Ca, L}$为L型钙离子通道；I_{NaCa}为钠-钙交换电流；I_{NaK}为钠-钾交换电流

二、房颤动物模型

DAD导致房颤发生，在许多房颤动物模型中均得到验证。FKBP12.6缺陷的小鼠房颤模型是其中较为经典的一例。FKBP12.6是RyR2受体中起稳定作用的亚基，敲除FKBP12.6亚基基因的RyR2受体导致更多钙离子由SE向胞质渗漏。在该模型中记录到较为频繁的钠钙交换电流和DAD，该模型虽未出现自发性房颤，但高频起搏后，该模型小鼠更易被诱发出房颤。在另一稳定性亚基Junctophilin-2（JPH-2）功能异常的小鼠中也能观察到相同的结果。

由此延伸出去，即使是RyR2受体功能正常的情况下，影响RyR2受体上下游的因素也均能引发I_{ti}，从而引发DAD。钙离子／钙调速依赖的蛋白激酶Ⅱ（Ca^{2+}/calmodulin-dependent protein kinase Ⅱ，CaMKⅡ）的磷酸化水平上升导致SERCA2a活性上调。后者使回收入SE的钙离子增加，从而导致通过RyR2漏出至胞质的钙离子增加而引发I_{ti}（**见图2-2-3**）。由此可见，SERCA2a在DAD导致的房颤发生中起重要作用，其抑制剂毒胡萝卜素（thapsigargin）能抑制多种房颤动物模型出现房颤的频次就是重要的佐证。由于DAD发生机制相对复

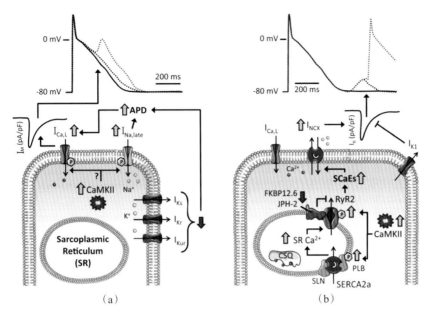

图2-2-3　EAD和DAD的发生机制

(a)早期后除极(EAD);(b)晚期后除极(DAD)

杂,肌质网(sarcoplasmic reticulum, SR)钙释放事件(SR calcium releasing event, SCaE)被用来描述在后除极发生过程中的钙离子从SE释放入胞质的过程,而不论其释放是直接由于RyR2受体异常或其上下游因素导致。

房颤的大动物模型目前均使用高频起搏电刺激引发房颤发生。自发性房颤大动物模型目前较少见,因此触发活动在大动物房颤发生机制中的地位尚未明确。心肌梗死的犬动物模型,在梗死后使用酪氨酸刺激交感神经,可以诱发自发性房颤。进一步研究表明房颤是由在心房—肺静脉交界区域存在EAD所引发。

总结上述动物模型,房颤均由后除极引发的触发活动诱发。无论是EAD还是DAD,钙离子的异常操控是它们最重要的离子基础。但也要注意到,其他离子通道在后除极发生过程中的作用。只有钾离子、钠离子(I_f)等通道异常所导致的APD延长,才可能有LTCC激活导致的EAD。而钠钙交换离子流是I_{ti}的重要成分,是DAD产生的基础。

三、肺静脉肌袖在房颤发病中的作用

肺静脉与左心房连接部位的肺静脉肌袖(pulmonary vein sleeve)在房颤发病中有重要的作用,这在肺静脉隔离(pulmonary vein isolation, PVI)对房颤的治疗作用中有所体现。PVI治疗阵发性房颤能治愈60%～75%的患者,是目前导管消融或外科治疗房颤的基础术式。

肺静脉肌袖在房颤治疗中的地位特殊有其解剖基础。左心房与肺静脉解剖相连,左心房的心房肌细胞深入肺静脉平均约1.3 cm,最长可达2.5 cm。这些心房肌细胞位于肺静脉平滑肌层外、血管外膜内侧。即使同一个体,其4个肺静脉肌袖的长度也有所不同(**见图2-2-4**)。左侧肺静脉肌袖较右侧长,上肺静脉较下肺静脉长;深入肺静脉的心房肌细胞的厚度也有所不同,其排列也不规则,这些都是折返和触发活动发生的解剖学基础。

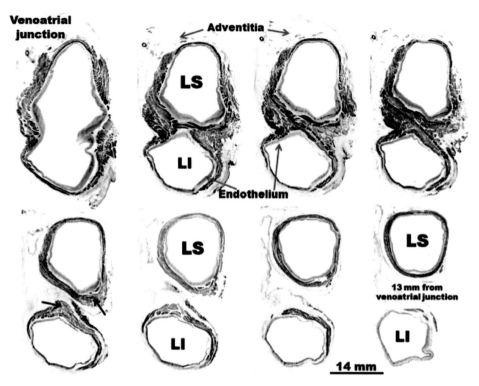

图 2-2-4 肺静脉袖的解剖

注：venoatrial junction 为静脉—心房交界处；adventitia 为外膜；endothelium 为内皮；LS 为左上肺静脉；LI 为左下肺静脉

　　细胞和分子水平的研究发现，肺静脉肌袖肌肉细胞的基因表达和电生理学特性与心房肌细胞相似。肌袖肌肉细胞的 I_{K1} 水平较低，导致该处静息电位较高，触发活动发生率增加。该处肌细胞 SCaE 发生率高，因此 DAD 发生较为频繁。从个体发育角度，*PITX*2 基因在胚胎的左右解剖不对称的发育过程中起重要作用。其对左、右心房的解剖差异主要体现在：右心房保留起搏功能心肌细胞，发育成为窦房结，而左心房则无。研究发现，房颤患者肺静脉 *PITX*2 表达较高，可能保留有潜在起搏功能的心肌细胞，从而导致触发活动增加。

四、肌成纤维细胞—成纤维细胞间的相互作用

　　成纤维细胞向肌成纤维细胞间转化在心房纤维化中非常常见。两者间通过连接蛋白43、45 相连。体外试验发现两者间在复极后存在电位差，此电位差可引发触发活动，从而触发 DAD 或直接导致房颤。

第三节　房颤持续的电生理基础

一、折返机制

　　折返机制在房颤维持中的作用比其在发病中的作用更重要。经典的折返环形成需要

满足3个条件：首先是传导阻滞，在电冲动传导过程中遭遇传导阻滞；其次是兴奋性不同的2条通路；再者是一个期前收缩引发整个折返机制。折返引发的心律失常最经典的代表是阵发性室上性心动过速。

折返在心肌中的传播有两种模式（见图2-3-1）。经典的主环模式是折返环围绕传导阻滞区域形成冲动传导的主环，电冲动由主环向外传播。另一种模式是螺旋式传播，折返的主环在绕过传导阻滞区域时未形成封闭的圆环，而代之以类似海螺的螺旋曲线。与闭环的折返环不同，该折返主环的波长和频率在传播过程中是不断变化的。

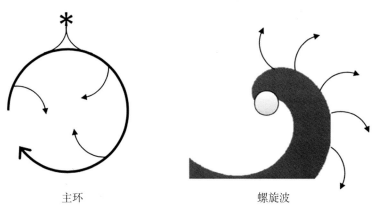

主环　　　　　　　　　　　螺旋波

图2-3-1　折返类型

以经典的折返回路为例，折返回路的理论最小直径与两个因素相关：冲动传导速度（conduction velocity, CV）和回路上心肌的最小有效不应期（effective refractory period, ERP）。折返回路的波长（λ）就是回路的直径，用公式表示即：$\lambda = CV \times ERP$。折返最快频率则仅取决于ERP。冲动传导的速度主要是由0相钠离子电流大小决定的，也和其他一些因素相关。如：心肌细胞排列、心肌细胞间连接蛋白数量等。心肌纤维化使冲动传导速度下降；细胞内钙离子过度负荷影响钠离子内流；心肌细胞间缝隙连接的数量和分布等。从折返回路的频率和直径也可以窥见部分房颤发生前后的心房电学重构。和心房扑动（房扑）相比，房颤的心房频率更高。且随着房颤持续时间延长，心房频率进一步提高。由此可见，房颤时，心房ERP较房扑缩短，且折返环直径较小。随着房颤的持续，折返环直径更缩小，ERP进一步缩短。

二、APD缩短

心房肌细胞在房颤心律维持时的最主要电生理现象是APD缩短。房颤导致的快速心房率在房颤后数小时内就导致细胞内钙离子超负荷，随即造成LTCCs电流减少。心律转复后，钙离子超负荷的解除速度比其发生速度慢。细胞内钙离子浓度慢性升高后，LTCCs通道蛋白的Cav1.2 α_{1C} 和Kv4.3亚基合成水平下降，造成通道合成下调。其机制可能是超负荷的钙离子刺激钙调神经磷酸酶（calcineurin），后者激活核因子进入细胞核，抑制Cav1.2的翻译。microRNA-328也能抑制通道蛋白的翻译，导致蛋白合成和受体数量下降。

I_{CaL}的下降的同时I_{K1}水平上升是动作电位缩短的主要原因。I_{K1}的上调与I_{CaL}的下调的机制相似。心房率慢性上升导致核因子抑制microRNA26的表达，后者能减少I_{K1}蛋白亚基Kir2.1的翻译，从而使Kir2.1的合成上调。

三、钙调控异常

细胞内钙离子超负荷不仅导致I_{CaL}下降，从而使APD缩短，且导致心房肌细胞收缩力下降。实验证明，胞质内钙离子的瞬时浓度降低是心房肌细胞收缩力下降的主要原因。在山羊的动物实验中发现，钙离子／钙调速依赖的蛋白激酶Ⅱ（Ca^{2+}/calmodulin-dependent protein kinase Ⅱ，CaMKⅡ）的磷酸化水平上升，增加钙离子从RyR2受体通道的漏出。蛋白激酶A（protein kinase A，PKA）依赖的受磷蛋白磷酸化水平下降导致钙离子回收减少。由此，SR中的钙离子储备减少，而胞质内钙离子浓度的瞬时浓度变异减少。在快速起搏导致的山羊持续性房颤模型中，RyR2受体和LTCC间偶合效率下降，即细胞膜—收缩偶合的效率下降。

四、心房结构重构导致的传导异常

房颤时，最主要的心房结构重构表现是心房扩张和纤维化（见图2-3-2）。前者导致心房表面积增加，能容纳更多的折返环发生。Framingham的研究结果显示：左心房每扩大5 mm，其房颤发生增加的相对危险度为1.3。心血管健康研究（Cardiovascular Health Study）显示：左心房直径扩大至5 cm后，患者发生房颤的相对危险度为4。心房纤维化导致心房内传导各向异性增强，使折返发生概率增加，其机制在心房重构章节中详细讨论。房颤的维持是心房肌细胞电生理性质改变和心房结构基质共同作用的结果。

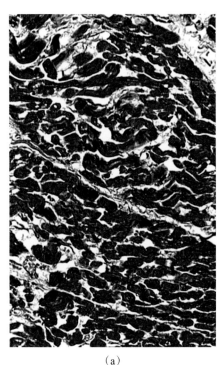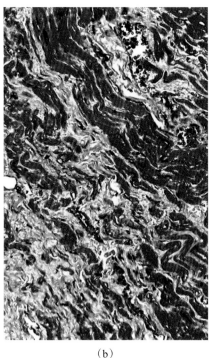

（a）　　　　　　　　（b）

图2-3-2　正常及持续性房颤患者心房组织显微镜下所见，Masson's trichrome染色×40
（a）正常心房组织；（b）持续性房颤患者心房组织

在细胞水平，成纤维细胞（fibroblast）向肌成纤维细胞（myofibroblast）的分化是重要的病理改变之一。肌成纤维细胞膜上也存在桥联蛋白，它们与心肌细胞构成电传导。但此类型的细胞间连接与心肌细胞间正常连接不同，电传导的速度较慢。传导速度减慢使折返出现的概率上升。房颤维持的心房肌细胞的连接蛋白-40的分布不均匀，与房颤维持的稳定性有关。

长期细胞内钙离子过度负荷激活钙依赖的蛋白酶（calpain），后者分解肌钙蛋白，使心房肌细胞收缩力在钙调控异常导致的收缩力下降的基础上进一步降低。心房壁张力上升，心房进而出现扩张。

综上，正常心房肌细胞电生理和正常心房传导是保证窦房结发生的电冲动在心房内正常传导的基础。房颤的发生和心房肌细胞后除极活动密切相关。心房—肺静脉移行区域的特殊组织结构，是该区域出现后除极活动的重要原因。心房内电传导异常，如局部传导减慢或阻滞、心房内复极不均一、折返形成等是房颤得以维持的原因。肌细胞钙离子调控异常导致的心房电生理重构是"房颤促房颤"的基本机制。而由于快速心房律导致的心房结构重构为房颤的维持创造了解剖基础。

（汤 敏）

参 考 文 献

1. Das T, Hoshijima M. Adding a new dimension to cardiac nano-architecture using electron microscopy: Coupling membrane excitation to calcium signaling[J]. J Mol Cell Cardiol, 2013, 58(5): 5-12.

2. Anumonwo J, Pandit S. Lonic mechanisms of arrhythmogenesis[J]. Trends Cardiovasc Med, 2015, 25(6): 487-496.

3. Sood S, Chelu M, Oort R, et al. Intracellular calcium leak due to FKBP12. 6 de ciency in mice facilitates the inducibility of atrial brillation[J]. Heart Rhythm, 2008, 5(7): 1047-1054.

4. Beavers D, Wang W, Ather S, et al. Mutation E169K in junctophilin-2 causes atrial brillation due to impaired RyR2 stabilization[J]. J Am Coll Cardiol, 2013, 62(21): 2010-2019.

5. Chelu M, Sarma S, Sood S, et al. Calmodulin kinase Ⅱ-mediated sarcoplasmic reticulum Ca^{2+} leak promotes atrial brillation in mice[J]. J Clin Invest, 2009, 119(7): 1940-1951.

6. Kirchhof P, Marijon E, Fabritz L, et al. Overexpression of cAMP-response element modulator causes abnormal growth and development of the atrial myocardium resulting in a substrate for sustained atrial brillation in mice[J]. Int J Cardiol, 2013, 166(2): 366-374.

7. Numata A, Miyauchi Y, Ono N, et al. Spontaneous atrial brillation initiated by tyramine in canine atria with increased sympathetic nerve sprouting[J]. J Cardiovasc Electrophysiol, 2012, 23(4): 415-422.

8. Sánchez-Quintana D, López-Mínguez J, Pizarro G, et al. Triggers and anatomical substrates in the genesis and perpetuation of atrial fibrillation[J]. Curr Cardiol Rev, 2012, 8(4): 310-326.

9. Ehrlich J, Cha T, Zhang L, et al. Cellular electrophysiology of canine pulmonary vein cardiomyocytes: action potential and ionic current properties[J]. J Physiol, 2003, 551(Pt 3): 801-813.

10. Honjo H, Boyett M, Niwa R, et al. Pacing-induced spontaneous activity in myocardial sleeves of pulmonary veins after treatment with ryanodine[J]. Circulation, 2003, 107(14): 1937-1943.

11. Mommersteeg M, Brown N, Prall O, et al. Pitx2c and Nkx2-5 are required for the formation and identity of the pulmonary myocardium[J]. Circ Res, 2007, 101(9): 902-909.

12. Yue L, Xie J, Nattel S. Molecular determinants of cardiac fibroblast electrical function and therapeutic implications

for atrial brillation [J] . Cardiovasc Res, 2011, 89(4): 744−753.

13. Comtois P, Kneller J, Nattel S. Of circles and spirals: bridging the gap between the leading circle and spiral wave concepts of cardiac reentry [J] . Europace, 2005, 7(Suppl 2): 10−20.

14. Qi X, Yeh Y, Xiao L, et al. Cellular signaling underlying atrial tachycardia remodeling of L-type calcium current [J] . Circ Res, 2008, 103(8): 845−854.

15. Lu Y, Zhang Y, Wang N, et al. MicroRNA−328 con-tributes to adverse electrical remodeling in atrial brillation [J] . Circulation, 2010, 122(23): 2378−2387.

16. Luo X, Pan Z, Shan H, et al. MicroRNA−26 governs pro brillatory inward-rectier potassium current changes in atrial brillation [J] . J Clin Invest, 2013, 123(5): 1939−1951.

17. Sun H, Chartier D, Leblanc N, et al. Intracellular calcium changes and tachycardia-induced contractile dysfunction in canine atrial myocytes [J] . Cardiovasc Res, 2001;49(4): 751−761.

18. Lenaerts I, Bito V, Heinzel F, et al. Ultrastructural and functional remodeling of the coupling between Ca^{2+} in ux and sarcoplasmic reticulum Ca^{2+} release in right atrial myocytes from experimental persistent atrial brillation [J] . Circ Res, 2009, 105(9): 876−885.

19. Ke L, Qi X, Dijkhuis A, et al. Calpain mediates cardiac troponin degradation and contractile dysfunction in atrial brillation [J] . J Mol Cell Cardiol, 2008, 45(5): 685−693.

第三章

心房颤动与心房重构

　　心房颤动（房颤）按持续时间长短分为：阵发性、持续性和长程房颤。阵发性房颤持续时间在7 d以内；持续性房颤的发作持续时间大于7 d，但小于1年；而长程房颤的持续时间大于1年，如未治疗，这部分房颤绝大多数为永久性房颤。房颤复律治疗的效果与房颤持续时间相关。过去的20年中，虽然导管消融作为房颤的主要非药物复律治疗获得了极大进展，对阵发性房颤的治愈率为70%～80%，但对持续性房颤的治疗效果仍为30%～50%。房颤持续时间为何会逐渐延长？房颤持续时间长为何会导致治疗效果不佳？

　　房颤维持和进展的电生理机制在前一章已经较为详细地阐述，正如荷兰学者Allessie提出的概念"房颤促房颤（AF begets AF）"，房颤导致的电生理、心房结构和功能重构是阵发性房颤患者最终成为持续、长程房颤的原因，也是增加治疗难度、致使治疗效果迥然不同的原因。本章节从房颤引发的电生理重构、结构重构和功能重构3个方面阐述房颤导致的心房重构，并介绍自主神经系统（autonomic nervous system，ANS）在房颤发生后出现的重构。

第一节　电　重　构

　　房颤引发电生理重构的核心是细胞内钙操控异常，由此引发的离子通道、细胞内蛋白分子成分的改变。钙离子在细胞内的稳态是由钙离子的"入路"离子通道和"出路"离子通道决定的。钙离子在细胞内的数量主要由储存在光滑内质网（smooth endoreticulum, SE）的钙离子和细胞质中的钙离子组成。而细胞内钙离子数量在房颤发生、持续、稳定和复律的各过程中均不同，以下通过钙离子数量变化和相应离子通道和蛋白的变化阐述房颤导致的心房电重构（**见图3-1-1**）。

一、房颤发生

房颤急性发作的主要生理改变是心房率突然上升至窦性心律的5～7倍。在房颤急性发作的

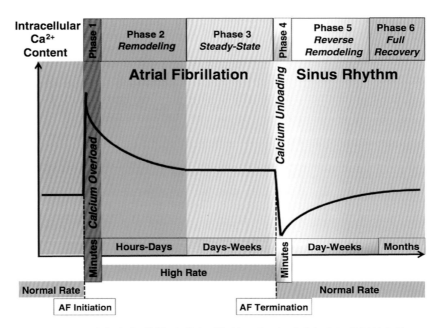

图 3-1-1　房颤发生、维持、复律各时相的心房肌细胞内钙离子数量的变化

注：Atrial Fibrillation 表示房颤；AF Initiation 表示房颤维持；Sinus Rhythm 表示窦性心律；Calcium Overload 表示钙离子超载；Calcium Unloading 表示钙卸载；Intracellular Ca²⁺ Content 表示细胞内钙离子浓度。

数分钟内，细胞内钙离子浓度快速上升。研究表明，储存在 SE 中的钙离子浓度上升明显，而对于胞质中的钙离子浓度上升仍有争议。SE 中储存的钙离子浓度上升致使 SE-胞质的钙离子浓度差增大，从而导致 SE 膜上经 RYR2 受体渗漏的钙离子增加。这种不依赖细胞膜电位改变，不经兴奋—收缩偶联的自发性的钙离子渗漏，是 DAD 的主要离子成分，DAD 是房颤发生的重要电生理机制。

房颤发生后出现的细胞内钙离子过度负荷已经有大量的实验证据，无论在动物实验还是人体心肌组织中都得以证实。因此，房颤发生导致的钙离子在细胞内的过度负荷是房颤发生后最为重要的电生理重构基础。

二、房颤持续

房颤发生后的数小时至数天中，房颤持续导致的心房电重构正悄然登场。该阶段主要的电生理重构的原动力在于急性细胞内钙离子超负荷。

1. LTCC 电流减少

LTCC 电流减少是房颤持续阶段最突出的电生理改变。研究表明，房颤发生后数小时，LTCC 就显著减少，后者导致 APD Ⅱ期缩短，从而 APD 缩短 60%～70%。APD 的缩短对于维持房颤的折返机制至关重要。APD 缩短能缩短折返环的理论直径，且提高折返频率，使心房心率进一步升高，从而促进房颤维持至稳定状态。

LTCC 减少的可能机制：① 细胞内钙离子超负荷导致的 LTCC 蛋白的磷酸化 / 去磷酸化失衡；② 细胞内钙离子超负荷导致的 LTCC 通道蛋白 α1 亚基的合成减少。在人类心肌细胞中的实验表明，机制①可能是主要因素；而在动物实验中，机制②更加明显。

2.钠—钙交换上升

钠—钙交换上升有助于减轻细胞内钙离子超负荷,在动物实验和人类离体实验中均被证实。虽然舒张期钙离子胞质内浓度在房颤持续时并未显著增加,但钠—钙交换仍然增加,其机制仍未完全阐明。在细胞水平,由于钠—钙交换是生电性的跨膜电流,该电流上升也是DAD发生的机制之一。

3.一过性钙离子电流减低

LTCC降低使经SE释放的一过性钙离子电流(calcium transient,CaT)减少,但CaT在细胞内的分布并不均一。动物实验表明,心肌细胞膜下CaT无明显减低,而位于细胞中心的CaT则明显减低。这种分布不均一的原因可能是细胞内不同位置的钙离子移动速率有所不同。

4.SE功能重构

房颤持续数小时后,SE中的钙离子数量逐渐回归至窦性心律的水平。虽然钙离子的跨膜浓度差降低阻止RYR2受体向胞质内渗漏钙离子,但RYR2的磷酸化或去磷酸化平衡被打破。RYR2受体的磷酸化主要由2类蛋白激酶介导:① PKA介导磷酸化(位点:Ser2809),使RYR2受体开放的概率增加;② 钙离子/钙调蛋白介导的磷酸化(位点:Ser2814),导致DAD发生概率增加。对于回收钙离子入SE的SERCA2a的活性研究结果有争议。

上述钙离子稳态重构导致的后果:① 电生理和收缩功能重构:随着APD的缩短,房颤持续时间逐渐延长,这就是心房电重构导致的"房颤促房颤"现象(见图3-1-2);LTCC和CaT的减少,使心房收缩功能显著降低,心房失去主动收缩功能(见图3-1-3)。② 致心律失常的钙离子自发电流增加。③ 钙离子依赖的转录过程受到影响。

三、房颤稳定

房颤进入稳定状态后,心房电重构似乎也进入一个"沉默"状态。LTCC、CaT的减低,使钙离子在细胞内外和细胞器(SE)内外的循环进入了一个"沉默"的状态。但即便这样,引起DAD的自发钙离子电流仍能频繁出现,而针对稳定RYR2受体的药物可以降低DAD的发生,从而证实RYR2受体仍是"电沉默"的心房细胞中的不稳定因素。

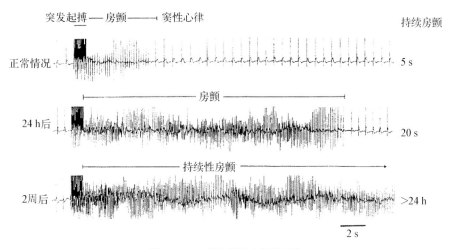

图3-1-2 "房颤促房颤"现象

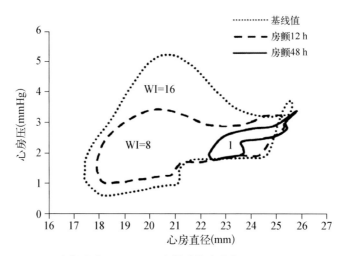

图3-1-3　房颤发生12、48 h心房做功的变化（1 mmHg=0.133 kPa）

注：图中WI表示做功指数

四、房颤复律后的电生理逆重构

房颤复律的早期，SE中的钙离子浓度快速下降，同时LTCC电流仍然持续减低。上述2项相加导致细胞内钙离子数量快速下降至窦性心律水平以下。在房颤复律后的数秒内，有超短APD的现象，该段时间是"易损期"，也就是房颤最易复发的时段。除了钙离子浓度的过度降低，DAD的发生仍然在房颤复律早期发生较为频繁。复律前使用LTCC的抑制剂或RYR2受体抑制剂均能减少DAD发生，说明房颤复律早期，DAD的发生仍然和钙离子密切相关。

房颤复律后1周内，心房电生理逆重构就能将心肌细胞恢复至房颤前状态。虽然CaT和LTCC恢复至正常，心房收缩力的恢复需要数周甚至数月才能至窦性心律时水平。房颤引发的肌细胞溶解造成约14%的肌节损失，但钙离子的结合力上升能有效抵消肌溶解的影响，从而使心房收缩力恢复至正常。

第二节　心房结构重构

最早研究房颤对心房显微结构影响的论文发表于1995年。早期的研究主要在光学和电子显微镜中观察显微结构的改变。随着对房颤电生理研究的深入，心房纤维化成为心房结构重构研究的重点，因此对心房结构重构的研究转向对成纤维细胞的病理生理研究。近期，心房结构重构的研究在非编码miRNA和TRP通道（transient receptor-potential channel）对成纤维细胞功能和心肌电生理的影响。本节对于心房显微结构重构和成纤维细胞功能重构进行讨论。

一、心房显微结构的改变

Morillo等人最早关注房颤对于心房显微结构的影响。他们对实验动物犬的心房组织进行研究，发现快速起搏6周的心房组织表现为高度不均一的超微结构改变：细胞水肿、细胞核周围糖原沉积、肌纤维溶解、成纤维细胞转化为肌成纤维细胞和连接蛋白分布不均等。房颤导致的心房结构的镜下改变如**图3-2-1**所示，这种超微结构的改变并不均一地存在于每个心房细胞，一个高度病理改变的心房肌细胞可能与正常显微结构的细胞相连。

心肌间质纤维化根据在镜下的表现被分为：单个肌细胞间纤维沉积（endomysial）和肌束间纤维沉积（perimysial）。在老年房颤、慢性房颤或房颤伴有其他器质性心脏病的患者中，纤维化的程度更显著。

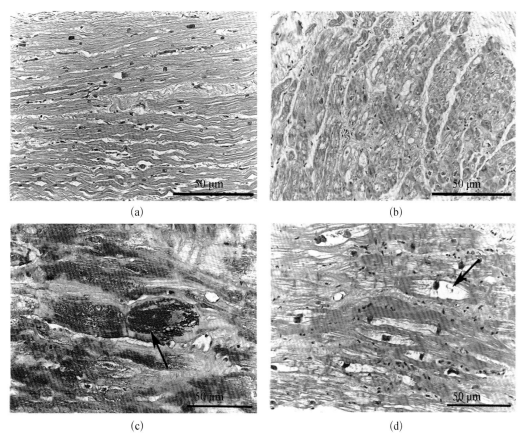

图3-2-1　持续性房颤导致的心房显微结构改变（×40）

（a）大致正常心房肌；（b）肌细胞溶解，可见肌纤维丧失、细胞内空泡形成；（c）肌细胞核周围糖原沉积，肌纤维丧失（箭头所示）；（d）肌细胞核周围无糖原沉积，肌纤维也丧失（箭头所示）

二、心脏成纤维细胞

心肌细胞在心脏的细胞成分中占比不到50%。20世纪七八十年代的研究表明：人心肌细胞占所有心脏细胞成分的30%左右，而其余的70%细胞主要为成纤维细胞（40%～60%）、内皮细胞和平滑肌细胞等。

心脏成纤维细胞的核心功能是维持心肌细胞外间质的稳态及为心肌细胞提供机械和结构支撑。成纤维细胞受各种生长因子和炎症因子刺激后，分泌各种纤维成分构成细胞外间质：胶原纤维（collegen）、纤维层连蛋白（fibronectin）、层黏连蛋白（laminin）、弹力纤维（elastin）、糖蛋白（glycoprotein）、蛋白多糖（proteoglycan）以及原纤维蛋白（fibrillin）等。其中，Ⅰ型和Ⅲ型胶原蛋白是间质纤维的主要成分。

梭形的成纤维细胞有发达的Golgi体以合成各种不同的纤维，细胞间也通过缝隙连接蛋白连接，连接蛋白Cx43、Cx45是主要类型。成纤维细胞不具备电兴奋性，但可以通过连接蛋白被动地传导电冲动，但冲动传导的速度较慢。

三、心脏成纤维细胞转化为肌成纤维细胞

肌成纤维细胞（myofibroblast）的来源目前未有一致的结论，较为主流的理论认为其来源于心脏成纤维细胞。后者经炎症因子刺激后，通过细胞内不同信号通路导致细胞表达α-平滑肌肌动蛋白（α-smooth muscle actin），而后者是肌成纤维细胞的免疫标志之一。

四、间质纤维化及其对房颤维持的作用

间质纤维化是成纤维细胞增生及其分泌增加的结果。纤维化的直接作用是导致电传导速度和电传导方向发生改变。根据纤维化的分布不同，电冲动在心房内的传导可能导致锯齿形传导。而局部传导阻滞的不均一，为折返的形成提供了解剖基础。因此，间质纤维化和房颤的发生、维持间的关系已经被广泛接受。

第三节　心房收缩功能重构

心房收缩功能重构是房颤引发的经典重构之一。心肌的兴奋—收缩偶联机制已经在上一章中介绍，这里不再赘述。虽然房颤发作时，心房收缩能力下降的原因仍有较多未知机制，但心房的收缩主要取决于LTCC和CaT电流的大小。后者又与RyR2受体功能相关。CaT电流的减少直接导致钙离子释放入胞质与肌动蛋白结合减少，从而降低其收缩力。实验显示，房颤发作后48 h，心房做功的能力降低至正常窦性心律的1/16（**见图3-1-3**）。慢性房颤患者右心耳标本的单根小梁的收缩能力下降75%。由此可见，心房发生纤颤后，心房收缩能力的重构是快速的，且心房将丧失大部分的收缩功能。而当患者恢复窦性心律后，心房收缩能力的逆重构相对心房收缩力的丧失速度而言，是相当缓慢的，需要数周甚至数月才能恢复至窦性心律水平。房颤持续时间越长，其收缩功能恢复所需的时间也越长。

第四节　心脏自主神经重构与房颤

心脏受交感和副交感自主神经支配,心肌细胞电生理特性受自主神经递质的影响巨大。交感兴奋和(或)交感、副交感平衡被打破能引发房颤的发生,而房颤持续对心房自主神经的分布和功能等的影响也不容小觑。本节从心脏自主神经的分布、自主神经与房颤的关系及自主神经调节等方面予以阐述。

一、心脏自主神经支配

心脏自主神经按位置分为心包外和心包内两类;按来源分为交感和副交感两类。交感神经在椎旁神经节换元后支配心脏。支配心脏的交感神经节为颈上、颈中和颈胸神经节。其中颈胸神经节又称为星状神经节,含有的交感神经元最多。副交感神经由脑干中的神经核团发出的轴突组成(**见图3-4-1**)。交感神经递质为儿茶酚胺,副交感神经递质为Ach。但

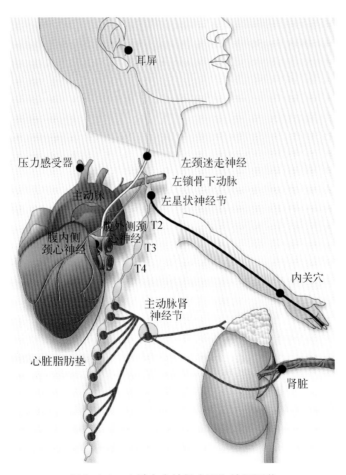

图3-4-1　心脏自主神经支配和神经调节

交感神经纤维中有10%左右分泌副交感神经递质Ach；而副交感神经纤维也有部分分泌儿茶酚胺。

与心包外自主神经不同，心包内自主神经节内均含有交感和副交感神经递质。因此，消融心包内神经节无法选择性消融交感或副交感神经。神经纤维在心肌中的分布也非均一，在肺静脉与左心房交界处两侧5 mm区域分布的自主神经纤维较左心房其他部位显著密集。

二、心脏自主神经的可塑性

心脏自主神经的复杂性除了体现在交感、副交感神经在解剖和生理功能方面，同时也体现在其神经可塑性方面。心脏自主神经在不停地重塑，在疾病状态下尤盛。Vracko等发现在心肌梗死后1个月，患者主动脉和冠状静脉窦中的神经生长因子浓度升高。神经生长因子和生长相关蛋白-43由轴突逆行转运至星状神经节，从而促进非梗死区域心房、心室心肌中交感神经纤维的生长。过度生长的交感纤维与房颤发生相关，也是心肌梗死患者发生房颤的机制之一。

三、房颤引发的自主神经重构

房颤发生早期即可在心肌中发现交感、副交感失平衡。经过数周的心房快速起搏造成的房颤模型中，心房交感神经纤维新生较为明显，且呈现空间上的不均一性。在慢性心力衰竭房颤模型中，自主神经纤维和神经节在左心房后壁和肺静脉区域增生明显。

房颤引发心房自主神经解剖和生理功能重构的另一证据是神经调节治疗后对心房电生理特性和房颤易发性的影响。所谓神经调节治疗是使用外科手术或消融的方法，对心脏或心脏以外的自主神经纤维、神经节进行毁损的治疗方法。在快速起搏的房颤动物模型中，心包内神经节消融、药物阻断自主神经节及高位硬膜外麻醉等均能导致心脏交感神经张力降低，从而延长APD、降低房颤的易发性。

综上，房颤发生后，心房在电生理、显微结构及收缩功能三大方面经历重构。房颤促房颤的概念不仅适用于房颤电生理重构，对心房显微结构和功能重构也同样适用。房颤发生后，心房重构是以有助于房颤维持的方向发展的。这三大方面的心房重构又是相互影响的。电生理重构导致的心房快速心率促进心房出现肌纤维溶解、糖原沉积、成纤维细胞激活等显微结构的变化。这些结构重构在解剖水平又导致传导慢区、传导阻滞等促进折返形成和维持的基质形成。心房收缩乏力导致对心房张力敏感的炎性介质释放，促进心房纤维化加重；心房纤维化严重也导致心房收缩功能的进一步下降。心房电生理重构导致的钙离子操控异常是心房收缩功能重构的重要原因，而后者也通过对心房张力敏感的离子通道功能变化导致心房不同部位复极的不均一性加重，从而促进心房内折返的维持。由此可见，房颤发生后的心房三大重构间是相互影响、互为因果的，最终的结果是朝房颤永久维持的方向发展。

近年来，对自主神经与房颤关系间的研究日益深入。交感兴奋和（或）交感、副交感平衡打破可引发房颤，而房颤维持后对自主神经解剖和功能的影响也不容小觑。自主神经调节手术是用于临床的新型手术方式,如自主神经节消融、迷走神经刺激器植入、肾交感神经去神经术等。这些看似仅针对单个器官功能的手术对房颤,甚至对整个ANS的影响还在深入研究中,结果值得期待。

(汤 敏)

参 考 文 献

1. Kerr C, Humphries K, Talajic M, et al. Progression to chronic atrial fibrillation after the initial diagnosis of paroxysmal atrial fibrillation: results from the Canadian Registry of Atrial Fibrillation[J]. Am Heart J, 2005, 149(3): 489-496.

2. Wijffels M, Kirchhof C, Dorland R, et al. Atrial fibrillation begets atrial fibrillation. A study in awake chronically instrumented goats[J]. Circulation, 1995, 92(7): 1954-1968.

3. Elvan A, Linnenbank A, Bemmel M, et al. Dominant frequency of atrial fibrillation correlates poorly with atrial fibrillation cycle length[J]. Circ Arrhythm Electrophysiol, 2009, 2(6): 634-644.

4. Voigt N, Li N, Wang Q, et al. Enhanced sarcoplasmic reticulum Ca^{2+} leak and increased Na^+-Ca^{2+} exchanger function underlie delayed afterdepolarizations in patients with chronic atrial fibrillation[J]. Circulation, 2012, 125(17): 2059-2070.

5. Hirose M, Laurita K. Calcium-mediated triggered activity is an underlying cellular mechanism of ectopy originating from the pulmonary vein in dogs[J]. Am J Physiol Heart Circ Physiol, 2007, 292(14): H1861-H1867.

6. Sun H, Chartier D, Leblanc N, et al. Intracellular calcium changes and tachycardia-induced contractile dysfunction in canine atrial myocytes[J]. Cardiovasc Res, 2001, 49(12): 751-761.

7. Maier L, Barckhausen P, Weisser J, et al. Ca^{2+} handling in isolated human atrial myocardium[J]. Am J Physiol Heart Circ Physiol, 2000, 279(13): H952-H958.

8. Van W, Pond A, Lamorgese M, et al. Atrial L-type Ca^{2+} currents and human atrial fibrillation[J]. Circ Res, 1999, 85(5): 428-436.

9. Greiser M, Halaszovich C, Frechen D, et al. Pharmacological evidence for altered src kinase regulation of I (Ca, L) in patients with chronic atrial fibrillation[J]. Naunyn Schmiedebergs Arch Pharmacol, 2007, 375(6): 383-392.

10. Brundel B, Gelder I, Henning R, et al. Gene expression of proteins influencing the calcium homeostasis in patients with persistent and paroxysmal atrial fibrillation[J]. Cardiovasc Res, 1999, 42(2): 443-454.

11. Lenaerts I, Bito V, Heinzel F, et al. Ultrastructural and functional remodeling of the coupling between Ca^{2+} influx and sarcoplasmic reticulum Ca^{2+} release in right atrial myocytes from experimental persistent atrial fibrillation[J]. Circ Res, 2009, 105(9): 876-885.

12. Wakili R, Yeh Y, Yan Q, et al. Multiple potential molecular contributors to atrial hypocontractility caused by atrial tachycardia remodeling in dogs[J]. Circ Arrhythm Electrophysiol, 2010, 3(5): 530-541.

13. Vest J, Wehrens X, Reiken S, et al. Defective cardiac ryanodine receptor regulation during atrial fibrillation[J]. Circulation, 2005, 111(16): 2025-2032.

14. Neef S, Dybkova N, Sossalla S, et al. CaMKII-dependent diastolic SR Ca^{2+} leak and elevated diastolic Ca^{2+} levels in right atrial myocardium of patients with atrial fibrillation[J]. Circ Res, 2010, 106(6): 1134-1144.

15. Schotten U, Dobrev D, Platonov P, et al. Current controversies in determining the main mechanisms of atrial fibrillation[J]. J Intern Med, 2016, 279(5): 428-438.

16. Lehnart S, Mongillo M, Bellinger A, et al. Leaky Ca^{2+} release channel/ryanodine receptor 2 causes seizures and sudden cardiac death in mice[J]. J Clin Invest, 2008, 118(6): 2230-2245.

17. Shan J, Xie W, Betzenhauser M, et al. Calcium leak through ryanodine receptors leads to atrial fibrillation in three mouse models of catecholaminergic polymorphic ventricular tachycardia[J]. Circ Res, 2012, 111(16): 708-717.

18. Duytschaever M, Danse P, Allessie M. Supervulnerable phase immediately after termination of atrial fibrillation [J]. J Cardiovasc Electrophysiol, 2002, 13(3): 267−275.

19. Daoud E, Hummel J, Augostini R, et al. Effect of verapamil on immediate recurrence of atrial fibrillation [J]. J Cardiovasc Electrophysiol, 2000, 11(11): 1231−1237.

20. Belus A, Piroddi N, Ferrantini C, et al. Effects of chronic atrial fibrillation on active and passive force generation in human atrial myofibrils [J]. Circ Res, 2010, 107(1): 144−152.

21. Morillo C, Klein G, Jones D, et al. Chronic rapid atrial pacing. Structural, functional, and electrophysiological characteristics of a new model of sustained atrial fibrillation [J]. Circulation, 1995, 91(5): 1588−1595.

22. Souders C, Bowers S, Baudino T. Cardiac fibroblast: the renaissance cell [J]. Circ Res, 2009, 105(12): 1164−1176.

23. Nag A. Study of non-muscle cells of the adult mammalian heart: a fine structural analysis and distribution [J]. Cytobios, 1980, 28(109): 41−61.

24. Musa H, Kaur K, O'Connell R, et al. Inhibition of platelet-derived growth factor-ab signaling prevents electromechanical remodeling of adult atrial myocytes that contact myofibroblasts [J]. Heart Rhythm, 2013, 10(7): 1044−1051.

25. Schiller M, Javelaud D, Mauviel A. TGF-beta-induced SMAD signaling and gene regulation: consequences for extracellular matrix remodeling and wound healing [J]. J DermatolSci, 2004, 35(2): 83−92.

26. Iraqi W, Rossignol P, Angioi M, et al. Extracellular cardiac matrix biomarkers in patients with acute myocardial infarction complicated by left ventricular dysfunction and heart failure: insights from the eplerenone post-acute myocardial infarction heart failure efficacy and survival study (ephesus) study [J]. Circulation, 2009, 119(18): 2471−2479.

27. Gaudesius G, Miragoli M, Thomas S, et al. Coupling of cardiac electrical activity over extended distances by fibro blasts of cardiac origin [J]. Circ Res, 2003, 93(5): 421−428.

28. Krenning G, Zeisberg E, Kalluri R. The origin of fibroblasts and mechanism of cardiac fibrosis [J]. J Cell Physiol, 2010, 225(3): 631−637.

29. Bakker J, Capelle F, Janse M, et al. Slow conduction in the infarcted human heart. "Zigzag" course of activation [J]. Circulation, 1993, 88(3): 915−926.

30. Schotten U, Ausma J, Stellbrink C, et al. Cellular mechanisms of depressed atrial contractility in patients with chronic atrial fibrillation [J]. Circulation, 2001, 103(5): 691−698.

31. Schotten U, Greiser M, Benke D, et al. Atrial fibrillation-induced atrial contractile dysfunction: a tachycardiomyopathy of a different sort [J]. Cardiovasc Res, 2002, 53(1): 192−201.

32. Manning W, Silverman D, Katz S, et al. Impaired left atrial mechanical function after cardioversion: relation to the duration of atrial fibrillation [J]. J Am Coll Cardiol, 1994, 23(7): 1535−1540.

33. Linz D, Ukena C, Mahfoud F, et al. Atrial autonomic innervation: a target for interventional antiarrhythmic therapy? [J] J Am Coll Cardiol, 2014, 63(12): 215−224.

34. Chen P, Chen L, Fishbein M, et al. Role of the autonomic nervous system in atrial fibrillation: pathophysiology and therapy [J]. Circ Res, 2014, 114(9): 1500−1515.

35. Armour J. Potential clinical relevance of the 'little brain' on the mammalian heart [J]. Exp Physiol, 2008, 93(2): 165−176.

36. Tan A, Li H, Wachsmann-Hogiu S, et al. Autonomic innervation and segmental muscular disconnections at the human pulmonary vein-atrial junction: implications for catheter ablation of atrial-pulmonary vein junction [J]. J Am Coll Cardiol, 2006, 48(1): 132−143.

37. Vracko R, Thorning D, Frederickson R. Nerve bers in human myocardial scars [J]. Hum Pathol, 1991, 22(2): 138−146.

38. Jayachandran J, Sih H, Winkle W, et al. Atrial fibrillation produced by prolonged rapid atrial pacing is associated with heterogeneous changes in atrial sympathetic innervation [J]. Circulation, 2000, 101(10): 1185−1191.

39. Ng J, Villuendas R, Cokic I, et al. Autonomic remodeling in the left atrium and pulmonary veins in heart failure: creation of a dynamic substrate for atrial fibrillation [J]. Circ Arrhythm Electrophysiol, 2011, 4(3): 388−396.

40. Lu Z, Scherlag B, Lin J, et al. Atrial fibrillation begets atrial fibrillation: autonomic mechanism for atrial

electrical remodeling induced by short-term rapid atrial pacing[J]. Circ Arrhythm Electrophysiol, 2008, 1(3): 184−192.

41. Yang S, Han W, Cao Y, et al. Effects of high thoracic epidural anesthesia on atrial electrophysiological characteristics and sympathetic nerve sprouting in a canine model of atrial fibrillation[J]. Basic Res Cardiol, 2011, 106(3): 495−506.

42. Duytschaever M, Danse P, Allessie M. Supervulnerable phase immediately after termination of atrial fibrillation [J]. J Cardiovasc Electrophysiol, 2002, 13(3): 267−275.

43. de Bakker J M, van Capelle FJ, Janse MJ, et al. Slow conduction in the infarcted human heart. "Zigzag" course of activation[J]. Circulation, 1993, 88(3): 915−926.

第四章

心房颤动的流行病学及病因学

房颤是临床上最常见的心律失常。由 William Harvey 在 1628 年首次命名。1903 年,Sir Thomas Lewis 记录了第一张房颤的心电图,证实房颤是无序的颤动波代替规则有序的心房电活动。在所有心律失常中,房颤的发病率增长最快,几乎上升了 3 倍。房颤已成为心血管疾病中面临的一大流行疾病。房颤的发生机制、诊断、治疗等方面的研究都有了巨大的进展,加强对房颤流行病学及临床特性的研究也同样需得到重视。查阅国内外房颤患者流行病学的相关临床资料,比较并发现世界不同地区、不同种族、不同民族房颤流行病学的异同,旨在进一步提高不同人群对房颤的认识,以便更好地防治房颤。

房颤是一种严重的心房电活动紊乱。根据指南,可分为初发性房颤、阵发性房颤、持续性房颤、长程持续性房颤和永久性房颤。还可按房颤的病因分为瓣膜性房颤、非瓣膜性房颤等。目前,房颤的确诊主要通过心电图或者 Holter 的检查结果。房颤危害巨大,会导致脑卒中、心力衰竭、猝死等严重后果。房颤患者的总病死率和心血管疾病病死率均是非房颤患者的 2 倍。血栓栓塞并发症是房颤致死、致残的主要原因,脑卒中是最常见的表现类型。与房颤相关脑卒中患者的病死率是非房颤相关脑卒中的 1 倍,致残率也明显高于非房颤相关脑卒中,且与房颤相关的脑卒中有较高的复发率。同时,房颤也会成倍增加无症状脑卒中的风险,从而影响患者认知功能的多个方面。房颤与心力衰竭的关系密切,两者互为因果。心力衰竭增高男性房颤患者的患病率 4.5 倍,在女性则增高 5.9 倍。氯沙坦降低高血压的研究(Losartan Intervention for Endpoint Reduction Hypertension, LIFE)和用硝苯地平控释治疗冠状动脉疾病的试验(Coronary disease Trial Investigating Outcome with Nifedipine GITS, Action Trial)研究结果显示,房颤可使心力衰竭的患病率增高约 5 倍。45.2% 的永久性房颤患者、41.4% 的持续性房颤患者和 24.1% 的阵发性房颤患者合并心力衰竭。纽约心脏协会(NYHA)分级 IV 级的心力衰竭患者近 50% 合并房颤,显著高于 II 或 III 级的患者。老年房颤患者中,合并心力衰竭者更常见。无论是先有心力衰竭还是先有房颤,两种疾病并存即提示患者预后较差。房颤在多个方面影响患者预后和生活质量,增加社会和患者家庭负担。通过房颤流行病学的研究,区分不同人群房颤的患病率,评价其危险性,不仅可用来完善房颤治疗的相关策略,还对房颤和相关并发症的预防决策具有重要的意义。

第一节　不同国家和不同种族心房颤动的流行病学研究

一、不同国家房颤的流行病学研究

目前,房颤的流行病学数据大多来源于北美和欧洲的资料。从20世纪50年代开始,国外不同的地区先后开始了针对不同人群房颤的流行病学研究。1956年,Katz 和 Pick 通过对5 000例临床患者的心电图监测结果评估房颤的患病率。Framingham最早组织了关于房颤的流行病学大样本研究,不但评估了成年人房颤的患病率,还探讨了患病率的种族差异性,很多观点也是基于这个研究而提出:如房颤的患病率随年龄的增长而上升、男性患病率明显高于女性等。大多数学者认为现在的房颤患病率并不准确。早期研究多局限于仅靠心电图诊断,所得出的患病率明显偏低。

另一个问题是早期研究的诊断标准不统一。德国Ohlmeier 和 Wilke的研究样本含量和研究设计基本相似,而做出来的患病率差异则较大,最主要的原因是两者对阵发性房颤的诊断标准不同。Wilke要求为两次不同时间段的心电图表现,而Ohlmeier 研究则只要求一次心电图表现即可,因而其患病率高于Wilke的研究,当将诊断标准调整为与Wilke的研究相同时,两者的患病率基本一致,差别无统计学意义。关于房颤患病率的研究被低估,还有两个主要原因是阵发性房颤的漏检及无症状房颤患者的就诊积极性偏低。最新的《美国心脏病协会指南》估计美国成人房颤的患病率为0.4%～1.0%,《欧洲指南》提示发达国家房颤的患病率为1.5%～2.0%,欧美各国整体评估的房颤患病率多在1%～2%;而亚洲如日本和韩国评估的患病率低于欧美。在对不同年龄阶段人群的患病率研究已证实,房颤的患病率随着患者年龄的升高而上升,60岁以下人群患病率最低,80岁以上人群患病率最高,高达8%。欧美国家预测随着人口年龄结构的改变,60 岁以上的老年人比例增加,房颤患病率在50年内至少增长2.5%。美国明尼苏达的研究显示:1980年至2000年,经过年龄标准化后房颤的发生率明显增加,到2050年美国房颤患者将达到1 200万左右。这可能与人口老龄化及人均寿命延长导致高血压、冠心病等患者数增加有关。大多数研究均提示男性的房颤患病率高于女性,Framingham 研究显示在对年龄及其他危险因素进行校正后,男性发生房颤的危险是女性的1.5倍,且Friberg 等研究也发现男性患者的房颤患病率有增加趋势。但也有例外的国家,如土耳其、韩国、意大利、坦桑尼亚等,其女性房颤的患病率高于男性。瑞士有研究发现,80岁以内男性的房颤患病率高于女性,而80岁以上女性房颤患病率高于男性。Stefansdottir认为未来女性房颤患者数会进一步增加。

二、不同种族房颤流行病学研究现状

不同种族的人群房颤患病率也有不同。ATRIA研究中报告,黑种人房颤的患病率较低,仅为1.5%～2.2%。Dewhurs对坦桑尼亚70岁以上老年人的房颤患病率研究结果显示,其整体患病率为0.64%，远远低于欧美和其他各国的研究结果。有关非白种人房颤流行病学的资料很少，以白种人群为数较多的英格兰，白种人房颤患病率为2.4%，而该地区南亚裔人群的房颤患病率仅为0.6%。不同地区人群房颤的易患因素也不相同。黑种人及非洲哥伦比亚人以高血压为主要危险因素，而南亚人则以缺血性心脏病为主要因素。房颤患者发生颅内出血的风险也存在着种族差异，不同种族的房颤患者是否使用相同的抗凝标准一直存在质疑。为了探讨华法林应用对不同种族房颤患者颅内出血风险的差异，有研究共纳入18 867例房颤住院患者，其中白种人占78.5%，黑种人占8%，西班牙裔占9.5%，亚裔占4%，平均随访期3.3年，共发生脑出血事件173例。结果发现，黑种人的抗凝强度达标率较低，但其他各组间比较差异无统计学意义。华法林的应用在所有组中均与脑出血风险增加相关，但幅度在非白种人中较大，无明显性别差异。以白种人的脑出血风险为参照，亚裔组中风险比4.06（95% *CI*为2.47～6.65），西班牙裔组中为2.06（95% *CI*为1.31～3.24），黑种人组中2.04（95% *CI*为1.25～3.35）。由此可见，非白种人房颤患者的华法林相关出血风险更高，并且相对于白种人，黑种人、西班牙裔、亚裔有更大的脑出血风险。因此，针对不同种族、不同地区的人群，房颤的抗凝治疗应有所区别。

第二节　中国房颤的流行病学研究

一、中国房颤流行病学研究总体情况

中国在房颤流行病学方面的研究起步较晚，但越来越受到重视。全国和多个地区进行了相关调查研究。最近的一项大规模的房颤流行病学研究结果发表于2015年，数据来源于我国西南医疗保险的数据库，共471 446例个体纳入研究，时间为2001年至2012年。研究发现共921例患有房颤，其中男性占62%。在研究的11年间，房颤患者增加了20倍，房颤导致的脑卒中发病率增加了13倍。房颤的终身风险约为20%，并随着年龄增长而增加。在我国人群中用CHA2DS2-VASc评分预测房颤的发病风险优于CHA2DS2-VASc评分。2013年报道的全国范围抽样调查中共收集19 363参与者的资料，199例被诊断有房颤。年龄标准化后总体人群的患病率男性为0.78%，女性为0.76%。年龄＜60岁人群中，男性为0.41%，女性为0.43%；年龄＞60岁人群中，男女患病率均为1.83%。有瓣膜病的患者中，约19%的男性和30.9%的女性合并有房颤。校正年龄和性别因素后发现，心肌梗死、左心室肥厚、肥胖和酗酒会增加房颤的发病风险。中国最早获得普遍认同的全国房颤患病率筛查是由周自强等人在2004年发布的研究结果。该研究通过对我国14个省进行整群抽样，各省约2 000例，总样本为29 079例，研究结果显示中国房颤的总体患病率为0.77%，标准化后为0.61%。年龄分组显示房颤的患病率有随着年龄增长而升高的趋势，其中80岁以上患者的患病率为7.5%，为所有分组中最高。男性房颤的患病率高于女性（0.9% *vs* 0.7%，*P*=0.013）。在所有房颤患者中，瓣膜性、非瓣膜性及孤立性房颤所占比例分别为12.9%、65.2%和21.9%。该报道指出，中国房颤患者中使用华法林者仅占1.7%,使用阿司匹林者占37.9%,使用洋地黄者占37.9%,使用β受体阻滞剂者占24.6%。由此可见,根据年龄、性别、病因等分组后,中国人群的房颤患病率均与国外相关资料趋势接近;脑卒中发病率高,但服药情况十分不理想,因此,需要加强对房颤患者的抗凝治疗。2010年,周自强等采用第五次全国人口普查结果对其抽样调查重新标准化后,得出其患病率为0.65%,但指出了抽样地区、样本含量的不足,且很多房颤危险因素的评估多是依靠患者的口头报告,所以结果有一定的局限性。

二、中国不同地区房颤的流行病学研究

近年,国内很多地区都进行了局部的房颤流行病学调查。上海市陆家嘴社区老年居民的房颤流行病学调查显示:共660例60岁以上老年居民参与调查,房颤患病率为5.3%,有随年龄增加的趋势。房颤患者中瓣膜型、非瓣膜型及孤立型房颤所占比例分别为5.7%、91.4%和2.9%。60岁以上老年居民房颤患病率、年龄、性别、病因分组等均与国外相关资料趋势接近,高血压、冠心病、糖尿病均是房颤的危险因素。上海另一个社区(六灶社区)469名60岁以上老年居民房颤患病率为5.5%,年龄、性别、病因分组等均与相关资料接近。房颤病的发病率同样随年龄增加而明显增加,除了高血压、冠心病等是诱发房颤的主要原因,特别指出该地区肺心病房颤率偏高,与农村慢性支气管炎患者较多有直接关系。另外也发现与患者常规治疗用药不正规等客观原因有关。

对河北冀南山区对10个自然村共6 599人进行了调查,其中男性3 287人,女性3 312人;房颤患者数为72例,房颤患病率为1.09%;标准化后患病率为0.91%。瓣膜型、非瓣膜型和特发性房颤(甲亢所致)分别占18.1%、70.8%和11.1%。调查结果显示冀南山区房颤患者的服药情况很不理想,94.4%的患者从未服用华法林,服用阿司匹林的只有41.7%,且只有19.4%的患者是规律服用,导致并发症尤其是脑卒中的高发。该地区房颤患者中12.5%曾发生脑卒中,抗栓治疗亟待加强。同样为河北,保定市各干部休养所70岁以上老年人房颤的发生与诊疗情况研究显示:554名老人中,房颤发生率7.9%。主要病因为高血压、冠心病、心力衰竭。患者中阵发性房颤占63.6%,持续性房颤占13.6%,永久性房颤占22.7%;80～90岁者发生率明显高于70～79岁和年龄≥90岁者;男性与女性房颤发生率比较差异无统计学意义。所有房颤患者均采用抗凝治疗,主要药物为阿司匹林,治疗后患者均未发生血栓栓塞。

对太原市5个社区20岁以上9 309位居民调查发现房颤患病率为0.90%,60岁以上房颤患者占所有房颤患者的78.6%,患病率明显随年龄而增加,男性高于女性。其中瓣膜性、非瓣膜性和孤立性房颤所占比例分别为11.90%、80.95%和7.14%。该研究发现高尿酸血症与房颤有一定关系,但作为横断面调查在分析尿酸与房颤之间关系时存在一定的局限性,且尿酸引起房颤的发生机制及尿酸与房颤其他危险因素之间的内在联系有待于实验室的进一步研究。

天水市对305 100例住院患者进行调查发现房颤患者204例,患病率为0.669%,不同年龄段患者房颤的发病率比较差异有统计学意义。60岁以上患者的房颤发病率占60.78%,明

显高于其他年龄段。流行病学危险因素研究显示，合并冠心病的患者有81例，居首位，患病率为0.266%。另一个特别指出的危险因素是甲亢。研究还发现心功能的分级对房颤有影响，房颤患者心脏均有不同程度的损伤。

对扬州市沿江地区30岁以上3 458人的房颤调查研究发现：男性1 871人（占54.1%），女性1 587人（占45.9%），房颤患病率为0.58%（标准化率0.61%），有随着年龄增加的趋势；男性患病率低于女性（0.4% *vs* 0.8%，$P > 0.05$）。房颤患者中非瓣膜型所占比例最高为60%，而瓣膜型房颤只占15%。服药情况：华法林占5%，阿司匹林占15%，洋地黄占25%，β受体阻滞剂占10%。

对台州沿海地区住院房颤患者的资料研究显示，612例房颤患者排名前4位的病因依次为孤立性房颤、风湿性心脏病、高血压病和冠心病。治疗上，控制心率多用地高辛加或不加β受体受阻滞剂；抗凝多用阿司匹林，而华法林应用不足。该地区资料也显示房颤的病因中风湿性心脏病所致的房颤比例在不断下降。

对绵竹市35岁以上的农村居民2 083人进行以房颤为主要内容的心血管流行病学调查，结果显示该人群平均房颤患病率为0.8%。多因素Logistic回归分析结果显示，年龄、心脏病史、脑卒中史、血压水平等是房颤的主要相关危险因素。还有对开滦地区81 103名男性煤矿工人的房颤研究结果显示，房颤患病率为0.49%。Chien等通过10年的随访研究发现，我国台湾地区房颤的患病率为1.07%，其中男性为1.4%，女性为0.7%，年发病率为1.68/1 000人年。由于中国的这些研究单个的样本量较欧美等国明显偏少，且多局限在横断面研究，缺乏对入选人群的长期随访和观察，没有前瞻性、大规模队列研究，因此，数据相对而言缺乏说服力。

三、中国不同民族房颤的流行病学研究

研究认为，出现房颤病因学的民族差异可能与民族的生活习惯、生活条件、生活方式等方面的不同有关。在研究蒙古族与汉族房颤患病率的差异中发现，引起房颤的病因中，汉族以高血压为主，占26%；蒙古族以风湿性瓣膜病为主，占43%。近年来，风湿性瓣膜病引起房颤的比例呈下降趋势，但是蒙古族房颤患者的病因还是以风湿性瓣膜病为主。蒙汉族房颤患者在年龄、房颤类型、房颤病因、血栓发生率等方面存在着民族差异。蒙古族房颤患者的发病年龄、左右心房内径明显大于汉族。同时房颤患者血栓发生率与左心房大小有密切的关系。大心房比小心房更容易形成血栓。汉族房颤患者血栓并发症的发病率为7.7%，蒙古族房颤患者血栓并发症的发病率为12.2%，明显高于汉族房颤患者。房颤可引起左心房扩大，持续时间越长，左心房扩大越明显。房颤类型与左心房内径的大小关系密切。我国孙艺红等的研究显示，左心房内径40 mm的阵发性房颤患者进展为永久性房颤的相对危险因素增加2倍。蒙古族房颤患者永久性房颤的患病率高于其他类型，持续性房颤的患病率高于汉族，而阵发性房颤的患病率却低于汉族。卢武红等调查发现，哈萨克族的房颤患病率为0.37%，低于全国的0.65%，患病率呈现出随着年龄增长而升高的趋势，80岁以上的年龄组患病率最高，为3.45%，男性患病率高于女性（0.59% *vs*

0.20%，$P < 0.01$），和全国调查的趋势基本一致。新疆是个多民族聚集的地方，各民族之间的生活环境、文化背景等方面有很大差异。木胡牙提在对 1 436 例住院房颤患者的民族及临床特性分析调查中发现：汉族占 67.3%，维吾尔族占 24.4%，哈萨克族占 4.0%，回族占 1.6%；数据显示房颤在新疆不同民族之间的患病率存在明显的差异。比较特别的是少数民族房颤中瓣膜性房颤所占比例明显高于汉族。姚娟等的研究则发现了不同的结果：新疆地区成年人房颤的患病率为 0.40%，其中汉族为 0.45%，维吾尔族为 0.25% 和哈萨克族为 0.49%。经年龄标准化后，房颤患病率为 0.35%；汉族、维吾尔族、哈萨克族的患病率分别为 0.31%、0.25% 和 0.59%，不同民族间房颤的患病率比较差异无统计学意义。男性房颤的患病率为 0.53%，女性为 0.28%，男性高于女性；所有房颤患者中，瓣膜性、非瓣膜性和孤立性房颤所占比例分别为 31%、36% 和 33%，瓣膜性房颤的比例明显高于国内研究水平。这个结果与前面的研究结果一致，提示新疆地区瓣膜性房颤仍然占房颤分型中很大比例，这可能和医疗水平、生活习惯等有关，对少数民族尤其不能忽视对瓣膜性房颤的防控。

第三节　不同致病因素人群中心房颤动流行病学研究

目前，已知较为公认的房颤独立危险因素包括年龄、性别、吸烟、高血压病、糖尿病、心力衰竭、心肌梗死、瓣膜性心脏病、心脏手术史和甲状腺功能亢进等。

一、年龄

年龄是所有房颤研究中公认的危险因素，几乎所有的流行病研究都证实房颤的患病率随着年龄的增长而升高，60 岁以上群房颤的患病率远高于 60 岁以下，最高的患病年龄多集中在 70～90 岁间。有研究提示 90 岁以上的房颤患病率会略有回落，可能的主要原因是样本的含量偏少。

二、性别

绝大多数的研究均提示男性房颤的患病率高于女性；有少部分研究提示女性房颤的发病率高于男性，如土耳其、韩国、意大利等；也有研究提到男性目前的患病率高于女性，但随着时间的推移，预计在今后的 30～50 年间，女性患病率的增长速度将明显高于男性，总体患病率可能会超过男性。

三、高血压病

大量的流行病学研究均提示高血压病是房颤最多的伴随疾病。Cea-Calvo 研究认为房颤的患病率和血压本身的高低不成正比，但血压控制不佳或血压严重偏高的患者，其房颤患病率则低于血压轻度升高的患者。Okin等人研究发现，高血压伴左心室肥厚的患者在服用降压药物时，其房颤患病率明显下降，尤其是在服用血管紧张素转换酶抑制剂时更为明显；Morilla研究也证实，高血压患者服用血管紧张素转换酶抑制剂时，房颤患病率低于服用其他类型的降压药物的患者。

四、糖尿病

社会整体的生活水平提高使糖尿病患者越来越多，早期Framingham研究认为糖尿病患者会出现左心房增大，冠心病、心力衰竭的发病率升高，这些危险因素升高了房颤的发病率，而血糖控制不佳的糖尿病患者发生房颤的风险则更高。最近，Framingham的研究未把糖尿病作为房颤的主要风险因素。Nichols通过大规模临床队列研究发现，房颤在老年糖尿病患者中的发病率明显高于非糖尿病患者（3.6% *vs* 2.5%，$P < 0.000\ 1$），女性糖尿病患者的发病风险更高。Iguchi发现糖尿病患者血糖控制不佳时，糖化血红蛋白（HbA1c）浓度升高时的房颤发病率明显高于HbA1c浓度正常的糖尿病患者，由此认为HbA1c是房颤发生的一个独立危险因素。

五、肥胖

肥胖是一个公众健康问题，体质量指数（body mass index，BMI）与其致房颤的风险率呈正比，当BMI > 40 kg/m² 时，其致房颤风险最高，为正常人的2.4倍。Tsang通过长达21年的随访研究中发现，随着肥胖患者的BMI升高，阵发性房颤转为永久性房颤的风险也随之升高，当BMI > 30 kg/m² 时，其风险升高1.5倍。Abed研究提示肥胖是房颤的重要致病因素，可使机体发生高血压、血管疾病、阻塞性睡眠呼吸暂停（obstructive sleep apnea，OSA）等不适，从而导致心房的电生理紊乱，最终引起房颤。肥胖和OSA有着密切的关系，肥胖患者易致OSA，两者对房颤都是重要的危险因素。尤其是当肥胖的患者伴有酗酒或者剧烈的运动更易导致房颤。Guijian的研究发现，肥胖的房颤患者在射频消融后复发房颤的风险高于非肥胖的患者。Dewhurst对坦桑尼亚70岁以上老年人的房颤患病率的研究显示其整体患病率为0.64%，远远低于欧美和其他各国的研究结果，作者分析可能的原因在于：一是冠心病的患病率低；二是该地区人群的肥胖率非常低，平均BMI仅22 kg/m²左右。但尚需要进一步的研究明确是否有其他原因。

六、慢性肾功能不全

慢性肾功能不全是多种因素作用下，肾小球严重破坏，使身体在排泄代谢废物和调节水电解质酸碱平衡等方面出现紊乱的常见临床病理状态，是心血管疾病的独立危险因素。流行病学调查显示，美国约有2 600万例慢性肾功能不全患者，人群患病率约为11%；而针对我国南方主要城市人群的调查研究显示慢性肾脏疾病患病率为10.1%。目前对于肾功能不全对房颤的影响机制尚未明确，可能机制包括交感高活性、肾素—血管紧张素—醛固酮系统激活、微炎症状态和氧化应激、促进左心房重构等诸多方面。

七、高尿酸血症

大规模人群的观察性研究发现,高尿酸血症患者的房颤发病率明显高于普通人群,血清尿酸水平是独立危险因素;流行病学研究还发现血清中尿酸的浓度与左心房直径大小有一定的相关性。我国也有研究提示,永久性房颤患者的血尿酸水平明显高于普通人。

八、阻塞性睡眠呼吸暂停

阻塞性睡眠呼吸暂停(OSA)是一种常见的睡眠呼吸异常,其导致房颤的因素可能因夜间反复发生低氧血症、高碳酸血症,激活化学感受器,导致交感神经兴奋诱发房颤;还可引起全身的炎症指标升高,如C反应蛋白,而C反应蛋白也是房颤的独立危险因素。OSA的低通气指数>5时,房颤的患病率远大于正常人群,对阵发性房颤合并OSA患者,通过持续正压通气治疗OSA的患者,其复发率远低于无正规治疗OSA的房颤患者。

九、运动员和年轻人

房颤虽是增龄性疾病,但不代表年轻人群中不发病。与老年人群相比,年轻房颤患者孤立性房颤多见,理论上脑卒中风险低,但实际上年轻患者发生脑卒中的情况并不罕见,且一旦发生脑卒中危害更大。新近研究证实,年龄<45岁的脑卒中患者45%患有房颤。青年人群和老年人群房颤病因谱及脑卒中的危险因素有差异,年轻人中排在前3位的病因依次是高血压、先天性心脏病和心脏瓣膜病。一些特殊的习惯,如大量饮酒和运动会增加房颤的发生率。有学者发现每日饮酒≥30 g可急剧增加房颤风险。Mozaffarian等研究显示,体育活动的强度与房颤的发生率存在一个U形曲线,提示当运动过度时,体育活动的抗心律失常作用被部分抵消。不断增加的资料显示,耐力运动、动作敏捷者、曾从事竞技体育或高强度体育活动的运动员发生房颤风险是普通人的2～10倍,关于运动的强度和持续时间是否存在阈值,以及阈值之上的房颤风险是否增加仍在进一步研究中。家族遗传倾向在青年人中表现比较明显。有调查证明孤立性房颤的发生具有家族聚集性,即有家族史的青年人其孤立性房颤的发病率较无家族史人群高3.5倍。另有研究表明,rs2200733(4q25)、rs3807989(7p31)和rs11047543(12p12)等基因位点与孤立性房颤的发生相关,这种遗传倾向显然增加了青年人房颤的发病率。很多遗传性心脏综合征与房颤的相关性得到了证实。长QT综合征、短QT综合征和Brugada综合征与室上性心律失常有关,其中也包括房颤。

十、脓毒血症

房颤是影响危重疾病预后的一个危险因素,慢性房颤是致残和致死的主要原因。Walkey等研究发现,约31%的脓毒血症患者伴发房颤,其中原发房颤占24%,新发房颤占7%。统计表明,入住重症监护病房(intensive care unite, ICU)的患者可出现新发房颤,脓毒血症患者多于其他疾病患者,但显著低于心脏手术者,提示脓毒血症是导致新发房颤的重要致病因素。Sanne等研究发现,在脓毒血症伴新发房颤者占8%,严重者占10%,在脓毒性休克中占23%。脓毒血症患者中,新发房颤者5年内因心力衰竭住院治疗率、缺血性卒中、病死率均较无房颤者显著增加。Meierhenrich和Christian等发现,严重脓毒症伴新发房颤者的住院时间显著延长,住院期间病死率明显增加,在心血管和呼吸系统疾病的老年患者中更为多见,且会加重疾病的严重程度。另有研究表明,脓毒血症新发房颤者的脑卒中发病率及病死率明显增加。脓毒血症伴发房颤的发病机制可能与全身炎症反应、应激激素产生、泵功能衰竭、容量负荷改变等有关。

十一、心脏手术

房颤是心脏手术后最常见的心律失常,其发生多集中于术后2～3 d,新发术后房颤的发病率因手术种类的不同而存在差异,其中冠状动脉旁路移植术后房颤的发病率约为30%,而单纯瓣膜手术或者瓣膜联合搭桥术后房颤的发病率分别约为40%和50%。术后新发房颤的发病率由于地域的不同也存在一定的差异,如美国为33.7%、加拿大为36.6%、欧洲为34.0%,但南美洲和亚洲相对较少,分别为17.4%和15.7%。

心脏术后新发房颤的危险因素,根据围术期分类,主要分为以下3类。

1. 术前危险因素

高龄是新发房颤的独立危险因素。研究表明,由于年龄增加,相关并发症也随之增加,逐渐出现心房结构的改变、心房纤维化以及传导减慢等。年龄＞60岁的老年患者新发房颤发生率高于18%,其中年龄＞80岁的患者术后房颤发生率高达50%。房颤术前危险因素还包括风湿热病史、左心室舒张压增高、高血压、急性冠状动脉综合征、左心室肥厚、左心房扩大、充血性心力衰竭、电解质紊乱(如低钾血症、低镁血症)、甲状腺功能减退症、术前使用地高辛及米力农、肥胖、男性、慢性阻塞性肺病、心动过速等。

2. 术中危险因素

手术操作对心肌的损伤、容量丢失、贫血、疼痛,以及肾上腺素类药物的使用等激活儿茶酚胺释放增加交感兴奋性都可能导致新发房颤的发生;术中主动脉阻断时间、体外循环的使用(尤其是腔静脉管和左心减压管的建立)、心脏停搏后心房过早恢复电活动等都可能是新发房颤发生的危险因素,同时不充分的心肌保护导致的心肌缺血在新发房颤的发生中有一定的作用。

3. 术后危险因素

术后新发房颤可能主要与以下几种因素有关:血流动力学恶化(由心肌梗死、心力衰竭、抗凝引起的出血、血栓栓塞等引起)、脑卒中、低镁血症、气管插管拔管时间、过度的炎症反应等,其中术后停用β受体阻滞剂也会增加新发房颤的发生率。术后房颤明显延长住院时间、增加医疗费用、增加病死率,应根据每例患者的自身条件、风险因素及相关预防药物的作用机制和不良反应来选择恰当的预防药物和措施。

十二、非心脏手术

非心脏手术后新发房颤的发生率较心脏手术后低,尤其是术后未入ICU的患者。近10年对非心脏手术后新发房颤发生率的研究结果显示不同手术种类的发生率变异很大,其中胸科手术后发生率较高(8.3%～29%),其次是腹部大手术和大血管手术(4.4%～14%),其他手术后发生率较低。有研究将危险因素分为易感因素和促发因素。易感因素构成异常电生理改变的基础;而促发因素是围术期特有或好发的病理生理状态,可以促发房颤。易感因素主要有高龄、男性、心脏病史;左心房扩大、二尖瓣病变、充血性心力衰竭、缺血性心肌病和高血压,这些不仅是一般房颤的危险因素,也是术后新发房颤的危险因素。促发因素包括手术创伤、低血压、疼痛、严重感染、贫血、急性缺氧、血容量变化、电解质失衡、低体温和代谢异常。

十三、起搏器术后

房颤和缓慢性心律失常常见于老年人。流行病学资料显示,植入起搏器后房颤的累积发生率高达30%～40%,显著高于无起搏器植入的普通人群。不同起搏模式及起搏部位对术后房颤发病的影响可能不同。心房起搏,房室同步起搏和右心室心尖部起搏对房颤发生有不同的影响。目前仍不清楚房室不同步和心室频繁起搏究竟哪一个对起搏器术后房颤的影响更大。心房、心室起搏和房室电、机械耦联的改变都会导致心房血流动力学的改变。起搏还会造成电重构、改变离子通道的表达和功能,从而诱发心律失常。起搏诱发的电重构可使阵发性房颤早期复发,或促使其进展为持续性房颤。无论是短期心房电活动和血流动力学改变,还是长期心房电重构和结构重构都可促进房颤的启动和持续。目前认为预防起搏器术后房颤最重要的是保持房室同步,同时注意避免频繁右心室心尖部起搏。

十四、肺移植术后

陈静瑜教授报道了肺移植术后患者房颤的发生率,在2002年8月至2011年6月进行的108例肺移植患者中,剔除有房颤病史的19例患者后,剩余的89例患者入选研究组。房颤总发生率是43.82%,堪比以往心外科术后房颤的发生率。在这项研究中房颤发生的危险因素包括年龄>50岁、左心房扩大、原发病为特发性肺纤维化以及术后血管升压药物的应用。在肺移植术中,通过一个套囊将供体肺静脉周围的心房组织接入受体心房,在肺静脉和心房组织间形成了一个传导阻滞,由于这一特性,肺移植术后患者发生房颤的病因不大可能是肺静脉原因。这项研究的结果挑战了PVI作为房颤治疗基石的地位。

综上,房颤患者的总病死率和心血管疾病病死率均是非房颤患者的2倍,主要原因是房颤导致脑卒中和心力衰竭。Stollberger发现房颤患者的病死率是正常的1.4倍,如果合并了心力衰竭,病死率上升至普通人的1.7倍,如果再合并脑卒中,其病死率会进一步升高。Conen通过对新发房颤的女性患者与病死率的关系研究发现，其病死率高于正常的窦性心律的女性，其中排在第1位的死亡原因是房颤导致的心血管事件。在对全美住院患者长达15年的研究发现，房颤作为第一诊断时，其病死率与普通人没有区别，但作为第二诊断时，其病死率则增长了3倍，主要原因是患者多伴随有冠心病、心力衰竭、脑卒中等致死率较高的疾病。研究则认为房颤患者在排除了其他心脏病和高血压的因素，病死率无明显变化；如果有合并高血压和其他心脏病，则病死率为普通人的2.6倍。随着人口老龄化和其他危险因素的暴露增多，国内外的房颤患病率不断提高，房颤已成为威胁人类健康的公共卫生问题。房颤的流行病学和并发症的防治研究已越来越受到国内外学者的重视。我国房颤的流行病学研究和世界发达国家有较大的差距，尤其缺乏大规模、纵向性、前瞻性的流行病学研究，并且研究多局限于患病率的研究，发病率的研究上仍是较少。目前的房颤临床诊治工作都是基于欧美的数据和指南。我们应该紧跟国际研究潮流及趋势，针对我国房颤人群特点，积极开展具有中国特色的房颤流行病学研究，为我国房颤发病的流行病学特征积累经验和数据，出台符合我国人群的房颤预防和诊疗方案。

（马　南）

参 考 文 献

1. Chishaki A, Chishaki H. To know the exact prevalence and prognosis of atrial fibrillation from a clinical survey-Comments on the "The Fushimi AF Registry"［J］. J Cardiol, 2013, 61(4): 304−306.

2. 米力克扎提·吾甫尔，木胡牙提. 心房纤颤流行病学及临床特征的研究进展［J］. 实用心脑肺血管病杂志，2012, 20(10): 1583−1585.

3. Lin H, Wolf P, Kelly-Hayes M, et al. Stroke severity in atrial fibrillation: The Framingham Study［J］. Stroke, 1996, 27(7): 1760−1764.

4. Das R, Seshadri S, Beiser A, et al. Prevalence and correlates of silent cerebral infarcts in the Framingham offspring study［J］. Stroke, 2008, 39(11): 2929−2935.

5. Elias M, Sullivan L, Elias P, et al. Atrial fibrillation is associated with lower cognitive performance in the Framingham offspring men［J］. J Stroke Cerebrovasc Dis, 2006, 15(5): 214−222.

6. Benjamin E, Levy D, VaziriS, et al. Independent risk factors for atrial fibrillation in a population-based cohort. The Framingham Heart Study［J］. JAMA, 1994, 271(11): 840−844.

7. Kjeldsen S, Dahlöf B, Devereux R, et al. LIFE (Losartan Intervention for Endpoint Reduction) Study Group. Effects of losartan on cardiovascular morbidity and mortality in patients with isolated systolic hypertension and left ventricular hypertrophy: a Losartan Intervention for Endpoint Reduction (LIFE) substudy［J］. JAMA, 2002, 288(12): 1491−1498.

8. Poole-Wilson P, Lubsen J, Kirwan B, et al. Effect of long-acting nifedipine on mortality and cardiovascular morbidity in patients with stable angina requiring treatment (ACTION trial): randomised controlled trial［J］. Lancet, 2004, 364(9437): 849−857.

9. Nabauer M, Gerth A, Limbourg T, et al. The Registry of the German Competence NETwork on Atrial Fibrillation: patient characteristics and initial management［J］. Europace, 2009, 11(4): 423−434.

10. Wann L, Curtis A, Ellenbogen K, et al. 2011 ACCF/AHA/HRS focused update on the management of patients with atrial fibrillation (update on dabigatran): a report of the American College of Cardiology Foundation/American

Heart Association Task Force on practice guidelines [J]. J Am Coll Cardiol, 2011, 57(11): 1330-1337.

11. Kannel W, Abbot R, Savage D, et al. Epidemiologic features of chronic atrial fibrillation: the Framingham study [J]. N Engl J Med, 1982, 306(17): 1018-1022.

12. Ohlmeier C, Mikolajczyk R, Haverkamp W, et al. Incidence, prevalence, and antithrombotic management of atrial fibrillation in elderly Germans [J]. Europace, 2013, 15(10): 1436-1444.

13. Wilke T, Groth A, Mueller S, et al. Incidence and prevalence of atrial fibrillation: an analysis based on 8.3 million patients [J]. Europace, 2013, 15(4): 486-493.

14. Fuster V, Ryden L, Cannom D, et al. 2011 ACCF/AHA/HRS focused updates incorporated into the ACC/AHA/ ESC 2006 guidelines for the management of patients with atrial fibrillation: a report of the American College of Cardiology Foundation/American Heart Association Task Force on practice guidelines [J]. Circulation, 2011, 123(10): 269-367.

15. Camm A, Lip G, Caterina R, et al. 2012 focused update of the ESC Guidelinesfor the management of atrial fibrillation: An update of the 2010 ESC Guidelines for the management of atrial fibrillation developed with the special contribution of the European Heart Rhythm Association [J]. Europace, 2012, 14(10): 1385-1413.

16. Schmutz M, Beer-Borst S, Meiltz A, et al. Low prevalence of atrial fibrillation in asymptomatic adults in Geneva, Switzerland [J]. Europace, 2010, 12(4): 475-481.

17. Ericson L, Bergfeldt L, Brhol, et al. Atrial fibrillation: the cost of illness in Sweden [J]. Eur J Health Econ, 2011, 12(5): 479-487.

18. Uyarel H, Onat A, Yüksel H, et al. Incidence, prevalence, and mortality estimates for chronic atrial fibrillation in Turkish adults [J]. Turk Kardiyol Dern Ars, 2008, 36(4): 214-222.

19. Mathur R, Pollara E, Hull S, et al. Ethnicity and stroke risk in patients with atrial fibrillation [J]. Heart, 2013, 99(15): 1087-1092.

20. Jeong J. Prevalence of and risk factors for atrial fibrillation in Korean adults older than 40 years [J]. J Korean Med Sci, 2005, 20 (1): 26-30.

21. Dewhurst M, Adams P, Gray W, et al. Strikingly low prevalence of atrial fibrillation in elderly tanzanians [J]. J Am Geriatr Soc, 2012, 60(6): 1135-1140.

22. Singer D, Chang Y, Borowsky L, et al. A new risk scheme to predict ischemic stroke and other thromboembolism in atrial fibrillation: the ATRIA study stroke risk score [J]. J Am Heart Assoc, 2013, 2(3): e000250.

23. Shen A, Yao J, Brar S, et al. Racial/ethnic differences in the risk of intracranial hemorrhage among patients with atrial fibrillation [J]. J Am Coll Cardiol, 2007, 50(4): 309-315.

24. Sacco R, Boden-Albala B, Gan R, et al. Stroke incidence among white, black, and Hispanic residents of an urban community: the Northern Manhattan Stroke Study [J]. Am J Epidemiol, 1998, 147(16): 259-268.

25. Broderick J, Brott T, TomsickT, et al. The risk of subarachnoid and intracerebral hemorrhages in blacks as compared with whites [J]. N Engl J Med, 1992, 326(2): 733-736.

26. Fang J, Foo S, Jeng J, et al. Clinical characteristics of stroke among Chinese in New York City [J]. Ethn Dis, 2004, 14(7): 378-383.

27. Guo Y, Tian Y, Wang H, et al. Prevalence, incidence, and lifetime risk of atrial fibrillation in China: new insights into the global burden of atrial fibrillation [J]. Chest, 2015, 147(1): 109-119.

28. 周自强, 胡大一, 陈捷, 等. 中国心房颤动现状流行病学研究 [J]. 中华内科杂志, 2004, 43(7): 491-494.

29. 周自强, 胡大一, 陈捷, 等. "中国心房颤动现状流行病学研究" 结果解读 [J]. 中华内科杂志, 2010, 49(3): 198-199.

30. 黄熙涯. 上海市陆家嘴社区老年居民心房颤动流行病学调查 [J]. 中国当代医药, 2011, 18(14): 9-11.

31. 金林君, 杨春丽. 六灶社区老年居民房颤流行病学调查 [J]. 中国卫生产业, 2011(12): 110.

32. 李彦飞, 王爱民, 赵喜枝, 等. 冀南山区心房颤动的流行病学研究 [J]. 河北医药, 2012, 34(23): 3637-3638.

33. 杨梅, 曹雪滨, 张刚, 等. 保定市军队干休所老年人房颤及治疗情况调查 [J]. 解放军预防医学杂志, 2007, 25(5): 356-357.

34. 陈晓丽, 王红宇, 张红宇, 等. 太原市社区人群心房颤动现况及影响因素分析 [C]. 河海之滨心脏病学会议, 2011: 2633-2637.

35. 王国泰, 张双明. 天水市305 100例住院患者心房纤颤204例流行病学调查分析[J]. 中国社区医师: 医学专业, 2010, 12(7): 164.

36. 何胜虎, 单其俊, 严凤娣, 等. 扬州市沿江地区心房颤动的流行病学研究[J]. 江苏医药, 2008, 34(5): 457–459.

37. 陈丽娟. 沿海地区心房颤动流行病学调查和治疗现状[J]. 中国现代医学杂志, 2005, 15(2): 266–267.

38. 段丽华, 岳树君. 绵竹市农村成人心房颤动流行现况及危险因素[J]. 预防医学情报杂志, 2007, 23(2): 170–173.

39. Yu K, Xing A, Wang D, et al. Prevalence and relative risk factors of atrial fibrillation in male coal miners in North China[J]. Int J Cardiol,2014; 174(1): 223–224.

40. Chien K, Su T, Hsu H, et al. Atrial fibrillation prevalence, incidence and risk of stroke and all-cause death among Chinese[J]. Int J Cardiol, 2010, 139(2): 173–180.

41. Shen A, Chen W, Yao J,et al.Effect of race/ethnicity on the efficacy of warfarin: potential implications for prevention of stroke in patients with atrial fibrillation[J].CNS Drugs, 2008, 22(10): 815–825.

42. 包永升, 太平. 蒙汉心房颤动患者临床特性比较研究[J]. 内蒙古医学杂志,2010, 42(3): 313–315.

43. 木胡牙提, 卢武红, 马依彤, 等. 1 041例非瓣膜性心房颤动患者左心房内径的分析[J]. 中国循环杂志, 2009, 24(5): 364–366.

44. 孙艺红, 胡大一. 阵发性心房颤动进展为持续性心房颤动的临床观察[J]. 中国心脏起搏与心电生理杂志, 2004, 18(z1): 24–26.

45. 卢武红, 木胡牙提, 刘志强, 等. 新疆维吾尔自治区哈萨克族人群心房颤动流行病学调查[J]. 中华内科杂志, 2012,51(9): 674–676.

46. 木胡牙提, 马依彤, 卢武红, 等. 1 436例心房颤动住院患者的种族及临床特性分析[J]. 中国心脏起搏与心电生理杂志, 2007, 21(2): 125–127.

47. 姚娟, 马依彤, 黄莺, 等. 新疆地区成年人心房颤动的流行病学现状及相关危险因素分析[J]. 中国心律失常学杂志,2010, 14(5): 392–396.

48. Anumonwo J, Kalifa J.Risk factors and genetics of atrial fibrillation[J].Cardiol Clin,2014,32(4): 485–494.

49. Melgaard L, Rasmussen L, Skjøth F, et al.Age dependence of risk factors for stroke and death in young patients with atrial fibrillation: a nationwide study[J].Stroke,2014,45(5): 1331–1337.

50. Wilke T, Groth A, Mueller S, et al. Incidence and prevalence of atrial fibrillation: an analysis based on 8.3 million patients[J]. Europace,2013, 15(4): 486–493.

51. Bhardwaj R, Sharma P, Finkel M,et al.Gender and geographic differences in CAD risk factors and CHA2DS2-VASc scores in atrial fibrillation patients[J].W V Med J,2012,108(1): 18–21.

52. Stefansdottir H, Aspelund T, Gudnason V, et al. Trends in the incidence and prevalence of atrial fibrillation in Iceland and future projections[J]. Europace, 2011, 13(8): 1110–1117.

53. Erta F, Kaya H, Kaya Z, et al. Epidemiology of atrial fibrillation in Turkey: preliminary results of the multicenter after study[J]. Turk Kardiyol Dern Ars, 2013, 41(2): 99–104.

54. Cea-Calvo L, Redón J, Lozano J, et al. Prevalence of atrial fibrillation in the Spanish population aged 60 years or more. The PREV-ICTUS Study[J]. Rev Esp Cardiol, 2007, 60(6): 616–624.

55. Okin P, Wachtell K, Devereux R, et al. Regression of electrocardiographic left ventricular hypertrophy and decreased incidence of new-onset atrial fibrillation in patients with hypertension[J]. JAMA,2006, 296(10): 1242–1248.

56. Morillas P, Pallarés V, Llisterri J, et al. Prevalence of atrial fibrillation and use of antithrombotics in hypertensive patients aged ≥ 65 years. The FAPRES Trial[J]. Rev Esp Cardiol, 2010, 63(8): 943–950.

57. Guijian L, Jinchuan Y, Rongzeng D, et al. Impact of body mass index on atrial fibrillation recurrence: a meta-analysis of observational studies[J]. Pacing Clin Electrophysiol, 2013, 36(6): 748–756.

58. Chao T, Hung CL, Chen S, et al. The association between hyperuricemia,left atrial size and new-onset atrial fibrillation[J]. Int J Cardiol,2013, 168(4): 4027–4032.

59. Bacaner M, Brietenbucher J, LaBree J. Prevention of ventricular fibrillation,acute myocardial infarction (myocardial necrosis), heart failure,and mortality by bretylium: is ischemic heart disease primarily adrenergic cardiovascular disease[J]. Am J Ther, 2004, 11(5): 366–411.

60. Lui M, Lam J, Mak H, et al. C-reactive protein is associated with obstructive sleep apnea independent of visceral

obesity［J］. Chest,2009, 135(4): 950−956.

61. Barwad P, Raheja A, Venkat R, et al. High prevalence of silent brain infarction in patients presenting with mechanical heart valve thrombosis［J］. Am J Cardiovasc Drugs,2012,12(4): 345−348.

62. Koskinen P, Kupari M, Leinonen H, et al. Alcohol and new onset atrial fibrillation: a case-control study of a current series［J］. Br Heart J, 1987,57(6): 468−473.

63. Mozaffarian D, Furberg CD, Psaty BM, et al. Physical activity and incidence of atrial fibrillation in older adults: the cardiovascular health study［J］. Circulation,2008,118(4): 800−807.

64. Abdulla J, Nielsen J. Is the risk of atrial fibrillation higher in athletes than in the general population? A systematic review and meta-analysis［J］. Europace,2009,11(2): 1156−1159.

65. Mont L, Elosua R, Brugada J. Endurance sport practice as a risk factor for atrial fibrillation and atrial flutter［J］. Europace,2009,11(6): 11−17.

66. yen N, Ranthe M, Carstensen L, et al. Familial aggregation of lone atrial fibrillation in young persons［J］. J Am Coll Cardiol,2012,10(7): 917−921.

67. Olesen M, Holst AG, Jabbari J, et al. Genetic loci on chromosomes4q25, 7p31, and 12p12 are associated with onset of lone atrial fibrillation before the age of 40 years［J］. Can J Cardiol,2012,28(8): 191−195.

68. Walkey A,Greiner M,Heckbert S,et al. Atrial fibrillation among Medicare beneficiaries hospitalized with sepsis: incidence and risk factors［J］. Am Heart J,2013,65(6): 949−955.

69. Sanne K,Peter M,Olaf L,et al. Incidence, risk factors and outcomes of new-onsetatrial fibrillation in patients with sepsis: a systematic review［J］. Crit Care, 2014,18(6): 688.

70. Walkey A,Hammill B,Curtis L,et al. Long term outcomes following development of new-onset atrial fibrillation during sepsis［J］. Chest. 2014,10(1): 3−14.

71. Meierhenrich R,Steinhilber E,Eggermann C,et al. Incidence and prognostic impact of new-onset atrial fibrillation in patients with septic shock: a prospective observational study［J］. Crit Care,2010,14(3): R108.

72. Christian S,Schorr C,Ferchau L,et al. Clinical characteristics and outcomes of septic patients with new-onset atrial fibrillation［J］. J Crit Care,2008,23(4): 532−536.

73. Tsapenko M, Herasevich V, Mour G,et al. Severe sepsis and septic shock in patients with pre-existing non-cardiac pulmonary hypertension: contemporary management and outcomes［J］. Crit Care Resusc,2013,15(2): 103−109.

74. Mathew J, Fontes M, Tudor I, et al. Investigators of the Ischemia Research and Education Foundation; Multicenter Study of Perioperative Ischemia Research Group. A multicenter risk index for atrial fibrillation after cardiac surgery［J］.JAMA, 2004,91(14): 1720−1729.

75. 陈志强, 邓勇志.心脏术后新发心房颤动的危险因素及防治的研究进展［J］.心血管外科杂志: 电子版, 2016, 5(1): 18−21.

76. Sohn G, Shin D, Byun K, et al. The incidence and predictors of postoperative atrial fibrillation after noncardiothoracic surgery［J］. Korean Circ J, 2009,39（3）: 100−104.

77. 谢旻,王东信.非心脏手术后新发心房颤动［J］.实用医学杂志, 2015, 31(10): 1720−1722.

78. Nielsen J.Mortality and incidence of atrial fibrillation in paced patients［J］. J Cardiovasc Electrophysiol, 2002, 13(1): 17−22.

79. Verlato R, Botto G, Massa R, et al. Efficacy of low interatrial septum and right atrial appendage pacing for prevention of permanent atrial fibrillation in patients with sinus node disease: results from the electrophysiology-guided pacing site selection (EPASS) study［J］. Circ Arrhythm Electrophysiol, 2011, 4(10): 844−850.

80. Lau C, Tachapong N, Wang C, et al. Prospective randomized study to assess the efficacy of site and rate of atrial pacing on long-term progression of atrial fibrillation in sick sinus syndrome: septal pacing for atrial fibrillation suppression evaluation (SAFE) Study［J］. Circulation, 2013, 128(8): 687−693.

81. 姜淑云,陈静瑜,周敏,等.肺移植术后心房颤动发生的危险因素研究［J］.中国医药导刊, 2013(2).

82. Naccarelli G, Varker H, Lin J, et al. Increasing prevalence of atrial fibrillation and flutter in the United States［J］. Am J Cardiol, 2009,104(11): 1534−1539.

83. Stollberger C, Winkler-Dworak M, Finsterer J, et al. Factors influencing mortality in atrial fibrillation. Post hoc

analysis of an observational study in outpatients［J］. Int J Cardiol, 2005, 103(2): 140−144.

84. Conen D, Chae C, Glynn R, et al. Risk of death and cardiovascular events in initially healthy women with new-onset atrial fibrillation［J］.JAMA, 2011, 305(20): 2080−2087.

85. Wattigney W, Mensah G, Croft J. Increasing trends in hospitalization for atrial fibrillation in the United States, 1985 through 1999: implications for primary prevention［J］. Circulation, 2003, 108 (6): 711−716.

86. Guize L, Thomas F, Bean K, et al. Atrial fibrillation: prevalence, risk factors and mortality in a large French population with 15 years of follow-up［J］. Bull Acad Natl Med, 2007, 191(4−5): 791−803.

87. 别立展,赵丹丹,黄春恺,等.心房颤动的流行病学研究现状及进展［J］.现代生物医学进展, 2015, 15(13): 2562−2568.

第五章

房颤的导管介入治疗

房颤导管射频消融（radiofrequency catheter ablation，RFCA）应用于临床已有20年的历史，由于其可改善患者的症状和心功能，并提高患者的生活质量及生存率，成为治疗房颤的有效方法之一。

自1998年Haissaguerre等首次报道起源于肺静脉内的局灶电活动引起房颤经点状消融治疗得到根治后，从肺静脉内点消融到节段性肺静脉电隔离，到用CARTO标测行绕肺静脉的环线消融，消融策略的改进带来了成功率的不断提高。阵发性房颤射频消融成功率可达70%～90%，持续性房颤射频消融术成功率也能达到60%～70%。欧洲心脏病学会（European Society of Cardiology，ESC）《2016房颤指南》明确指出：随着证据积累，房颤导管消融已经是房颤治疗的主流策略。在目前的相关指南中，RFCA在房颤治疗中的地位得到进一步提高，已成为房颤治疗最有效的方案。环肺静脉消融术是目前应用最为广泛的策略。在环肺静脉消融的基础上按Haissaguerre等提出的"分步"消融法，增加消融左心房顶部、二尖瓣峡部和三尖瓣峡部有助于进一步改良"基质"，提高长程持续性房颤射频消融的成功率。

2015年公布的MANTRA-PAF试验5年随访结果显示，导管消融组维持窦性心律的比例显著高于药物治疗组（86% vs 71%，P=0.001），而房颤负荷显著降低（P=0.003），提示导管消融作为一线治疗优于抗心律失常药物，其优势随着时间的延长而增加。

第一节　房颤导管射频消融术适应证和禁忌证

一、房颤的相关定义

（1）阵发性房颤：持续时间≤7 d的房颤，一般持续时间＜48 h，多为自限律性。

（2）持续性房颤：持续时间＞7 d的房颤，一般不能自行复律，药物和电复可以终止。

（3）长程持续性房颤：房颤持续时间＞1年但药物或电复律仍可转复。

（4）永久性房颤：持续时间＞1年，但药物或电复律不能转复或转复后短时内复发，医生和患者共同决定放弃恢复或维持窦性心律的一种房颤类型。

二、RFCA适应证

房颤直接引起的病死率较低,而手术治疗房颤存在相关死亡风险,所以消融要严格掌握指征。《2016年ESC房颤管理指南》对于房颤导管消融适应证有如下推荐:对于药物治疗无效的阵发房颤患者,推荐行导管消融(Ⅰ,A);根据患者意愿、获益、风险的综合评估,房颤消融应该作为预防房颤复发、改善阵发性房颤患者症状的一线治疗方案,是抗心律失常药物外的另一选择(Ⅱa,B);持续性或长程持续性房颤患者,可考虑导管消融治疗(Ⅱa,C);房颤合并收缩性心力衰竭患者,可考虑导管消融治疗(Ⅱa,C);消融可采用射频或冷冻球囊方法,以实现PVI为目标(Ⅱa,B)。

三、RFCA禁忌证

1. 危险因素

研究显示左心房直径>55 mm、上侧肺静脉平均直径增宽、房颤类型为持续性、房颤病程>15年均是经导管射频消融术后复发的独立危险因素。如果患者复律愿望不强烈,不建议行射频消融术。房颤消融成功率不单与持续时间长短有关,应该结合心房大小(反映结构重构情况)、基础心脏病类型综合考虑。

2. 排除标准

包括:①患有甲状腺功能亢进疾病;②患有其他心脏疾病。例如,心肌病、心肌梗死、风湿性、先天性心脏瓣膜病、心功能(NYHA)Ⅱ级及以上,心脏病手术史;③血糖浓度>8 mmol/L、自身免疫性疾病、近期感染;④低血压、严重肝肾功能不全、恶性肿瘤、左心室舒张功能不全;⑤左心房内径≥55 mm或左心房存在血栓者。

第二节　房颤机制和导管射频消融策略

一、房颤机制

房颤机制包括触发和维持机制。触发因素主要是肌袖病灶(肺静脉、SVC、冠状静脉等)内异常电活动驱动房颤形成,肺静脉肌袖产生的异位兴奋灶是阵发性房颤的主要病因,因此,彻底的肺静脉电隔离可有效治疗阵发性房颤。

持续性房颤的机制较为复杂,包括触发和维持机制,而且维持因素即左心房电学和结构重构有更重要的作用。由于维持机制相对复杂,因此持续性房颤消融治疗成功率低于阵发性房颤。环肺静脉消融治疗持续性房颤兼顾了去除房颤触发和维持两种因素。如果在环肺静脉消融策略的基础上,增加左心房顶部、二尖瓣峡部和二尖瓣环心内膜面消融及碎裂电位消融,则可以提高持续性房颤消融的成功率。

二、导管射频消融策略

1. 局灶性房颤的消融策略

单点消融或单纯靶静脉隔离就能获得成功。其机制是心房内单个或者多个局灶兴奋点触发活动或者自律性增高。通过点消融或PVI等方法去除异位自律灶是房颤治疗的一个热点。

2. 阵发性房颤的消融策略

环肺静脉电隔离是主要的消融方法,单次成功率可达85%～90%。这源于对阵发性房颤电生理机制的认识,即肺静脉内含有起搏细胞,可自发产生电活动,这些电活动可以将很快的频率传入心房并驱动心房的电活动,在某些特定情况下便形成房颤。这是房颤发生的重要始动机制。而在此基础上开展的射频消融治疗,近年来成功率不断提高,目前已成为治疗房颤的重要策略。

3. 持续性房颤消融策略

对于持续性房颤目前尚没有最佳的消融策略。之前的研究表明,在环PVI的基础上加线性消融、碎裂电位消融并没有提高成功率。其原因是:单纯行环PVI,单次消融的1年成功率约50%,随访5年的成功率只有20%。因此,需要对心房的其他基质进行改良。主要采取递进式消融,即在环PVI基础上再加复杂碎裂电位消融、心房附加线性消融(左心房顶部线、二尖瓣峡部线、三尖瓣峡部线以及冠状窦消融),递进式消融完成后如仍为房颤或房速,给予同步直流电复律。消融终点为双侧PVI及各消融线双向阻滞。还有术者在上述左心房消融基础上增加对右心房下部病变部位的消融:腔静脉间后壁线性消融、腔静脉间隔部位线性消融和SVC电隔离。对于持续性或长程持续性房颤患者安全可行,其成功率显著高于单纯左心房及腔静脉与三尖瓣间峡部消融治疗。

2006年至2007年安贞医院房颤中心慢性房颤消融策略演变为环肺静脉消融(PVI)、顶部线性消融、二尖瓣环峡部消融、选择性间隔中下部线形消融、左心耳基底部电位消融、三尖瓣环峡部消融、选择性冠状静脉窦口及远端消融、右心耳基底部消融等。进一步处理策略包括转复窦性心律者确保PVI和三尖瓣环峡部阻滞;规律房扑[房性心动过速(房速)]者进一步标测和关键部位消融,直至恢复窦性心律;激进消融仍为房颤者进行电复律,窦性心律下保证实现PVI和各线阻滞后短阵快速(burst)刺激诱发,如诱发出规律的心动过速则进一步标测和消融。采用这种策略后,房颤直接转复窦性心律的比例显著增加,复杂房扑发生的概率减小,消融复杂程度降低。

第三节　房颤导管射频消融手术操作步骤

一、术前准备

术前常规行心电图、Holter检查,实验室检查包括血常规、尿常规、便常规、凝血功能及肝、肾功能检查；术前48 h内行经胸超声心动图（transthoracic echocardiography, TTE）及经食管超声心动图（transesophageal echocardiography, TEE）或左心房多层螺旋CT检查，排除左心耳血栓存在。术前3 d开始停用华法林，以5 000 IU低分子肝素钠注射液皮下注射，每12 h一次，并于术前12 h停用。术前12 h禁食水。

二、诱导麻醉

患者消融前给予1 μg/kg芬太尼和0.4 mg/kg咪达唑仑进入深度镇静状态，可产生较好的术中镇静和遗忘作用及良好的镇痛效果，但应密切注意呼吸抑制的情况，及时纠正低氧血症。术中以小剂量芬太尼维持，维持剂量1 μg/(kg·h)，消融剂量1～3 μg/(kg·h)，消融剂量控制在患者无疼痛或仅有轻微疼痛，特别疼痛处先加大剂量芬太尼［最大剂量（3 μg/kg·h）］，仍无效则加用咪达唑仑1 mg。电复律患者复律前加用咪达唑仑2 mg。

三、房颤导管消融操作方法

经右头静脉或左锁骨下静脉送入一根10极电极导管入冠状窦。穿刺房间隔2次并置入2根Swartz鞘管。肺静脉造影后，经Swartz鞘管，分别将肺静脉标测导管（Lasso）和冷盐水灌注导管置入肺静脉和左心房，在三维电解剖标测系统指导下，采用CARTO-Merge技术将术前左心房三维CT影像和电解剖重构系统影像，结合精确标测双侧肺静脉前庭位置环绕肺静脉消融。未采用CARTO-Merge技术，则构建模型时首先根据肺静脉造影图像在双侧肺静脉口部及前庭采点定位，然后依次在左心房后壁、前壁、二尖瓣等部位采点完成模型构建。在环形电极指导下采用冷盐水消融灌注导管或ST管（压力监测导管）在左侧和右侧行环肺静脉前庭消融。消融参数设置：盐水灌注速度在放电过程中为17 ml/min，预设能量和温度为30～35 W/45℃。每一点消融放电至局部双极心内膜电图振幅降低至0.05 mV以下，或有效放电至30 s，并将其标记在三维构象上，直至所有消融点连成一个消融环或消融线。

阵发性房颤患者消融终点为肺静脉电隔离，即肺静脉与心房之间电活动分离，或肺静脉电位（pulmonary vein potential, PVP）完全消失；持续性房颤患者，在环肺静脉消融基础上增加左心房顶部线、左心房峡部消融线和二尖瓣环心内膜面消融线。术前心电图证实存在典型房扑的患者行右心房峡部消融，随后进行电位消融（包括碎裂电位、连续电位、消融导管远端和近端存在激动顺序的电位等）。若房颤仍不终止则进入右心房标测和隔离SVC，消融终点为线性消融达双向阻滞和房颤终止。如上述消融后房颤不能终止者，则应用药物复律（伊布利特或普罗帕酮）和（或）体外直流电复律（300～360 J）。复发患者的再次消融均在肺静脉与左心房电传导缝隙补点消融，并检验消融线的完整性。复发患者的再次消融均在前次消融3个月后进行。

四、电隔离方法

术前准备和标测导管放置与前述一致。如房性早搏（房早）、房颤发作频繁，能确定房颤相关静脉,则单纯行心房-相关大静脉电隔离(心房—靶大静脉电隔离)。如术中因无房颤等心律失常发作而不能明确房颤相关大静脉,则对导管可到位、大静脉电位明显且大静脉—心房电传导关系明确的主要大静脉,即双上肺静脉和左下肺静脉(left inferior pulmonary vein, LIPV)直接行电隔离,称为心房—经验性大静脉电隔离(empirical isolation)。冠状静脉窦起搏下对肺静脉和腔静脉逐一标测,顺序为左上肺静脉(left superior pulmonary vein, LSPV)、LIPV、右上肺静脉(right superior pulmonary vein, RSPV)、右下肺静脉(right inferior pulmonary vein, RIPV)和SVC。采用双极腔内电图记录的方法,记录并分析PVP和房性心律失常的电活动激动顺序和频率。在肺静脉内记录到高频、高振幅、碎裂、锐利的电位为PVP。在窦性、房性心律和心房不同部位起搏时,根据从心房向静脉内的电传导和PVP的激动顺序确定消融靶点。消融靶点为在窦性心律或冠状静脉窦近、远端起搏时,肺静脉口记录的最早肺静脉激动点和最短的心房—静脉电位间期,或心房和静脉电位融合处的心房—静脉电位间期,或心房和静脉电位融合处。盐水灌注消融电极导管消融时,设定温度为45～50℃,功率为25～30 W,放电时给予盐水速度为20 ml/min。在环状标测电极导管指引下,窦性、房性心律或冠状静脉窦起搏时放电治疗,治疗过程中可见PVP的变化,即激动顺序改变、电位幅度变小、延迟或消失,有效部位持续放电消融60 s。消融终点为下环状标测电极导管记录到的静脉电位完全消失;静脉内自律性电活动与心房电活动分离,存在双向阻滞。术后重复肺静脉造影,术后1个月行多层螺旋CT检查评估肺静脉有无狭窄。

五、心房复杂碎裂电位消融

2004年,Nademanee首先提出了心房复杂碎裂电位(complex fractionated atrial eletrograms, CFAE)的概念,简称碎裂电位。CFAE定义为振幅0.05～0.25 mV(通常振幅<0.1 mV)、周长<120 ms(通常为50～100 ms)的电位。

判断标准如下:① 心房腔内图由2个以上波折构成的碎裂波形和,或连续10 s内的连续激动;② 10 s内平均激动周长≤120 ms。碎裂电位常位于缓慢传导区,代表了颤动波进入同一区域后的连续折返或不同时间进入同一区域的不同子波的重叠。慢性房颤的消融终点是碎裂电位全部消除或转为窦性心律。三维CARTO系统的碎裂电位图可以在房颤建模标测时自动计算心内膜电位的“碎裂程度”。主要通过两个参数来判定碎裂电位,即最短碎裂波间期(the shortest complex interval, SCI)和碎裂间期可信度水平(interval confidential level, ICL)。该功能协助定位最符合碎裂电位定义标准的区域,引导消融大头到局部进行消融(**见图5-3-1**)。

六、瘢痕基质消融

2005年,Verma等针对持续性患者术前进行电复律,恢复窦性心律后隔离肺静脉,然后在CARTO 3指导下进行左心房电压标测,小于0.05 mV的心肌认为是瘢痕区,结果左心房内存在瘢痕组织的患者术后房颤复发率明显高于无瘢痕组织房颤患者,显示左心

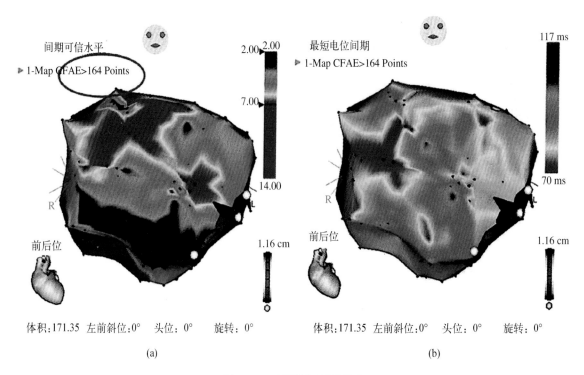

图 5-3-1　碎裂电位标测图

（a）以间期可信水平（ICL）为指标的碎裂点位标测图，定义 ICL＞7 为碎裂电位区域，以红色表示；（b）以最短电位间期（SCI）为指标，红色的区域表示碎裂波间期较小，约 70 ms，SCI 数值高的区域以紫色表示；CFAE 表示心房复杂碎裂电位

　　房瘢痕组织的存在明显影响持续性房颤导管消融的结果。德国 Leipzig 大学心脏中心的 Gerhard Hindricks 教授在2016美国心律学会（Heart Rhythm Society，HRS）上报告隔离肺静脉＋左心房内瘢痕基质消融治疗持续性房颤在临床上取得了较好疗效，值得进一步探索研究。影响左心房瘢痕基质消融的关键之一是准确地识别出左心房内的瘢痕心肌。在导管消融过程中，如果患者能恢复窦性心律，则进行心房基质的高密度三维电压标测，可有效地识别低电压瘢痕组织区域。CARTO 3 识别瘢痕组织的参考标准是 Verma 等提出的标准：窦性心律下三维标测正常心肌电压＞0.5 mV，病变心肌电压＜0.5 mV，瘢痕心肌电压＜0.05 mV。另外，术前行磁共振成像（magnetic resonance imaging，MRI）检测左心房瘢痕组织，对指导房颤消融有很好的临床应用价值。

七、CARTO-Merge标测方法

　　术前将磁共振血管成像（magnetic resonance angiography，MRA）或 CT 扫描的左心房和肺静脉的影像数据导入 CARTO XP 系统，建立三维的左心房和肺静脉的图像；术中将建立好的 MRA 或 CT 三维左心房和肺静脉的图像与 CARTO 标测时建立的左心房和肺静脉的解剖图进行数据整合，形成 CARTO-Merge 标测图。首先在容易辨认的部位做一对标识点（landmark）进行初级图像整合，然后进行表面图像调整。如果 MRA 或 CT 的图像与 CARTO 标测图的"面-点距离"（surface-to-point distance）≤2.5 mm，表明两者数据匹配较好，适合指导射频消融。进而确定肺静脉开口处、前庭及肺静脉走行，以便进行准确而有效地消融（**见图5-3-2**）。

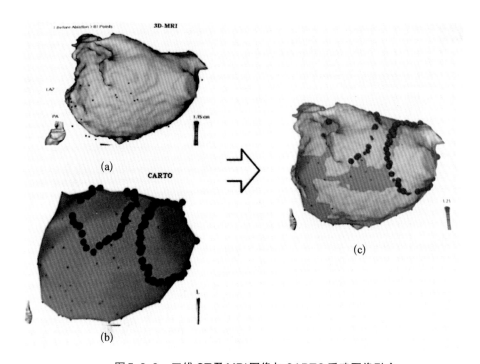

图5-3-2　三维CT及MRI图像与CARTO重建图像融合
（a）左心房三维MRI图像；（b）CARTO系统三维重建的左心房结构；CARTO与MRI融合后的左心房

八、消融线阻滞验证

1. 三尖瓣峡部双向阻滞

消融导管分别放置在三尖瓣峡部外侧、右心房游离壁，CS9-10起搏，分别测量起搏信号到消融导管两个不同位置心房（A）波距离，三尖瓣峡部顺向阻滞时，CS9-10起搏信号到三尖瓣峡部外侧消融导管A波距离比到右心房游离壁要长。消融导管放置在上述两个位置起搏，分别测量消融导管起搏信号到CS9-10 A波距离；逆向阻滞时，消融导管放置在右心房游离壁时起搏信号到CS9-10 A波距离较短。

2. 二尖瓣峡部阻滞

环肺电极放置在左心耳起搏，观察CS电极激动顺序，如果CS9-10最先激动，二尖瓣峡部顺钟向阻滞，CS1-2起搏时，环肺电极A波比CS 9-10晚，说明MI逆钟向阻滞。

3. 左心房顶部线阻滞

环肺电极放置在左心耳起搏，消融电极放置在左心房后壁、左心房底部位置，比较起搏信号到消融导管A波不同位置的距离，如果起搏信号到左心房后壁消融导管A波的距离更长，说明左心房顶部线顺向阻滞；消融电极放置在左心房后壁、左心房底部起搏，比较起搏信号到环肺电极A波距离，消融导管在左心房后壁起搏信号到环肺电极A波的距离更长，说明左心房顶部线逆向阻滞。

九、术后治疗和随访

术后继续低分子肝素治疗3 d并口服华法林，保持国际标准化比值（international

normalized ratio, INR)达2.0～3.0。对消融术后恢复窦性心律患者,口服抗凝至少3个月,具体服用持续时间要根据患者的CHA2DS2-VASc评分决定,≥2分者应长期口服抗凝药。术后3个月停用抗心律失常药物。如无禁忌消融术后予血管紧张素转化酶抑制剂(angiotensin converting enzyme inhibitors, ACEI)或血管紧张素受体阻滞剂(angiotensin receptor blocker, ARB)类、他汀类药物。出院前要对患者进行心电生理状况初步评估,检查24 h动态心电图。房颤消融术后3个月为空白期,复发定义为空白期后12导联心电图或24 h动态心电图记录到房颤、房扑或房速持续时间超过30 s。

随访方案:术后3个月开始定期随访,第1年内每3个月随访1次,之后每6个月随访1次。随访内容包括电话或门诊询问房颤是否复发;24 h动态心电图检查证实是否存在房颤复发或使患者接受远程心电图检查。

第四节　房颤射频消融术抗凝方案

对于房颤患者的围术期抗凝治疗目前共识认为无论基线栓塞风险程度如何,房颤患者行消融治疗期间均应接受抗凝治疗,对于不能耐受抗凝治疗的患者,不应实施消融手术。

围术期血栓形成和血栓栓塞作为较常见的并发症之一,严重影响了患者的预后,不同文献报道射频消融血栓栓塞并发症的发生率为2.5%～7.0%。由于内皮细胞对损伤高度敏感,射频消融导致心房内膜面内皮细胞损伤,使得血小板激活、聚集、黏附,纤维蛋白生成,最终导致损伤部位血栓形成。而导管操作本身也可使心房内原有附壁血栓脱落,导致血栓栓塞发生。因此,消融前应该完善相关检查排除心房内血栓,并在围术期正规抗凝以减少围术期血栓事件的发生。具体的围术期抗凝方法介绍如下。

一、术前抗凝方法

术前持续性房颤患者服用华法林抗凝,抗凝强度为维持INR 2.0～3.0至少3周。术前3 d停用华法林,改用低分子肝素抗凝(5 000 IU/12 h皮下注射)。阵发性房颤术前3 d低分子肝素抗凝。手术当日清晨停用低分子肝素1次。以上介绍的是围术期抗凝的传统策略,即停用华法林而采取低分子肝素桥接治疗。近年来研究显示,不中断华法林维持INR在2.0～3.0较桥接治疗可降低围术期血栓事件且不增加严重出血事件。

二、消融术中抗凝方法

消融术中首次房间隔穿刺后,给予负荷量肝素100 IU/kg,术中每小时追加1 000 IU,直至手术完成。术中射频导管消融持续肝素盐水低速灌注(1 IU/ml, 2 ml/min),消融中肝素盐水灌注速率设置为17～20 ml/min。术中应用全自动凝血计时器进行床旁抗凝,活化凝血时间

(activated coagulation time，ACT）双盲监测。穿刺房间隔前测定基础ACT，给予负荷剂量后15 min测定一次，达标后每30分钟监测一次，ACT≥250 s为抗凝达标。ACT≥300 s则抗凝效果较好。消融过程中定时冲洗鞘管，包括每次电极导管交换时，使鞘管内始终充满肝素盐水以减少血栓形成的机会和电极导管交换引起气栓可能。有效抗凝定义：抗凝达标时间占总监测时间超过60%称为有效抗凝（ACT≥250 s抗凝达标）。反之，则为非有效抗凝。消融术完成后，停用静脉肝素，当ACT＜250 s即拔除鞘管，否则可用鱼精蛋白中和肝素。拔鞘后4～6 h，开始应用华法林合并低分子肝素桥接治疗至INR达标。CHA2DS2-VASc评分≥2分者，应长期口服抗凝药。

三、心房顿抑

心房顿抑是RFCA术后心脏恢复窦性心律后左心房及左心耳仍未恢复正常功能的现象，是其术后形成血栓的重要机制。因此，患者消融后当天晚上即开始服用华法林。若术前患者已使用华法林抗凝，且INR达2.0～3.0，术后可继续使用法华林抗凝。若术前未使用华法林或使用华法林后INR未达标者，则需给予低分子肝素进行桥接，以降低血栓风险。如消融后无房颤复发，则华法林抗凝治疗3个月后停用，抗凝治疗强度INR 2～3。术后住院期间及术后3个月对这些患者进行观察随访，根据患者血栓栓塞风险和房颤复发与否决定是否继续抗凝治疗。《ESC2016房颤指南》指出CHA2DS2-VASc评分3分的女性、2分的男性患者应接受抗凝治疗（I，A）；在充分评估患者个体特点和治疗倾向的基础上，有一个脑卒中风险因素（CHA2DS2-VASc评分女性2分，男性1分）的患者应接受抗凝治疗（Ⅱa，B）。

四、新型口服抗凝药

由于华法林在房颤消融围术期的应用具有个体用量差异大、易受食物影响、需要严密监测INR等缺点，因此，替代华法林的新型口服抗凝药（new oral anticoagulants，NOACs）具有较高的临床应用价值。近年来，达比加群酯和利伐沙班因高效抗凝和治疗过程中不需要监测INR，以及《欧洲ESC2012和美国AHA2014房颤指南》的推荐，逐渐推广用于射频消融房颤的围术期治疗。《ESC2016房颤指南》指出：由于NOACs安全性更佳，指南推荐在适合接受抗凝治疗的患者中作为一线治疗药物（I，A）。目前多数研究认为，达比加群酯、利伐沙班及华法林在围术期抗凝方面的安全性及有效性无明显区别。

1. 达比加群酯

达比加群酯是达比加群的前体，其活性形式为达比加群。达比加群是高选择性的直接凝血酶抑制剂，其竞争性结合凝血酶与纤维蛋白的结合位点，阻止纤维蛋白原裂解为纤维蛋白，从而阻断了凝血瀑布网络的最后步骤及血栓形成。服用后1.5～3 h达血药峰浓度，血浆清除半衰期12～14 h，规律用药后3 d达到稳态血药浓度。针对房颤导管消融有可能发生的血栓栓塞或出血事件，达比加群酯较华法林具有半衰期短、起效快的药理学优势，方便围术期及时调整用药。根据目前的证据，对于术前已服用达比加群酯的患者，手术当日晨停一剂,术后解除包扎无出血并发症后开始继续服用;对于术前未服用达比加群酯而术后拟长期服用的患者,围术期应用低分子肝素,出院前1 d开始应用达比加群酯。对于服用华法林拟换用达比加群酯的患者,围术期不中止华法林,术后止血稳定达INR < 2.0直接换用。INR 2.0~2.5第2天开始应用;若INR > 2.5,待INR降低至2.5以下后应用。

2. 利伐沙班

利伐沙班为Xa因子抑制剂,2011年由美国FDA批准上市。临床研究报道利伐沙班在房颤抗凝的疗效优于华法林,但出血事件的发生率明显低于华法林,其他不良反应的发生率与华法林无统计学差异。ROCKET-AF研究中364例行心脏复律和射频消融患者的分析结果显示,利伐沙班组与华法林组患者长期卒中发生率和生存率差异无统计学意义。

第五节　房颤导管消融并发症及其处理

房颤导管消融技术日趋成熟,广泛复杂的消融仍带来了相对较多的并发症,如肺静脉狭窄、心房—食管瘘、血栓栓塞、心脏压塞等,危及患者的生命。因此要给予充分重视和采取必要的措施加以预防。

一、心脏压塞

肺静脉电隔离过程中心脏压塞的发生率大约为1%,环肺静脉线性消融过程中该并发症上升至6%。心脏压塞是房颤导管消融中来势凶猛的并发症,发生原因如下:① 术者操作存在学习曲线,在房间隔穿刺、肺静脉标测导管及消融导管等操作过程中也可引起心肌穿孔、心脏压塞;② 高能量消融左心房后壁或LSPV至左心耳连接处有关;③ 术中需肝素化及患者凝血功能异常有关。当患者出现烦躁、胸闷、出汗、意识模糊、甚至意识丧失、心率、血压快速下降的情况时,或在X线透视下观察到心脏搏动减弱或消失、心影扩大,应警惕有心脏压塞等严重并发症的可能,应立即加大补液量和速度,同时做心脏超声检查。

心脏压塞确诊后通常在X线下从剑突左侧穿刺,在抽出血液后先注入造影剂,造影剂沿心包分布则肯定穿刺针进入心包,放置5F动脉鞘管抽取积血,一般抽出心包积血后患者症状多能立即缓解。预防措施:① 提高术者经验,随着术者操作技术水平的提高,该因素引起的心脏压塞并发症可逐渐减少。② 控制射频能量及温度。

二、肺静脉狭窄

射频消融患者术后的肺静脉的狭窄率约为5%。肺静脉狭窄是房颤射频消融术最严重的并发症之一,甚至可致命。因其临床症状缺乏特异性,早期常被误诊为肺部感染、肺栓塞、肺结核、肺部肿瘤等而延误治疗。肺静脉狭窄多发于肺静脉汇入左心房的开口部位。多数文献将肺静脉狭窄定义为肺静脉直径减少50%以上,亦有学者定义为TEE检查测定的肺静脉血流速度＞0.8 m/s。

肺静脉造影是诊断肺静脉狭窄的金标准，并且可以定位狭窄的确切部位及评估狭窄程度。临床上最常用于筛查及诊断肺静脉狭窄的方法为CT及MRI扫描。CT及MRI扫描不仅可以评估肺静脉狭窄，而且可以显示肺静脉周围明显的炎症反应及纤维化。MRI扫描对肺静脉及其与左心房关系的显示与多层螺旋CT扫描相比仍有一定差距，目前常规应用多层螺旋CT扫描技术进行肺静脉的三维重建。多层螺旋CT扫描不但可以对左心房及肺静脉的靶目标进行观察，并且可以多方位观察活体肺静脉、左心房，能够全面了解肺静脉、左心房及周围毗邻结构的解剖情况，为射频消融治疗房颤提供有价值的信息。对术后的患者行肺静脉多层螺旋CT复查可以评价肺静脉入口部位的管腔和管壁在射频消融术后的变化，有助于及时发现肺静脉狭窄或闭塞，有利于下一步治疗方案的制定，故多层螺旋CT扫描应作为房颤射频消融术后评价有无肺静脉狭窄的一线检查方法。

肺静脉狭窄的判断标准：三维重建显示的肺静脉开口或之内有可识别的变窄（狭窄）或不显示（闭塞）狭窄程度，按照狭窄部分占其近端和远端肺静脉最大直径平均值的百分比分为：轻度狭窄（＜50%）、中度狭窄（50%～75%）、重度狭窄（＞75%）、完全闭塞（100%）。无法行CT及MRI检查者，可选择肺血流灌注显像技术，其检测中重度肺静脉狭窄是可靠的，但检测轻度肺静脉狭窄有一定局限性。TEE在诊断肺静脉狭窄中较少用，要同时探查到所有肺静脉难度大且精准度低，对肺静脉和左心房的整体显示不理想，可重复性较差，但可评估肺静脉与左心房开口处有无血栓形成，可凭借彩色多普勒及脉冲多普勒评估血流量。无症状的肺静脉狭窄患者，如CT扫描显示肺静脉内充盈缺损，可能为血栓形成，此时除予以持续性抗凝如华法林、达比加群等预防血栓栓塞外，并无针对性的治疗方法。单支肺静脉闭塞甚至合并同侧肺静脉狭窄，若无明显临床症状，建议观察而暂不过度干预，部分患者服用抗凝药物后肺静脉狭窄可改善或再通。

对于症状明显及严重肺静脉狭窄患者，药物治疗不能有效缓解症状，应以导管介入治疗为主。球囊扩张血管成形术及支架植入术等介入治疗已广泛应用于临床，并可明显扩张受累肺静脉及改善症状，但再狭窄发生率很高，文献报道为33%～67%。对重度肺静脉狭窄，支架术比单纯球囊扩张更安全，可降低手术并发症，并减少术后早期再狭窄发生率，应作为一线治疗手段。支架的选择应依据肺静脉造影，参照自身正常肺静脉直径确定狭窄程度、病变位置和长度，选择足够长度支架，必要时置入多枚支架，以完全覆盖病变。研究表明，大内径支架可降低支架内再狭窄的发生率，理论上成人应选用直径10 mm以上支架。血栓导致肺静脉完全闭塞者，球囊扩张或支架植入引起系统性栓塞的风险较大，此时可选择心脏外科手术行血管重建术。症状已出现较长时间的多条肺静脉完全闭塞者，可选择心脏外科手术行病变肺叶切除术。球囊扩张及支架植入虽在短期内可明显改善症状，但再狭窄的发生率较高，故对房颤射频消融术后肺静脉狭窄发生应以预防为主，如：① 术前经肺血管造影、多排螺旋CT扫描、MRI扫描或TEE检查明确肺静脉解剖特点，慎重选择消融术式，尽可能避免肺静脉内消融；② 术中采用导管三维取样与CT三维图像重建融合技术可以提高消融精准性，避免在无效部位和肺静脉内消融；③ 避免使用非盐水冲洗消融导管；尽量使用冷冻、超声、微波等其他种类能量；④ 采用射频电流时降低消融温度，温度一般不超过50℃；⑤ 提高术者经验。

三、血栓栓塞

与房颤导管消融相关的有症状脑卒中发生率为2.5%；而无症状，仅常规消融后头部MRI或CT检查发现的栓塞可能更多。缺血性脑卒中大多发生在房颤导管消融术后2周内。可能原因如下：① 术前及术中抗凝不足；② 消融导管局部焦痂脱落；③ 操作不严格造成气栓。有试验证明加强消融术中抗凝可以减少血栓栓塞并发症的发生。Wazni等对785例行肺静脉电隔离的患者分组观察，发现术中运用肝素高强度抗凝，控制ACT 300～400 s可减少栓塞事件的发生。国内研究显示：血栓事件发生率的差异与消融前准备、消融前后抗凝方法、消融导管选择等因素无关，而是与抗凝方法有关。根据患者体重调整术中抗凝强度可以显著减少持续性房颤患者围术期血栓事件的发生。根据目前相关指南，房颤导管消融术后早期需要积极抗凝治疗，以降低血栓风险。预防措施：① 术前1个月要对有高血压、糖尿病、一过性脑缺血发作（TIA）或脑卒中史、高龄（＞65岁）、左心房增大（＞55 mm）等危险因素的房颤患者采用华法林抗凝，消融术前3～5 d停用华法林并改为低分子肝素皮下注射，消融术前常规行TEE和（或）肺静脉与心房的CT或MRI扫描，术后当天晚上开始服用华法林并同时皮下注射低分子肝素。术后抗凝治疗的持续时间取决于患者房颤的发生情况及有无肺静脉狭窄，一般为3个月。② 严格手术操作，避免气栓。

四、左心房—食管瘘

经心内膜途径射频消融治疗房颤术后出现左心房—食管瘘，其发生率可达0.03%～1%，病死率约50%，是射频消融治疗房颤的严重并发症。形成心房食管瘘的原因可能为射频能量对食管的热损伤，也可能是射频能量破坏了支配食管的小动脉引起食管局部缺血坏死。因此，房颤射频消融术患者围手术期的食管保护尤为重要。食管位于后纵隔，在左右肺静脉之间与左心房后壁接触，左心房与食管在长轴方向有大于5 cm的直接接触长度，在短轴方向有10～15 mm的直接接触长度。此处心房壁厚度2～4 mm，食管壁厚度2～3 mm。在射频消融时，消融损伤的深度、范围和容积与能量密切相关。

预防措施：① 控制射频能量及温度，Pappone推荐，在左心房后壁放电消融时，温度应低于55℃，射频能量应低于50 W，并且连接双侧肺静脉消融环的左心房消融线应移至左心房顶壁；② CT扫描、食管吞钡、三维标测明确食管位置；③ ICE监测微泡形成；④ 持续监测食管温度；⑤ 可考虑冷冻消融；⑥ 心房—食管瘘可发生在术后2～20 d，术后饮食护理更为重要。术后3 d给予流食，3 d后可改为半流食、软食及易消化食物，避免刺激性食物。出院后也应规律饮食，口服质子泵抑制剂4周；⑦ 目前采用三维超声导管的CARTO Sound技术可实时观察术中食管与左心房解剖结构，并通过在CARTO 3系统显示食管与心房解剖关系，在消融过程中成功避开左心房与食管交界处，避免心房—食管瘘发生。

第六节　治疗效果及评价

一、RFCA术的疗效和评价

射频导管消融治疗房颤已有20余年历史,方法比较成熟,积累经验也比较多。在三维标测技术指引下不仅可以进行PVI,还可以针对房颤的维持基质进行改良,同时可以进行各种线性消融及对房速的机制标测和消融。同时三维模型的建立也减少了X线的曝光量。射频导管消融术由于显著的转复房颤和维持窦性心律的疗效,成为阵发性房颤患者一线的治疗方法。

2006年,Oral和Pappone共同完成长程持续性房颤药物对比导管消融治疗的随机对照临床试验。该研究采用环肺静脉消融+二尖瓣环峡部消融+左心房顶部或后壁线消融的方法,其中大部分患者同时进行三尖瓣环峡部消融。结果发现,消融组74%患者在随访期内维持窦性心律,而药物组只有4%。同年的一项研究表明,持续时间>1年的长程持续性房颤患者采用PVI+二尖瓣环峡部线+左心房顶部线+三尖瓣环峡部线的手术成功率为76%。

2017年,《欧洲心脏病杂志》发表了一项房颤导管消融欧洲最大型注册研究的数据。结果显示,98.8%的患者试图行PVI,隔离成功率95%～97%,12月时消融成功率达到73.6%。45.5%的患者仍在服抗心律失常药物,超过一半患者的症状在消融之后完全消失。房颤的复发率仍是目前亟待解决的问题。目前比较公认的原因是房颤导管消融技术是点对点的消融,很难做到不留缝隙和真正的透壁性损伤,结果导致PVP的恢复,其发生率高达80%。这也是术后房颤复发和房速发生的常见机制。

二、射频导管消融与冷冻消融的比较

目前导管消融治疗房颤存在两大技术,即房颤导管消融术和冷冻球囊消融。冷冻球囊消融技术近年来欧美国家已得到广泛的应用,在国内也有广泛的推广,多家医院已开展此项技术。其特点是:① 操作简便且程序化,且学习曲线短;② 冷冻造成的组织损伤均匀一致,不易产生缝隙,疗效巩固房颤不易复发;③ 不易造成食管瘘或心包压塞的并发症。冷冻球囊消融技术的缺点主要是:① 采用的二维技术使得整个过程依赖X线,因而X线曝光量较大。② 由于肺静脉开口的形态以及方向变异度较大,使得隔离难度较大甚至会导致失败,常需要射频导管进行补点消融,最后,对部分患者合并复杂房速的标测和消融必须依赖三维标测和射频导管消融术。由于冷冻球囊消融存在上述缺陷,其适应证主要限于起源于肺静脉的阵发性房颤。对于房颤消融的“冰与火”之争——2016年美国心脏病学会(ACC)年会上公布的FIRE和ICE研究,是迄今为止对比冷冻球囊消融和导管射频消融的最大型多中心、前瞻性、随机对照研究。该研究共纳入来自欧洲8个国家726例阵发性房颤患者,随机分配至导管射频消融组(n=384)和冷冻球囊组(n=378)。研究主要重点为首次记录的临床失败事件（房颤复发、术后房扑或房速、抗心律失常药物治疗和二次消融），主要安全终点包括全因死亡、脑卒中或短暂性脑缺血发作、介入治疗所致的其他心律失常及手术相关的其他严重事件。平均随访期为1.5年，两组有效性终点事件达到非劣效性终点，冷冻球囊消融不劣于导管射频消融；安全性终点事件两组无显著差异。与导管射频相比，冷冻球囊消融缩短了手术时间和左心房内操作时间，但膈神经损伤概率增加了2.7倍，X线曝光时间也有所增加。冷冻球囊操作简单，易于推广，但对于肺静脉外的病灶和心房基质无法干预，对复发患者的处理也存在明显的局限性，一定程度上限制了其应用。另外，2017年《欧洲心脏病杂志》发表的欧洲房颤消融最大注册研究 ESC-EHRA 房颤消融长期注册研究表明，导管射频消融目前仍占据主流，冷冻球囊消融的比例变化不大，从2012年的13%上升至2015年的16%。其他方法，如激光消融、高强度聚焦超声消融使用非常少。

如何将两种技术完美杂交，国外已有报道。国内技术较为成熟的方法为：在标准的冷冻球囊消融的手术步骤基础上常规采用 Ensite Vilocity 指引下建立左心房电解剖模型，建模是以冠状窦电极作为参考电极，以球囊的环肺电极（Achive 电极）作为建模导管，在分别进行4个肺静脉电隔离的过程中，当移动环肺电极时系统会自动建模，4个PVI完毕则左心房的模型基本建立，此时可以用环肺电极对部分没有到位的部分进行补充建模，直至完整的模型生成。然后可以在三维模型的指导下重新对4个肺静脉进行双向阻滞的检验。对于阵发性房颤，开始诱发试验，如果能够诱发房颤，则继续寻找新的触发灶进行消融。如果能够诱发房速，则在三维指导下进行标测和消融。对于持续性房颤，冷冻球囊消融达到肺静脉完全隔离后，开始行左心房顶部线、二尖瓣峡部线以及三尖瓣峡部线消融。直至所有3条消融线完成再实施电转复，如果在上述消融过程中转为房速，则在三维标测指导下进行标测和消融，直至转复为窦性心律。有限的经验证明，将两种技术杂交，PVI的时间可以明显缩短，而且隔离成功率100%，术后检验肺静脉前庭双向传导阻滞成功率接近100%，术中直接转复为窦性心律的机会较高，但手术时间较单独射频导管消融或冷冻球囊消融略长，至于远期效果尚需要更长时间的随访。

（李　莉）

参 考 文 献

1. Haïssaguerre M, Jaïs P, Shah DC, et a1. Spontaneous initiation of atrial fibrillation by ectopic beats originating in the pulmonary veins[J]. N Engl J Med, 1998, 339(10): 659-666.

2. Bhargava M, Di Biase L, Mohanty P, et al. Impact of type of atrial fibrillation and repeat catheter ablation on long-term freedom from atrial fibrillation: results from a multicenter study[J]. Heart Rhythm, 2009, 6(10): 1403-1412.

3. Wokhlu A, Hodge DO, Monahan KH, et al. Long-term outcome of atrial fibrillation ablation: impact and predictors of very late recurrence[J]. J Cardiovasc Electrophysiol, 2010, 21(10): 1071-1078.

4. Sorgente A, Tung P, Wylie J, et al. Six year follow-up after catheter ablation of atrial fibrillation: a palliation more than a true cure[J]. Am J Cardiol, 2012, 109(8): 1179-1186.

5. Miyazaki S, Taniguchi H, Kusa S, et al. Five-year follow-up outcome after catheter ablation of persistent atrial

fibrillation using a sequential biatrial linear defragmentation approach: What does atrial fibrillation termination during the procedure imply?［J］Heart Rhythm, 2017, 14(1): 34-40.

6. Kirchhof P, Benussi S, Kutecha D, et al. 2016 ESC Guidelines for the management of atrial fibrillation developed in collaboration with EACTS［J］. Europace, 2016, 18(11): 1609-1678.

7. 黄从新, 张澍, 黄德嘉, 等. 心房颤动: 目前的认识和治疗建议——2015［J］. 中国心脏起搏与心电生理杂志, 2015, 29(5): 377.

8. Oral H. Pappone C. Chugh A. et a1. Circumferential pulmonary-vein ablation for chronic atrial fibrillation［J］. N Engl J Med, 2006, 354(9): 934-941.

9. Ouyang F, Bansch D, Ernst S, et a1. Complete isolation ofleft atrium surrounding the pulmonary veins: new insightsfrom the double—Lasso technique in paroxysmal atrial fibrillation［J］. Circulation, 2004, 110(15): 2090-2096.

10. 董建增. 心房颤动的主要射频消融术式比较［J］. 中国心血管杂志, 2009, 14(1): 13-14.

11. Natale A, Raviele A, Arentz T, et a1. Venice Chart international consensus document on atrial fibrillation ablation ［J］. J Cardiovasc Electrophysiol, 2007, 18(5): 560-580.

12. 苏晞, 李振, 韩宏伟, 等. 阵发性心房颤动的射频导管消融大静脉电隔离治疗［J］. 中华心律失常学杂志, 2005, 9(4): 283-286.

13. Fuster V, Ryden LE, Cannom DS, et a1. ACC/AHA, ESC 2006 guidelines for the management of patients with atrial fibrillation［J］. Circulation, 2006, 114: 257.

14. 方丕华, 任振芳, 麻付胜, 等. CARTO merge技术指导永久性心房颤动射频消融［J］. 中国医学科学院学报, 2007, 29(4): 571-574.

15. January CT, Wann LS, Alpert JS, et a1. 2014 AHA/ACC/HRS guideline for the management of patients with atrial fibrillation: executive summary: a report of the American College of Cardiology/American Heart Association Task Force on practice guidelines and the Heart Rhythm Society［J］. Circulation, 2014, 130(23): 2071-2104.

16. 彭新, 何泉. 心房颤动导管射频消融术后抗凝治疗研究进展［J］. 现代医药卫生, 2016, 32(13): 2015-2017.

17. 潘欣, 王承, 张佑俊, 等. 支架术治疗心房颤动射频消融术后严重肺静脉狭窄的效果［J］. 中华心血管病杂志, 2014, 42(10): 827.

第六章

心房颤动外科治疗的进展

第一节 历 史 概 况

心房颤动（房颤）是最常见的心律失常，房颤具有较高的发病率和病死率，全球房颤人口约为3 300万，中国年龄≥60岁人口中房颤患者为390万，预计到2050年将达到900万。中国最新的一项房颤流行病学显示，从2001年至2012年，年龄≥20岁居民房颤患病率大幅上涨，由2001年的0.01%升至0.2%，10年间升高了20倍。研究还发现，房颤相关卒中10年间升高了13倍，由2001年的0.01%增加至2011年的1.3%；研究估算中国人的终生房颤风险，预计每5个人中就有1人发生房颤。随着年龄的增长，房颤总发病率为0.05/100人年，年龄＞75岁老年人群中的房颤发病率为0.14/100人年，是年龄＞50岁人群（0.07/100人年）的2倍。

1968年，美国医师Will Sealy首次通过外科切割方法治愈1例预激综合征［W-P-W综合征（Wolff-Parkinson-White syndrome）］患者，建立了现代心律失常外科治疗的理论基础：即心脏电活动不能通过损伤形成瘢痕传导，该理论是目前心律失常外科治疗的基石。外科手术、射频、冷冻等均可以对组织造成永久性损伤，这也是房颤外科逐渐发展，并使用新能量逐步替代手术"切与缝"的理论基础。

房颤患者症状明显，对心脏本身及机体的影响巨大，同时带来较高的栓塞风险，但药物治疗却疗效欠佳，并且早先的房颤治疗药物具有较大的不良反应。因此，自20世纪80年代开始，相继有学者设计出房颤外科治疗方法，但这些方法对房扑及房颤的疗效也欠佳，故房颤对机体的影响并未有效消除，因而并未获得广泛推广。下面，简要介绍这几种手术。

一、左心房隔离术

1980年，Williams JM等提出了左心房隔离术（left atrial isolation）治疗房颤。手术基本方式是在左心房上做一条与房间隔平行的手术切口，将左心房与心脏其他部分隔离，从而使房颤限制在左心房内，隔绝房颤冲动向其余心腔内的传导，其他部分恢复窦性心律。此种术式术后疗效明显，但手术损害了左心房正常的收缩功能,并且由于左心房仍为房颤状态,并未降低体循环栓塞的风险。

二、希氏束切断术

20世纪70年代初,希氏束切断术开始用于内科导管技术,并应用于房室折返性心动过速,外科常与其他心脏手术联合应用,如二尖瓣置换等。但希氏束切断必然导致完全性房室传导阻滞,故此种术后需要安装永久起搏器;其次,该术式并不能有效控制房颤,只能在房颤发生时控制心室率,而心房部位仍可能是房颤状态,损失了心房的收缩功能,亦未降低血栓栓塞风险。

三、心房走廊术(Guiraudon corridor operation)

1985年,Guiraudon等首次开展了走廊手术。其设计思想是在窦房结与房室结之间隔离出类似于走廊的心肌组织通道,保证窦性节律从走廊传导至其余心腔,房颤不能影响走廊通道,窦性心律得到恢复,但心房仍处于房颤状态。心房走廊术对心房的收缩功能损伤较大,血栓栓塞的风险并未消除,更大的弊端是失去了房室的同步性。其获益并不优于希氏束切断术,因此,走廊手术只是暂时缓解患者症状,并不能从根本上彻底消除房颤(见图6-1-1)。

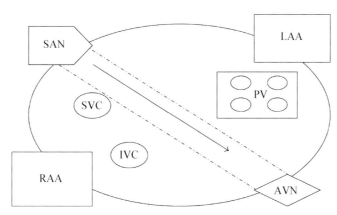

图6-1-1　心房走廊术示意图

图中 SAN 表示窦房结;SVC 表示上腔静脉;IVC 表示下腔静脉;PV 表示肺静脉;LAA 表示左心耳;RAA 表示右心耳;AVN 表示房室结

四、心房切断术(atrial transection)

上述3种手术尽管在治疗房颤中获得了一定的成功,但却均未能缓解房颤的三大影响:快而紊乱的心室率、血流动力学损失、体循环栓塞。后来有学者在动物实验中使用过两种外科手术方法:环肺静脉切开;环肺静脉切开并将切口从侧面延伸到二尖瓣环、从中部延伸到房间隔,但这两种方法均未能消除房颤。

后来出现第3种方法除了环肺静脉切口和左心房切口外,在肺静脉和房间隔中部、SVC后横跨卵圆窝前缘至Todaro腱再做一切口。尽管术后动物消除了房颤心律,但转为房扑。

考虑到房扑可能来源于右心房,故将左心房中部切口通过SVC和卵圆窝下后缘延伸到右心房游离壁和三尖瓣环(即三尖瓣峡部),这一技术使得实验动物均恢复了窦性心律。

基于此结果,第1例人体心房切断术在1986年问世,患者在维持了5个月窦性心律后房颤再次复发。尽管如此,但手术的成功却有力地证明,外科手术处理左心房可以有效地治疗房颤。因此,深入地了解房颤的电生理特征变得更为必要。

第二节　迷宫手术的发展

迷宫手术(maze procedure)的建立始于对健康和病理状态下心房解剖和电生理的认识深入。在外科治疗W-P-W综合征术中,经标测,Cox提出了房颤和房扑发生的"折返理论"。并提出,所有房扑和房颤在电生理中有3个特征:① 大折返;② 大折返外的房内传导;③ 房室传导。

一、标准的迷宫手术

1. Cox迷宫Ⅰ、Ⅱ型手术

1987年,Cox等基于多发折返学说开创性地设计出迷宫手术,并成功地应用于临床,这是房颤外科治疗领域的巨大进展。迷宫手术的目的是消除房颤,保留窦性冲动和心房同步传导,恢复房室活动的协调性,保留心房收缩舒张功能,消除血栓栓塞风险。因折返主要在心房的解剖开口部位,破坏这些部位的完整性便能终止折返。这种以窦房结为入口,房室结为出口,同时手术切口之间的距离小于大折返环的臂长,其间激动传导可通过每一处心房肌,却不能在切口之间的空隙区域形成折返,恰如曲折蜿蜒的迷宫,故称迷宫手术。其手术方式是隔离双侧肺静脉,切除双侧心耳,以及手术切开和缝合上下腔静脉、冠状静脉窦等多个部位心房肌(见图6-2-1)。

Cox迷宫Ⅰ型手术对房颤的治疗效果优良,但出现两个主要问题:

(1)部分患者在术后晚期,运动负荷增加时,窦性心律不能随之增加。进一步的电生理研究发现,Cox迷宫Ⅰ型手术的部分切口损伤了窦房结的窦性心动过速区。

(2)术后出现一定比例的左心房功能障碍。电生理研究进一步发现,该问题出现的原因是Cox迷宫Ⅰ型手术损伤了窦房结至左心房的传导通路——Bachmann束。

进而Cox对迷宫Ⅰ型手术进行改良,形成了Cox迷宫Ⅱ型手术。Cox迷宫Ⅱ型手术修正了Ⅰ型手术部分切口,使切口靠后并去除了通过窦性心动过速区域的切口,增加了右心耳切口到三尖瓣前瓣环切口。但Cox迷宫Ⅱ型手术并不能解决Ⅰ型手术的弊端,并且需要在术中离断SVC以获得良好的左心房暴露(见图6-2-2)。

2. Cox迷宫Ⅲ型手术

自1992年开始,Cox迷宫Ⅲ型手术在Ⅰ型和Ⅱ型手术基础上,做了两点改进:① 摒弃

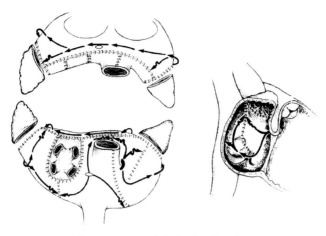

图 6-2-1 Cox 迷宫 I 型手术示意图

注：从心房的后面观，左心耳、右心耳切除，肺静脉完全环形切断，这样术后左心房不参与任何电机械活动。注意：SVC 与右心房连接处前面一个段切口，该切口直接通过窦性心动过速区域；另须注意：切除右心耳底部到左心耳底部有一条横切口，该切口阻断了从右心房到左心房的窦性冲动

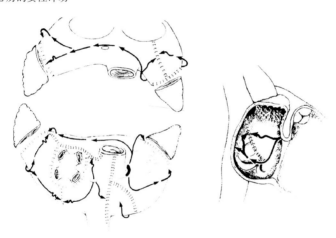

图 6-2-2 Cox 迷宫 II 型手术示意图

注：心房底部切口更向后，直接与 SVC 的左侧相连，省去窦性心动过速区域的切口。为防止围绕右心房底部出现折返，在切除右心耳底部的前面向三尖瓣前瓣增加了一条切口

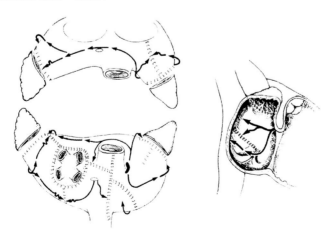

图 6-2-3 Cox 迷宫 III 型手术示意图

注：心房顶部的切口完全移到上肺静脉后方，该术式比 I 型和 II 型更为简单易行；另外，因为顶部切口很靠后，可以组织即使很少的由窦房结向左心房的冲动

迷宫 I 型手术的右心房顶部切口,避免窦房结及其动脉和右心房窦性冲动发生区的损伤; ② 环绕4个肺静脉开口做一环形切口,尽可能缩小迷宫 I 型和 II 型手术的隔离区的范围,从而保持左心房的传导功能(**见图6-2-3**)。

Cox迷宫 III 型操作不但比 I 型和 II 型手术更简便,而且显著提高了术后窦性心律的患者比例,显著降低术后起搏器置入比例和房颤复发比例,并显著降低了发生脑卒中的风险,使其和窦性心律者处于同一水平。

Cox迷宫 III 型手术优点是其成功率高,原因如下: ① 透壁性:切开及缝合保证了透壁性的瘢痕,确保了对造成房颤折返通路的阻断; ② 精确性:切开方法造成很多小的组织区域,可以接受电冲动(保证了心房收缩功能)。但迷宫 III 型手术又有明显的缺点,使得其未被广泛应用,原因如下: ① 不安全:复杂的切开和缝合意味着较长的手术时间、体外循环时间以及更多的并发症,如出血、切断周围组织损伤等; ② 需要很高的操作技巧。

3. 迷宫 IV 型手术

Cox迷宫 III 型手术的问世,标志着房颤的外科治疗进入了较成熟的阶段,但迷宫 III 型手术也有自身难以克服的缺点,就是手术过程中对心房组织的广泛、多重的切割和缝合,导致手术操作复杂,耗时较长及失血较多,增加了围术期并发症。因而,在迷宫 III 型手术的基础上,很多学者提出了多种改进方法。这些改进方法包括以多种能量产生线性透壁损伤替代传统 III 型迷宫手术对心房的"切与缝"技术。这些改良的迷宫手术中采用的能源有射频、冷冻、微波、激光等,其中术中射频消融技术运用最广。1999年诞生了第1例非"切和缝"方法做的迷宫手术,次年便诞生了迷宫 IV 型手术:即将双侧肺静脉分别隔离并连接,以取代原来单纯的"Box"方法隔离肺静脉;并以新型能量替代"切与缝"技术完成迷宫 III 型手术所有线路。

迷宫 IV 型手术的问世极大地简化了迷宫手术的步骤,在获得接近迷宫 III 型手术效果的同时缩短了手术时间,降低了术后并发症,使得迷宫手术得到广泛推广。尤其是其简便的操作使得微创手术治疗房颤成为可能(**见图6-2-4**)。

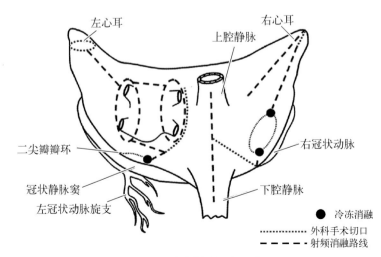

图6-2-4 迷宫IV型手术示意图

二、其他类型的迷宫手术

1. 左侧迷宫手术

1995年，Harada和Sueda分别对慢性房颤合并单纯二尖瓣疾病患者行心外膜电生理标测，发现左心房可能是此类患者房颤的来源，并提出施行左侧迷宫手术，该手术方法为仅做迷宫Ⅲ型手术的左心房部分。有些医师加以简化，部分切口以冷冻替代，或仅做环绕4个肺静脉口的左心房隔离术。

在Haissaguerre等证实肺静脉在房颤发病中的作用后，以左心房为基础的迷宫手术渐受重视，左心房迷宫手术的核心仍然是环肺静脉线性隔离，PVI环与二尖瓣环之间的解剖峡部也常被线性隔离。Sueda等至1996年已报道单纯左心房术36例，房颤消除的成功率为78%，2例（6%）安置永久起搏器。术后左心房内径较手术前明显缩短，经食管多普勒超声心动图检查显示左、右心房有收缩功能者分别为71%和94%。2001年报告32例左侧迷宫和二尖瓣手术，术后3年房颤消失率为74%，右心房功能恢复为100%，左心房功能恢复为60%。

左侧迷宫手术是在心外膜电生理标测指导下进行的迷宫手术，开创了应用心外膜电生理标测指导下进行迷宫手术的先河，为发展各种消融术奠定了实践基础。

2. 右侧迷宫手术

Akar等的研究发现，先天性心脏病患者，如成人继发孔型房间隔缺损（atrial septal defect，ASD）和Ebstein畸形等发生房性折返性心律失常的机制主要是由于峡部依赖性房扑和房性折返性心动过速，两者常常并存，且房性折返性心动过速折返径路大多累及右心房的侧壁。此外，先天性心内畸形并发房性快速心律失常，其原因除与原发病变有关外，患者年龄较大、病程较长，引起右心房明显增大，可能是房颤等房性心律失常发生的主要病理基础。对于此类房颤患者，有作者提议在心内畸形矫治的同时行右侧迷宫手术，即迷宫Ⅲ型手术的右侧部分。相对于迷宫Ⅲ型手术而言，右侧迷宫手术具有切口相对少、手术操作较为简便等优点，而且无须分离和切开左心房后壁，手术时间相对较短，并减少大出血的风险。

Stulak等报道了迄今为止行右侧迷宫手术的最大的一组病例，99例房颤患者均有先天性心内畸形（Ebstein畸形、三尖瓣反流、单心室、ASD、法洛四联症等），术后长期存活并随访的83例患者中，有82例达纽约心脏协会（NYHA）心功能Ⅰ级或Ⅱ级，其中77例房颤治愈。作者认为对于此类患者，心内畸形修复时合并采用右侧迷宫手术，是一种能提高治疗房颤疗效的手术方式。

3. 放射状切口迷宫手术

1999年，Nitta根据左心房激动顺序和冠状动脉分部而设计出放射状切口迷宫，希望达到较迷宫Ⅲ型手术更加符合生理性心房激动顺序并维护左心房功能。基本设想是手术切口以窦房结为中心向房室环方向放射状延伸。切口尽量可能与心房的激动顺序和冠状动脉血管的分布方向平行（**见图6-2-5**），使心房的激动及收缩功能尽可能接近生理状态。

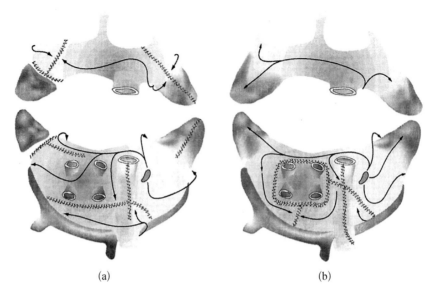

图6-2-5　其他类型迷宫手术
（a）放射状迷宫手术；（b）保留双侧心耳的迷宫手术

Nitta报告术后窦性心律恢复率为90%，与迷宫手术结果相当。术式相对简单，心房收缩功能可以较好保留。该术式未隔离肺静脉，但同样治愈了房颤，说明对于房颤的维持，肺静脉及其周围的左心房后壁可能只是其中的机制之一。放射手术使左心房侧壁、左心耳下部均比迷宫手术提前激动，因此，在迷宫手术中，左心房的总激动时间比迷宫手术明显缩短。

4. 保留双侧心耳的迷宫手术

心耳为心房利钠肽的主要分泌部位，同时心耳是保证正常心房机械功能的重要结构，而迷宫手术均需要切除心耳，使术后早期常发生水钠潴留，从而导致心功能恢复缓慢。保留双侧心耳的迷宫手术即是为了避免水钠潴留和心房收缩功能障碍而设计。Sie的结果表明术后窦性心律恢复率与经典迷宫术式相当。保留双侧心耳的迷宫手术可减少术后并发症，并证实心耳不是参与房颤发生和维持的重要结构（见图6-2-5）。

三、改良迷宫手术

在前文提到的迷宫Ⅳ型手术便是改良迷宫手术的结果。改良迷宫手术摒弃物理切开办法，选择其他能源消融来模拟迷宫切口，这样不仅明显缩短了手术时间，而且降低了切开、缝合的危险。这些技术主要可以分为低温技术和高温技术两大类。目前应用于改良迷宫手术的消融能源，包括冷冻、射频、微波、激光和共聚焦超声。除了冷冻之外，其他能源都是通过局部温度升高实现的组织损伤。各种能源作用机制不同，其实际应用时的优缺点也有所不同。

1. 射频消融术

射频消融是应用分子振动产生热能，探头接触心房壁组织加热后发生局部心肌凝固，细胞和胶原纤维破坏，产生不可逆损伤，伴发瘢痕形成及纤维化过程。射频消融穿透力较弱，产生组织损伤的实际深度只有1 mm，邻近部位靠热传导产生组织损伤，接触心房部位不能保证均能透壁,同时对周围组织有一定的辐射损伤,而消融时间过长、能量过大,有穿孔的危险,消融部位可形成炭化或焦痂。主要有单极、双极和冲洗式射频消融方式,双极射频消融明显优于其他两种。

单极射频消融在与其接触的组织表面通过高强度电流产生热量,并沿电极表面传导,可通过预设目标温度调节并维持温度恒定。但由于房颤患者心房组织特性个体差异很大,因此有效的消融时间、温度、湿度可能均不同,单极射频消融难以产生有效的结果。

单极射频消融的部分不足可通过在电极表面冲洗生理盐水克服,在组织表面的冷却作用实际上可使能量深入到组织内部,从而达到深层消融的效果。生理盐水冲洗的同时可避免组织在电极表向形成焦痂。这种焦痂相当于一个隔热体,阻碍热量传导和形成有效损伤。使用冲洗式标准电极,能量沿单一电极散布,仍存在损伤邻近非心脏组织(如食管)的可能,通常可通过设置合理的消融参数避免。

双极消融能形成快速有效的组织损伤,并只在侧电极接触的部位产生消融,所需时间不到10 s,目前已得到广泛推荐。目前使用的双极产品具有不同的阻抗探头(如AtriCure双极射频消融笔、消融钳),能探测透壁损伤是否形成,但在实际使用时仍需要通过重复消融来获得有效的电生理损伤。由于两个电极必须完全对正,其操作灵活性受到限制,损伤可控程度也有限。此外,如果心外脂肪太厚也是一个限制因素。

针对瓣膜病合并房颤的患者,1999年Melo等首先尝试在外科进行瓣膜置换的同时,利用射频能量在心外膜消融,模仿外科的迷宫手术,消融的线路主要是隔离左、右肺静脉,左心房顶部及下肺静脉与二尖瓣环之间的峡部。2003年,Bruno等在40例需行开胸心脏手术的慢性房颤患者中,应用射频消融进行迷宫手术,平均随访(16.5 ± 2.5)个月,累计住院病死率为7.5%,随访存活率为92.8%,3例患者因术后心动过缓需植入永久性心脏起搏器,85%的患者出院时恢复窦性心律,随访中有88.5%的患者恢复窦性心律,经食管多普勒超声检查提示有76.5%的患者有双心房收缩,患者的纽约心脏协会(NYHA)心功能分级有明显改善。

射频能量应用较广泛,其损伤范围可在直视下判断,主要不足是心外膜消融时其穿透力有限;另外,在邻近二尖瓣环消融时,因为冠状窦与二尖瓣环之间的关系,较难实现二尖瓣环的完全阻滞。

2. 冷冻消融术

冷冻消融很早就开始应用于心脏外科手术中,同时也是Cox迷宫手术的重要组成部分,冷冻消融术应用液氮或二氧化碳气体经探头作用于心房肌,能造成边界清晰的非炎性组织透壁损伤,几乎不会引起血栓形成,安全系数较高,尤其是在消融有血管经过的组织时,不易导致血管狭窄。新的冷冻能源如氩气和氦气,能获得更低的温度。冷冻消融的优点为损伤局部有一完整的分界线,产生肌细胞均匀损伤,而胶原纤维不受影响,消融部位的组织框架保持完整,形成瘢痕后不会破裂;缺点是,有时冷冻损伤不能透过整个肌层,组织解冻后会造成复发,达到有效消融所需要的时间较长。

2002年,Dodriguez等报告40例在心房应用电极心外膜标测下进行左心房局部消融术+

二尖瓣手术或ASD修补术,其中11例标测到异位灶做局部冷冻,其余29例从二尖瓣环经左肺上下静脉和经右肺上下静脉到左心房顶部进行左心房后壁两条纵行路线冷冻,术后无死亡病例,31例(77.3%)恢复窦性心律,6例仍为房颤和3例植入心脏起搏器。

3. 微波消融术

微波消融术就是利用微波将电磁能转变为热能,造成局部高温,使心肌产生凝固性坏死,阻断折返,治愈房颤。微波同时可以从心内膜或者心外膜途径进行消融,但有效性较差,目前已基本退出市场。

4. 激光消融术

激光为高能的光波,被组织的水分子吸收,光能转化为热能,产生高热,使细胞凝固坏死、蛋白变性,达到使组织形成透壁性损伤的效果。激光消融术能够减少血栓形成、防止心房壁的过度损伤,有利于心房的收缩和心功能的维持,促进术后恢复。但术中激光能源获取困难,故主要用于科研。

5. 超声消融术

超声消融术基本原理是使超声波聚集区域达到瞬间高温,使心房组织产生消融线,打断折返,治疗房颤。其优势有两点:一是缩短手术时间,因不需要解剖心外膜脂肪组织,故可以在非体外循环、心脏跳动情况下进行,这是它的主要优点;二是安全性高,不易损伤冠状动脉。缺点是远期效果不明确,易发生食管损伤等并发症。

第三节　微创房颤消融手术

在过去的20余年,房颤的外科治疗进入了一个全新的发展阶段,主要体现在以下几个方面:① 心脏电生理研究的发展,研究者对房颤发生和维持机制有了深入的认识;② 各种消融能源和工具模拟了迷宫手术"切与缝"操作,但又不切断心脏组织,在减少手术创伤同时又获得了令人满意的疗效;③ 电视胸腔镜和微创技术在心脏手术的应用,突破了迷宫手术的局限,达到了治愈房颤的效果。

长期以来,心脏外科医生从两方面着手发展和完善房颤的外科治疗技术:① 尽量减少手术切口,降低手术创伤;② 避免体外循环,不切开心脏,经心外膜消融。最新研究主要是应用不同的设备能源,优化既有的消融线路,从而达到微创外科消融的目的。尤其是微创器械及腔镜的发展是房颤的外科治疗进入全新的发展阶段。

1998年,一项研究表明阵发性房颤的发生大多源于肺静脉,尤其是肺静脉前庭。阵发性房颤患者经过射频消融肺静脉前庭治疗后,经过8个月的随访,62%患者能维持窦性心律。因此,该研究推论:肺静脉是阵发性房颤患者重要的异位激动点,射频消融治疗对其有效。因此,基于PVI的外科治疗策略应运而生。

其实,外科医生很早就开始微创外科治疗房颤的研究。1999年9月,在迷宫手术诞生

12年后,有2例患者接受非体外循环下迷宫Ⅲ型手术,手术切口为右侧乳源下小切口。

2003年,Saltman报道首例全内镜途径经心外膜的房颤微波消融手术获得成功。次年,又报道了经胸腔镜双侧胸腔"Box"微波消融术,并切除左心耳。该结果表明微创外科治疗房颤是安全有效的,且手术时间和住院时间短,早期疗效良好。

之后,Pruitt等开始非体外循环微创房颤微波消融术,该组共纳入50例患者,但结果并不满意,远期窦性心律维持率低于50%。临床研究结果显示微波并不能有效达到肺静脉电隔离。之后,微波消融逐渐退出市场。

2005年,Wolf教授报道了胸腔镜下双极射频消融微创外科手术(Wolf Mini-maze),该手术被视为微创消融治疗房颤的代表性技术之一。Wolf Mini-maze采用肋间小切口,无须行体外循环,在心脏不停跳的状态下进行。主要操作为:经右侧胸壁径路消融隔离右肺静脉,电生理标测消融线,心外膜部分去迷走神经化;再经左侧胸壁径路消融隔离左肺静脉,切除左心耳。回顾性分析显示,阵发性房颤治愈率为92%,持续性房颤为85%。

2007年,Edgerton报道了有效的微创外科手术治疗房颤的一系列病例,其结合了PVI和定向的去自主神经化。该方法对阵发性房颤的有效率达到82.1%,持续性房颤的有效率达55.6%,结果表明PVI结合定向的去自主神经化是对阵发性房颤安全有效的治疗手段。

上海交通大学医学院附属新华医院心胸外科梅举教授依据经典Cox迷宫手术原理,创造性地设计出全胸腔镜左胸径路超微创手术治疗房颤的术式——梅氏微创房颤消融术,只需在单侧胸腔操作,便可以完成双侧PVI、左心房线性消融、左心耳切除、Marshall韧带离断、心外膜部分去神经化治疗等。目前已完成近1 000例该种手术患者,总体有效率到达了92%左右,无严重并发症,手术效果达到世界领先水平。

梅氏微创房颤消融术是一种新型、安全、高效的应对房颤的治疗方法,手术设计十分完美:手术有效地改变了导管消融治疗大心房效果不佳的现状,并且针对心脏特殊部位和结构(如左心耳部位、自主神经节丛)进行直观、有针对性的治疗,具有单次治愈率高、创伤小、消融线连续、透壁性好的优点;同时,手术可消融心外膜自主神经节和Marshall韧带、切除左心耳。该术式疗效确切,明显提高了消融效果,为孤立性房颤患者治疗开辟了一条全新途径。梅氏微创房颤消融术对于持续性房颤的成功率也达90%左右,是目前国际上成功率最高、创伤最小的技术。对于术后复发的患者,因为术中切除了左心耳,清除了左心房血栓的发源地,因此,术后不再需要继续服用抗凝药,减少了生活不便与药物并发症。

在过去的几十年,房颤的外科治疗方法得到不断地演进。早期的左心房隔离术、左心房走廊术、左心房切断术等均为迷宫手术的诞生奠定了基础。迷宫手术经过从Ⅰ型到Ⅳ型的演变过程,是其逐渐改良、完善的过程,并使其更加易于操作、创伤更低。如今,迷宫手术的"切和缝"已经被其他能量替代,如射频、激光、冷冻、高频超声等。此外,房颤微创外科治疗也得到长足的发展,并将更加完善。

(刘　浩)

参 考 文 献

1. Guo Y, Tian Y, Wang H, et al. Prevalence, incidence, and lifetime risk of atrial fibrillation in China: new insights into the global burden of atrial fibrillation[J]. Chest, 2015, 147(1): 109−119.

2. Badhwar V, Rankin JS, Damiano RJ Jr, et al. The Society of Thoracic Surgeons 2017 Clinical Practice Guidelines for the Surgical Treatment of Atrial Fibrillation[J]. Ann Thorac Surg, 2017, 103(3): 329−341.

3. Scheinman MM. The History of the Wolff-Parkinson-white syndrome[J]. Rambam Maimonides Med J, 2012, 3(3): e0019.

4. Cox JL, Ad N, Palazzo T, et al. Current status of the Maze procedure for the treatment of atrial fibrillation[J]. Semin Thorac Cardiovasc Surg, 2000, 12(1): 15−19.

5. Cox JL, Schuessler RB, Boineau JP. The development of the Maze procedure for the treatment of atrial fibrillation[J]. Semin Thorac Cardiovasc Surg, 2000, 12(1): 2−14.

6. Scheinman MM, Morady F, Hess DS, et al. Catheter-induced ablation of the atrioventricular junction to control refractory supraventricular arrhythmias[J]. JAMA, 1982, 248(7): 851−855.

7. Guiraudon G, Campbell C, Jones D, et al. Combined sinoatrial node atrioventricular node isolation: a surgical alternative to His bundle ablation in patients with atrial fibrillation[J]. Circulation, 1985, 72(suppl3): 220.

8. Cox JL, Schuessler RB, D'Agostino HJ Jr, et al. The surgical treatment of atrial fibrillation. Ⅲ. Development of a definitive surgical procedure[J]. J Thorac Cardiovasc Surg, 1991, 101(4): 569−583.

9. James L, Cox A. Brief overview of surgery for atrial fibrillation[J]. Ann Cardiothorac Surg, 2014, 3(1): 80−88.

10. Canavan TE, Schuessler RB, Boineau JP, et al. Computerized global electrophysiological mapping of the atrium in patients with Wolff-Parkinson-White syndrome[J]. Ann Thorac Surg, 1988, 46(2): 223−231.

11. Canavan TE, Schuessler RB, Cain ME, et al. Computerized global electrophysiological mapping of the atrium in a patient with multiple supraventricular tachyarrhythmias[J]. Ann Thorac Surg, 1988, 46(2): 232−235.

12. Cox JL, Canavan TE, Schuessler RB, et al. The surgical treatment of atrial fibrillation. Ⅱ. intraoperative electrophysiologic mapping and description of the electrophysiologic basis of atrial flutter and atrial fibrillation[J]. J Thorac Cardiovasc Surg, 1991, 101(3): 406−426.

13. Cox JL, Boineau JP, Schuessler RB, et al. Modification of the maze procedure for atrial flutter and atrial fibrillation. I. Rationale and surgical results[J]. J Thorac Cardiovasc Surg, 1995, 110(2): 473−484.

14. Abo-salem E, Munjal J, Kapur S. Pulmonary vein stenosis after minimally invasive stand-alone surgical ablation of atrial fibrillation[J]. J Card Surg, 2015, 30(7): 619−621.

15. Harada A, Sugimoto T, Asano T, et al. Intraoperative map-guided operation for chronic atrial fibrillation[J]. Ann Thorac Surg, 1998, 66(4): 1401−1403.

16. Sueda T, Shikata H, Orihashi K, et al. Efficacy of left atrial only procedure for the treatment of chronic atrial fibrillation associated with mitral valve disease[J]. Nihon Kyobu Geka Gakkai Zasshi, 1996, 44(6): 785−789.

17. Haissaguerre M, Jaïs P, Shah DC, et al. Spontaneous initiation of atrial fibrillation by ectopic beats originating in the pulmonary veins[J]. N Engl J Med, 1998, 339(10): 659−666.

18. Akar JG, Everett TH 4th, Kok LC, et al. Effect of electrical and structural remodeling on spatiotemporal organization in acute and persistentatrial fibrillation[J]. J Cardiovasc Electrophysiol, 2002, 13(10): 1027−1034.

19. Stulak JM, Dearani JA, Puga FJ, et al. Right-sided Maze procedure for atrial tachyarrhythmias in congenital heart disease[J]. Ann Thorac Surg, 2006, 81(5): 1780−1784.

20. Nitta T, Lee R, Watanabe H, et al. Radial approach: a new concept in surgical treatment for atrial fibrillation. Ⅱ. Electrophysiologic effects and atrial contribution to ventricular filling[J]. Ann Thorac Surg, 1999, 67(1): 36−50.

21. Sie HT, Beukema WP, Ramdat Misier AR, et al. The radiofrequency modified maze procedure. A less invasive surgical approach to atrial fibrillationduring open-heart surgery[J]. Eur J Cardiothorac Surg, 2001, 19(4): 443−447.

22. Melo J, Adragão P, Neves J, et al. Electrosurgical treatment of atrial fibrillation with a new intraoperative radiofrequency ablation catheter[J]. Thorac Cardiovasc Surg, 1999, 47(Suppl 3): 370−372.

23. Chiappini B, Martìn-Suàrez S, LoForte A, et al. Surgery for atrial fibrillation using radiofrequency catheter ablation

［ J ］. J Thorac Cardiovasc Surg, 2003, 126(6): 1788-1791.

24. Rodriguez LM, Geller JC, Tse HF, et al. Acute results of transvenouscryoablation of supraventricular tachycardia (atrial fibrillation, atrial flutter, Wolff-Parkinson-White syndrome, atrioventricular nodal reentry tachycardia)［ J ］. J Cardiovasc Electrophysiol, 2002, 13(11): 1082-1089.

25. Saltman AE, Rosenthal LS, Francalancia NA, et al. A completely endoscopic approach to microwave ablation for atrial fibrillation［ J ］. Heart Surg Forum, 2003, 6(3): E38-E41.

26. Salenger R, Lahey S, Saltman A. The completely endoscopic treatment of atrial fibrillation: report on the first 14 patients with early results［ J ］. Heart Surg Forum, 2004, 7(6): E555-E558.

27. Pruitt JC, Lazzara RR, Dworkin GH, et al. Totally endoscopic ablation of lone atrial fibrillation: initial clinical experience［ J ］. Ann Thorac Surg, 2006, 81(4): 1325-1330.

28. Pruitt JC, Lazzara RR, Ebra G. Minimally invasive surgical ablation of atrial fibrillation: the thoracoscopic box lesion approach［ J ］. J Interv Card Electrophysiol, 2007, 20(3): 83-87.

29. Wolf RK, Schneeberger EW, Osterday R, et al. Video-assisted bilateral pulmonary vein isolation and left atrial appendage exclusion for atrial fibrillation［ J ］. J Thorac Cardiovasc Surg, 2005, 130(3): 797-802.

30. Edgerton JR, Jackman WM, Mack MJ. Minimally invasive pulmonary vein isolation and partial autonomic denervation for surgical treatment of atrial fibrillation［ J ］. J Interv Card Electrophysiol, 2007, 20(3): 89 -93.

31. Mei J, Ma N, Ding F, et al. Complete thoracoscopic ablation of the left atrium via the left chest for treatment of lone atrial fibrillation［ J ］. J Thorac Cardiovasc Surg, 2014, 147(1): 242-246.

第七章

Cox迷宫Ⅲ型手术治疗心房颤动

第一节 概　　述

　　Cox深入研究动物模型和患者的两心房心外膜标测,发现慢性房颤有多个大折返波持续运转于心房肌肉内,但折返环的激动模式和定位变化多端,转瞬即逝,无法根据标测的结果指导手术。从而提出迷宫手术的切口之间的距离必须小于大折返环的波长,使其不能在切口之间的空隙区形成折返,这是防止房颤折返环形成的唯一有效方法。此外,手术还应保留窦性激动和心房同步传输功能,这样才能消除血栓栓塞的危险。自从1991年报道应用迷宫手术治疗房颤以来,手术从Ⅰ、Ⅱ型直至现在所称的Cox迷宫Ⅲ型手术,效果逐渐改进,成为治疗房颤的标准手术。

第二节　手　术　指　征

一、手术适应证

　　(1)持续性或阵发性房颤经内科治疗无效,包括经药物治疗控制心率而不能耐受心律失常症状者或不能耐受所需的药物治疗。

　　(2)慢性房颤或阵发性房颤患者有血栓栓塞的危险因素。

　　(3)房颤合并其他心脏病,如风湿性二尖瓣病变、冠状动脉狭窄心脏病、先天性心脏病ASD或Ebstein心脏畸形等需要同期施行瓣膜置换、冠状动脉旁路移植手术或心内修复手术者。

　　对于慢性房颤合并二尖瓣病变者施行迷宫手术的主要目的是提高患者的生活质量和劳动强度,所以手术适应证应从严掌握:① 房颤史≥3个月;② 有严重症状,药物治疗无效;③ 有血栓栓塞史;④ 左心房容量<300 ml;⑤ 左心室功能正常或接近正常。

　　《ESC 2011年》对于外科消融房颤的建议是:① 将行心脏外科手术的有房颤症状者,应考虑外科手术消融房颤（Ⅱa，A）；② 将行外科手术无房颤症状者，若手术简单且风险不大，可同时行房颤外科消融（Ⅱb，C）；③ 微创外科消融术简单易行，可用于导管消融失败的有房颤症状者（Ⅱb，C）。

二、手术禁忌证

（1）有明显左心室功能不全者，并非心律失常本身引起的。

（2）左心房严重扩大（＞87 mm）和房颤时间超长（＞30年），即使手术也不能转复为窦性心律。

（3）合并严重肥厚性心肌病者，因两种手术同时进行，危险性极大。

第三节　术　前　准　备

除按一般体外循环心脏直视手术常规准备外，还需注意以下几点：① 超声心动图检查明确有无先天性心脏畸形或后天性心脏瓣膜病，测定左心房大小，有无心房血栓，特别是左心室功能指标处于良好状态者。有冠状动脉狭窄心脏病者，术前应做选择性冠状动脉造影和左心室造影；② 加强内科治疗，术前应用洋地黄和利尿药及能量合剂，改善全身状态和心脏功能；③ 进行房颤发生机制的研究工作者，术前准备术中两心房心外膜标测仪器及探测电极网络。

第四节　手　术　操　作

一、体外循环转流和心肌保护方法

手术中采用中度低温体外循环。心肌保护方法在 Cox 迷宫Ⅲ型手术和（或）同时施行先天性或后天性心脏手术中非常重要，在阻断主动脉后，经升主动脉灌注冷血心脏停搏液，每20分钟1次，每次冷血心脏停搏液10～15 ml/kg，同时在心脏四周加放冰水，使心肌温度降至6℃～10℃。在迷宫Ⅲ型手术左心房切口完全缝合后，排尽心腔内气体，开放主动脉。

二、操作步骤

胸部正中切口，纵行锯开胸骨，游离胸腺，切开心包悬吊。在主动脉与肺动脉之间切开主动脉心外膜游离主动脉并套一带。将主动脉套带向左侧牵引后，剪开SVC与右肺动脉间心包反折，同样切开SVC外侧与右肺动脉间心包反折，分离SVC近端2～3 cm，并套一带。

分离下腔静脉四周的心包反折和纵隔组织直至右心房下部并套一带。将主动脉和SVC套带分别向两侧牵引,剪开右肺动脉与左心房后壁间心包反折,游离左心房顶部。在两侧肺静脉间分开斜窦心包反折。以上分离有利于左心房的显露、切开和缝合。全身肝素化后,靠近无名动脉插入主动脉灌注管,在右心房上2~3 cm处应用带直角导管插至SVC,在靠近下腔静脉右心房下部前面插入带直角的下腔静脉管,以及经右肺上静脉插入左心减压管。切开房间沟全长,并向内侧分离1 cm。先在心脏搏动下行右心房切口,心脏停搏后做房间隔和左心房切口(**见图7-4-1**)。

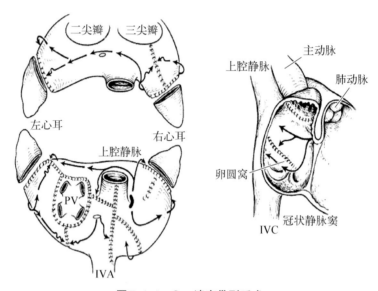

图7-4-1 Cox迷宫Ⅲ型手术

1. 右心房切口

在右心房共做5处切口和靠近三尖瓣环做2处冷冻。① 在离心耳根部远端2 cm处切除右心耳(**见图7-4-2**),并吸出右心房内血液;② 从右心耳切口向右心房外侧壁做一斜切口,长3~4 cm;③ 牵开此切口,显露终嵴,用长弯钳在终嵴后1 cm将右心房壁顶向外侧,在此处外侧做2 cm纵切口,从此切口平行终嵴分别向上、下延伸直至上腔和下腔静脉近端(**见图7-4-3**)。在上、下腔静脉完全游离的条件下,做此纵切口比较容易,而且能够保护窦房结及其动脉;④ 在下腔静脉插管上方3~4 cm处垂直右心房纵切口做一横切口直至右侧房室间沟外侧,缝合右心房下部的纵切口,防止牵引时切口撕裂和切口延伸到腹部下腔静脉[**见图7-4-4(a)**]。牵引右心房横切口,显示右心房横切口至三尖瓣环还有2~3 cm距离[**见图7-4-4(b)**]吸引冠状静脉窦口的血液,从切口内侧切开心内膜和肌肉直至三尖瓣环,此时必须确认此切口无心肌纤维,一直切割和分离到脂肪垫,并防止右冠状血管的损伤[**见图7-4-4(c)**]。在邻近三尖瓣环处冷冻(-60℃,2 min)[**见图7-4-4(d)**]。应用温盐水冲洗后,应用5-0 聚丙烯线从三尖瓣环处内侧缝合至邻近房室间沟的右心房横切口的心内膜[**见图7-4-4(e)**];⑤ 在右心耳切口的斜切口的起始部的对侧做右心房前切口直至右侧房室间沟外侧[**见图7-4-5(a)**]。牵开右心房纵切口,可见

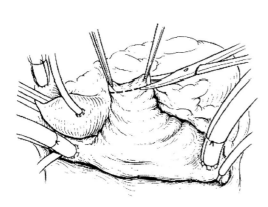

图7-4-2 切除右心耳

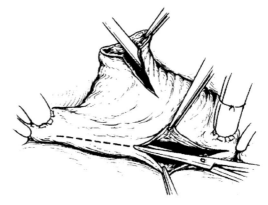

图7-4-3 从右心耳切口向右心房侧壁做斜切口，在终嵴后1 cm做右心房纵切口，并延伸至上、下腔静脉近端

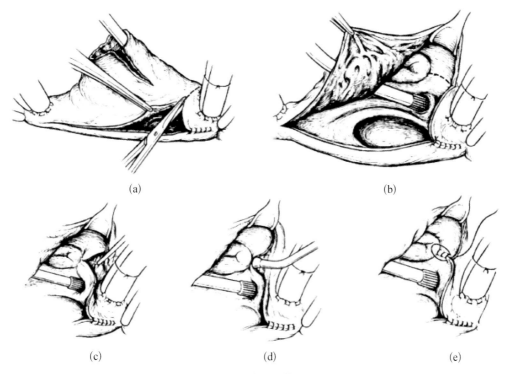

(a)　　　　　　　　　　　　(b)

(c)　　　　　　(d)　　　　　　(e)

图7-4-4 右心房横切口

（a）在下腔静脉插管上方3～4 cm垂直纵切口做右心房横切口至右侧房室间沟，缝合右心房纵切口的下端；（b）牵引右心房纵切口，显示右心房横切口到三尖瓣环还有2～3 cm的距离，并用吸引器在右冠状静脉窦口吸引；（c）从心房内侧切开心内膜和心房肌肉直到三尖瓣环，并显示房室间沟内脂肪垫；（d）吸引冠状静脉窦口的血液，在邻近三尖瓣环横切口处冷冻（－60℃，2 min）；（e）从三尖瓣环处内侧缝合至邻近房室间沟的右心房横切口的心内膜

右心房前切口距离三尖瓣环约有3 cm［**见图7-4-5（b）**］。从心房内侧切开心内膜，切除心房所有肌肉露出脂肪垫直至三尖瓣环，也要注意勿伤及右冠状动脉。在邻近三尖瓣环的右心房前切口处冷冻（－60℃，2 min）［**见图7-4-5（c）**］，温盐水冲洗后用5-0聚丙烯线从心房内侧而后外侧缝合此前切口［**见图7-4-5（d）**］。此时可见到右心房前切口缝合完毕（**见图7-4-6**）。

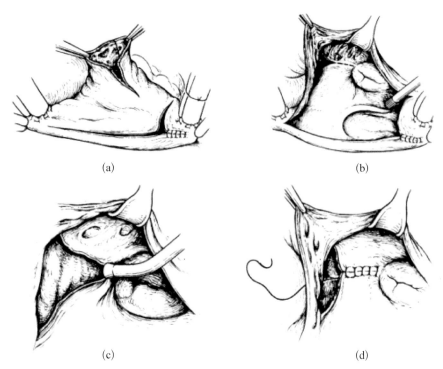

(a)   (b)

(c)   (d)

图 7-4-5　右心房前切口

（a）在右心耳口的右心房斜切口对侧做右心房前切口，直至房室间沟的外侧；（b）牵引右心房纵切口，显示前切口与三尖瓣环约 3 cm 的距离；（c）从心房内侧切开心内膜，细心剥离和切开到三尖瓣环所有心房肌肉，邻近三尖瓣环的右心房前切口冷冻；（d）从心房内侧而后外侧缝合右心房前切口

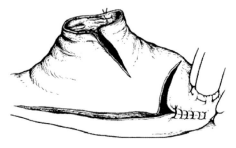

图 7-4-6　右心房前切口缝合完毕

2. 房间隔切口和左心房切口

在房间隔有一向下的斜切口，左心房有 4 处切口和 2 处冷冻。① 经房间沟做左心房纵切口；② 牵引右心房纵切口可见卵圆窝和房间隔，从房间隔左心房切口上方斜行剪开卵圆窝直至 Todaro 韧带上缘［见图 7-4-7（a）］，同时剪开邻近的左和右心房残端；③ 牵开房间隔，可显露左肺静脉开口、二尖瓣及其瓣环。从房间沟左心房纵切口上、下端分别环绕左右肺静脉 4 个开口边缘切开左心房后壁呈圆形切口，在左肺上、下肺静脉开口边缘连接处不切断，留有 1 cm 心房组织［见图 7-4-7（b）］，防止缝合时切口错位，有利于此切口边缘对位缝合；④ 将内翻的左心耳从根部切除［见图 7-4-8（a）］。在左心耳切口与环绕两侧肺静脉开口的圆形切口和在左肺上、下肺静脉开口边缘连接处冷冻（-60℃，2 min）［见图 7-4-8（b）］。应用 4-0 聚丙烯线缝合左心耳根部切口［见图 7-4-8（c）］；⑤ 在两肺下静脉开口之间的切口垂直至二尖瓣后瓣环做左心房左下纵切口，切开心内膜，分离出冠状静脉窦［见图 7-4-9（a）］，分离和切断心房肌肉，勿伤及冠状静脉窦和左回旋支冠状动脉。前者撕裂可以修复，后者切断则产生心肌梗死。应用 3 mm 冷冻探头进行二尖瓣邻近组织冷冻（-60℃，3 min），注意冷冻要穿透冠状静脉，防止其四周遗留少许心肌纤维导致房颤复发。在冷冻处放一金属夹，如术后房颤复发，可做此处

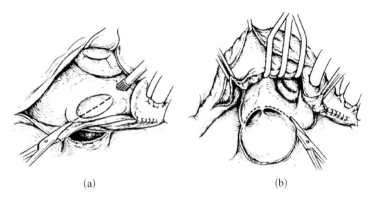

(a)　　　　　　　　　　　　　　　(b)

图7-4-7　左心房标准切口,房间隔切口和环绕肺静脉4个开口的圆形切口

(a) 在房间沟处做左心房纵切口,从房间隔右上缘向下斜行剪开卵圆窝到 Todaro 韧带上缘,吸引器头放在冠状静脉窦开口;

(b) 从左心房纵切口上下端,环绕两侧肺静脉4个开口做一圆形切口,但在左肺上、下静脉开口边缘连接处不切断

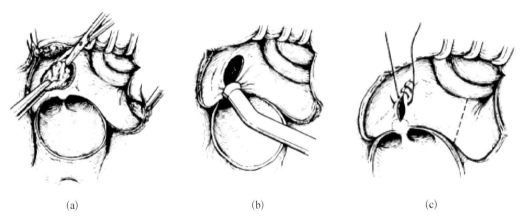

(a)　　　　　　　　　　(b)　　　　　　　　　　(c)

图7-4-8　切除左心耳根部

(a) 切除左心耳根部;(b) 在左心耳切口与环绕两侧肺静脉4个开口在左肺上、下肺静脉切口边缘的连接处冷冻;(c) 缝合左心耳根部切口,并显示左、右肺下静脉开口边缘至二尖瓣后瓣之间的切口虚线

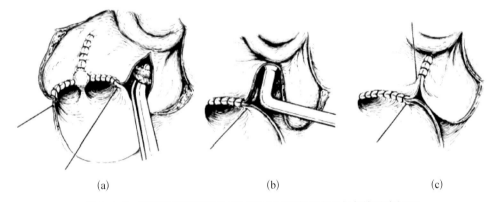

(a)　　　　　　　　　　(b)　　　　　　　　　　(c)

图7-4-9　两侧肺下静脉开口边缘向二尖瓣后瓣环中点的垂直切口

(a) 切开心内膜,分离出冠状静脉,切除心房肌肉;(b) 邻近二尖瓣后瓣环做垂直切口远端冷冻;(c) 缝合此切口

射频消融［见图7-4-9(b)］,应用4-0聚丙烯线缝合切口［见图7-4-9(c)］。

　　此时,可进行二尖瓣的修复或置换术和(或)主动脉瓣置换术。左心减压管末端可从右肺上静脉拉回放入左心。应用4-0聚丙烯线从左肺上、下静脉开口边缘切口缝合处向上下方缝起,分别环绕左侧肺上静脉和左侧肺下静脉开口的边缘切口连续缝合至右肺上静脉开

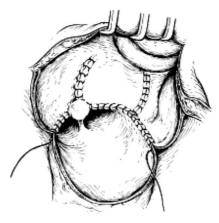

图7-4-10 应用3-0聚丙烯线从左肺动脉上、下静脉之间连接处缝起,分别环绕两侧肺上静脉和肺下静脉开口边缘切口缝合至房间沟左心房纵切口

口边缘以及经垂直二尖瓣环左心房左下纵切口端和右肺下静脉开口边缘(见图7-4-10)。

应用4-0聚丙烯线缝合房间隔切口和继续缝合环绕两侧肺静脉开口的边缘切口[见图7-4-11(a, b)]。缝合右心房残端切口和房间沟处左心房纵切口[见图7-4-11(c, d)]。应用4-0聚丙烯线缝合右心房下部横切口[见图7-4-12(a)]。缝合右心房纵切口上部[见图7-4-12(b)],继续缝合至心房纵切口下部。最后进行右心房斜切口和右心耳切口的缝合[见图7-4-12(c)]。迷宫Ⅲ型手术切口缝合完毕(见图7-4-13)。排尽心腔内气体后开放主动脉。复温和心脏复搏,辅助体外循环时间约为主动脉阻断时间的1/3或1/2,待心肌收缩有力

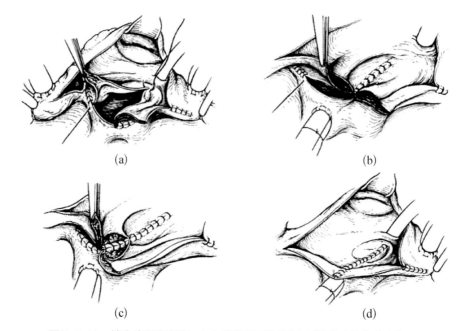

(a)

(b)

(c)

(d)

图7-4-11 缝合房间隔切口、左心房纵切口和切开房间隔时的右心房切口
(a)(b)缝合房间隔切口和房间沟内左心房纵切口;(c)(d)连续缝合房间沟左心房纵切口和切开房间隔时左右心房切口残端

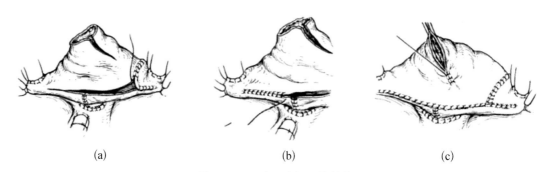

(a)

(b)

(c)

图7-4-12 右心房切口的缝合
(a)缝合右心房横切口;(b)缝合右心房纵切口上部;(c)缝合右心房纵切口下部、右心房斜切口和右心耳根部切口

和血压平稳后,安放心脏起搏导线,心率慢者进行心脏起搏,而后逐渐停止体外循环运行。

三、术中注意事项

（1）重视心肌保护：在心脏停搏下施行迷宫Ⅲ型和（或）其他附加手术。应用冷血心脏停搏液灌注使心肌温度降至6℃～10℃,以后每隔20 min 间断灌注冷血心脏停搏液1 次,每次10～15 ml/kg。

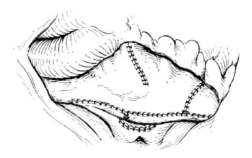

图7-4-13　迷宫Ⅲ型手术所有切口缝合完毕

在转流后,先做好右心房5处切口,阻断主动脉,常规冠状动脉灌注冷血心脏停搏液,心脏停搏后做右心房横切口和前切口至三尖瓣环处切开心内膜和所有心肌纤维及冷冻。继而做左心房切口和房间隔切口和附加手术以及冷冻,待左心房和房间隔切口缝合后开放主动脉。右心房切口则在开放主动脉和心脏搏动下进行。如此可减少阻断主动脉和心肌缺血的时间,心功能保护良好。

（2）游离：在转流前要游离好上下腔静脉和左心房顶部组织,有利于显露左心房内肺静脉开口、左心耳和二尖瓣,进行左心房切口和缝合。

（3）做右心房纵切口至SVC时,应保护窦房结及其动脉；右心房横切口和前切口延长至三尖瓣环时要细致分离和切断所有心肌纤维,防止损伤右冠状动脉。

（4）做左心房左下纵切口,先做心内膜切开和分离出冠状静脉窦,继续分离至二尖瓣环进行冷冻,防止冠状静脉窦和左回旋冠状动脉的损伤。曾有文献报道1例迷宫手术患者发生心肌梗死。

（5）左心房有血栓者应分离其包膜,剥离或摘除整块血栓和摘除,勿留粗糙面。

（6）左心房切口的缝合比较困难,先缝好几处切口对合的标志线,有利于应用4-0聚丙烯线对好切口边缘缝合,环绕两侧肺静脉开口边缘切口的严密缝合,针距1.0～1.5 mm,每缝一针必须拉紧,防止松线漏血。在开放主动脉后,立即检查左心房切口是否漏血,必要时在漏血处加缝几针,有针眼渗血者可用纱布压迫止血。

（7）术中TEE检查心脏功能,包括左心室各段活动以及二尖瓣修复的完善程度。

（8）术终安放心脏起搏导线。

（9）遇到不能脱离体外循环转流者,应及时应用主动脉内球囊反搏（intra-aortic ballon pump,IABP）。

四、术后处理

在Cox迷宫Ⅲ型手术患者回监护室后,严密观察动脉压、中心静脉压、心电图、脉搏、血氧饱和度等监测指标。手术后少数病例是交界心律,心动过缓,心率50～60次/分,需用临时心脏起搏,逐渐恢复窦性心律80～100次/分。机械性辅助呼吸时间1～2 d。术后有水潴留,可能与心房钠利尿肽减少有关。术后24 h维持液体负平衡,间断应用呋塞米。此时患者自觉口渴,必须限制摄入液体量,防止液体入量过多。术后常规应用小剂量多巴胺或多巴酚丁胺和硝普钠，一般在术后心输出量逐渐恢复正常。术后危重者应用IABP者，待心输出量逐渐恢复正常后停用。术后常规抗凝治疗6～8周，心脏瓣膜置换术者则术后终身抗凝治疗。

第五节　手术并发症及处理原则

一、出血

术中细致缝合和术终严密止血是防止术后出血的主要措施。术后出血较多者，应立即送回手术室开胸止血。在左心房后壁切口有出血时，应再次应用体外循环转流，轻轻翻转心脏止血，并加用钙剂和止血药物。极少数病例经止血后仍有渗血，可用无菌的长纱布条压迫左心房后壁切口，待术后3～4 d，将纱布条缓慢旋转取出。这是一种不得已进行的措施，但效果十分显著。

二、心律失常

患者术后一般会发生心动过缓，需用心脏起搏。但也有1/5～1/3发生房性心律、房扑或房颤，这是由于不应期缩短，而在迷宫Ⅲ型手术心房切口内产生小的折返环。此种心律失常往往随着应用延长不应期的抗心律失常药物而消失。

三、低心输出量综合征

患者术后一般心输出量稍有降低，于术后5～7 d恢复正常。但在同时施行二尖瓣和主动脉瓣手术者可能出现比较重的低心输出量综合征。除用加强心肌收缩力量的药物外，有时需加用IABP。

四、病态窦房结综合征

以前术后病态窦房结综合征的发生率较高，有些患者术前就存在病态窦房结综合征。近年来，随着手术方法的改进，避免了窦房结及其动脉的损伤，有效防止病态窦房结综合征的发生。有病态窦房结综合征者术后应进行心房和心室顺序起搏。

五、完全性心脏传导阻滞

虽然此并发症发生率低，但也有极少数患者术后产生完全性心脏传导阻滞。对此种病例安放永久性心脏起搏器。此并发症在我国迷宫手术后很少发生。

六、胸腔积液

少数患者术后产生延缓性心脏压塞，应及时发现立即施行闭式胸腔引流或心包穿刺和心包引流。

七、血栓栓塞并发症

同时施行二尖瓣和（或）主动脉瓣置换术者术后可能产生血栓栓塞并发症，应间断检查凝血酶原时间和INR，及时调整华法林剂量。

第六节　结果与评价

一、国内外对Cox迷宫Ⅲ型手术的报道

汪曾炜曾在1995年5月至1996年10月对20例慢性房颤患者施行Cox迷宫Ⅲ型手术和二尖瓣手术。患者年龄25～55岁，有明确房颤历史6个月至30年，平均病程（9.6±3.97）年。其中18例为风湿性心脏病二尖瓣狭窄和二尖瓣关闭不全，后天性二尖瓣前瓣腱索断裂和先天性二尖瓣前瓣裂隙而致的重度关闭不全各1例；左心房血栓3例，2例术前有下肢栓塞史，1例脑栓塞史；心功能Ⅲ级17例，Ⅳ级3例。该组病例术中均经心外膜标测与窦房结和房室结功能测定，术后1个月电生理检查，多普勒超声心动图术前心功能检查和术后两心房功能和心室功能随访观察。20例患者均用中度低温（25～26℃）体外循环和冷血心脏停搏液间断冠状动脉灌注和心脏四周敷以冰泥保护心肌，全部应用迷宫Ⅲ型手术，其中18例做了机械瓣二尖瓣置换术；1例间断缝合二尖瓣前瓣裂隙，1例二尖瓣前瓣三角形切除缝合及用二级腱索移植替代断裂的一级腱索，后2例均加用Carpentier人工环。结果显示无早期死亡病例。术后患者状态平稳，多数患者术后心率较慢，应用心脏起搏7～10 d，机械性辅助呼吸24～48 h。应用小剂量多巴胺、多巴酚酊胺和硝普钠维持血压和心输出量。术后1例出现灌注肺，经呼气末期正压辅助呼吸2周治愈；另1例术后第2天出现心脏压塞症和SVC综合征，再次开胸止血去除SVC根部血块，SVC综合征消失。术后口服洋地黄和利尿药3个月，机械瓣置换者终身抗凝。本组随访1年，1例患者术后4个月患急性坏死性肝炎死亡；其余19例均为窦性心律，其中18例心功能Ⅰ级，1例心功能Ⅱ级。

2005年，李莉、汪曾炜等报道慢性房颤伴二尖瓣疾病行迷宫手术的24例（包括上述报道中存活的19例）8年的随访结果。所有患者施行Cox迷宫Ⅲ型手术和二尖瓣手术的患者进行12导联心电图、心内电生理、动态心电图和超声心动图检查，结果如下。① 术后3个月90%的患者恢复窦性心律，术后1～8年所有患者恢复窦性心律；② 除1例Ⅰ度房室传导阻滞外，窦房结及房室结功能检查均正常；③ 除高位右心房外，心房各部位有效不应期均显著延长；在心房各部位触发和程控刺激均不能诱发房扑和房颤；④ 电生理检查有正常的心房激动和房室同步顺序；⑤ 动态心电图显示有良好的心率变时性反应和运动耐力；⑥ 随访期中再住院率为16.7%（4/24）；⑦ 超声心动图显示左心房长径较术后明显减小［（5.52±1.22）cm vs（6.77±1.36）cm，$P < 0.01$］；左心房容积明显小于术后［（91.97±52.64）cm^3 vs（155.35±88.86）cm^3，$P < 0.001$］；右心房长径明显小于术后［（4.72±0.85）cm vs（5.77±1.18）cm，$P < 0.05$］；⑧ 左心

室收缩功能正常,平均EF值为(56.00±19.75)%,平均FS值为(32.86±9.53)%。结论:在Cox迷宫Ⅲ型手术同时进行瓣膜手术均能长期安全有效地消除房颤和维持窦性心律,减小心房容积,恢复正常的房室同步传导和左心功能。

1999年,Cox报道了1987年至1999年共进行的306例迷宫手术,其中前32例(10%)为迷宫Ⅰ型,15例(5%)为迷宫Ⅱ型手术,其余259例(85%)为迷宫Ⅲ型手术。其中阵发性房颤(平均病程8年)占61%,慢性房颤(平均病程11年)占39%。其中116例(37.9%)进行迷宫手术的同时施行134次其他手术,包括64例二尖瓣手术、10例主动脉瓣手术、41例冠状动脉旁路移植手术及19例其他后天性心脏病和先天性心脏畸形手术,总的手术死亡率为3.3%。1例单纯迷宫手术患者于术后9 d死于延缓性心脏压塞症;另9例死于因同时施行其他心脏病手术,其中2例肥厚阻塞性心肌病、2例因黑肺产生呼吸功能不全和胺碘酮中毒、1例双瓣手术、1例再次双瓣手术、1例二尖瓣和冠状动脉旁路移植手术、1例再次二尖瓣手术以及1例缩窄性心包炎手术。主要并发症为术后暂时性房颤较多(占42%),过去暂时性房颤为70%,近来下降已至22%。256例患者术后随访3个月至11.5年(平均3.7年)。术后3个月均停止抗心律失常药物的治疗,行各种迷宫手术的患者中有5%再发房颤,而行迷宫Ⅲ型手术的222例患者中,仅有1.8%再发房颤。所有房颤再发患者均用药物复律直至有规则节律。迄今有95%的患者单用迷宫手术即治愈,5%的患者术后加用抗心律失常药物治愈。从1992年4月以来进行的259例迷宫Ⅲ型手术患者中,98.2%的患者单用手术治愈,仅1.8%需服用抗心律失常药物。迷宫手术患者的脑卒中发生率在围术期为0.7%,随访中为0.4%;暂时缺血性发作在围术期为0.7%,随访中为0.8%。Kosakai报道多处医疗中心改良Cox迷宫Ⅲ型手术共计2 500例,其中治疗孤立性房颤的成功率为62%~85%,治疗合并心脏瓣膜病慢性房颤的成功率为74%~89%。总结有以下几点体会:① 术前房颤史病程<0.3年,迷宫手术成功率100%;房颤史病程超过32年的手术成功率为0,提示术前房颤时间越长,手术成功率越低;② V_1胸前导联的f波越小,手术成功率越低;③ 心胸比率<45%,手术成功率100%;心胸比率>80%,手术成功率为0。提示心胸比值越大,手术成功率越低;④ 左心房收缩期内径<45 mm,手术成功率100%,左心房收缩内径>87 mm,手术成功率为0。提示左心房越大,手术成功率越低。因作者未考虑改良Cox迷宫Ⅲ型手术自身因素,以上指标仅供参考。

报道表明,Cox迷宫Ⅲ型手术成功率为76%~99%。瑞典2013年报道的536例Cox迷宫Ⅲ型手术的治疗结果。79%行单纯Cox迷宫Ⅲ型手术,21%行Cox迷宫Ⅲ型手术和同期瓣膜手术或冠状动脉旁路移植术或ASD修复术。早期病死率为0.7%,平均随访期为78.4个月(0.03~200.06个月),治疗房颤成功率为76%,晚期病死率为3.5%,没有因脑卒中死亡者。死亡的单因素分析显示高血压、心力衰竭、同期外科手术术后并发症是危险因素。多因素回归分析显示高血压和术后并发症是死亡的独立危险因素。性别、非阵发性房颤和房颤的病程不增加死亡率。结论:Cox迷宫Ⅲ型手术后早期和长期心血管病死率低,没有脑卒中相关病死率。

梅奥医学中心2007年对46例Cox迷宫Ⅲ型手术和56例Cox迷宫Ⅳ型手术(主要是射频消融)的疗效进行比较。随访3、6、12和15个月。结论:由于Cox迷宫Ⅲ型手术能保证透壁,术后早期和远期房颤免除率Cox迷宫Ⅳ型手术都要低于Cox迷宫Ⅲ型手术。2011年,该医学中心报道对两种方法进行了比较研究,97例进行Cox迷宫Ⅲ型手术,194例进行导管消融。随访5年时发现,Cox迷宫Ⅲ型手术组和导管消融组房颤免除率分别为87%和28%;随访10年时分别为82%和55%。需要应用华法林等抗凝药的情况:Cox迷宫Ⅲ型手术组为12%,导管消融组为55%。结论:Cox迷宫Ⅲ型手术比导管消融而致的房颤消失率高得更多,华法林等抗凝药需要率少。

2013年12月至2017年7月间,沈阳军区总医院王辉山应用改良迷宫Ⅲ型手术治疗瓣膜病合并房颤227例。其中男性81例,女性146例;年龄30～75岁。阵发性房颤2例,持续性和长城持续性房颤225例(99.12%)。平均左心房内径(52.8±8.3)mm,其中巨大左心房(左心房内径＞60 mm)51例(22.47%)。同期行二尖瓣手术156例,主动脉瓣置换7例,双瓣置换64例。结果:住院死亡4例(1.76%),左心室破裂1例;多脏器衰竭死亡1例;心力衰竭2例。住院期间电复律18例,二次插管呼吸机4例,气管切开2例;IABP 3例;二次开胸止血4例,心包穿刺1例。出院后常规随访,随访1个月至3年,失访3例。术后10个月因脑出血死亡1例,余未出现新发脑卒中及死亡患者。最近随访的219例患者中,纽约心脏协会(NYHA)心功能Ⅰ级197例(89.95%)、Ⅱ级22例(10.05%)。随访3个月、6个月、1年、3年维持窦性心律比率为95.50%、93.45%、92.10%和89.74%。巨大左心房患者中,88%恢复窦性心律。超声心动图检查示射血分数较术前明显改善($P<0.01$),80%患者恢复左心房功能。未出现需要安装永久起搏器的患者。

二、作者的经验

对Cox迷宫Ⅲ型手术积累的自己经验:① 改良手术操作顺序。一般认为Cox迷宫Ⅲ型手术阻断时间长,体外循环时间长,手术切口多、缝合多、损伤大,对凝血功能影响较大。我们改良了手术顺序,先阻断主动脉,在心脏停搏下行左心房迷宫术及二尖瓣、主动脉瓣操作,开放主动脉复跳辅助循环期间行右侧迷宫手术,减少体外循环时间,止血就变得不那么困难;② 解决左心房后壁出血。因为左心房后壁较深,同时行二尖瓣成形或换瓣,在停止体外循环后甚至在体外循环辅助下探查困难,采用4-0聚丙烯线双侧内翻连续缝合,无一例左心房后壁出血;③ 大左心房患者。对于长期二尖瓣病变左心房巨大患者,Cox迷宫Ⅲ型手术是唯一的选择,术中加做左心房后壁减容,获得良好效果;④ 预防房扑。术中加强二尖瓣峡部冷冻,采用心内膜心外膜叠加冷冻,并加做三尖瓣峡部冷冻,预防房扑发作。

Cox迷宫Ⅲ型手术长期效果满意,房颤的消失率为90%,因此,对慢性房颤合并心脏瓣膜病或其他心脏病的病例,有经验的单位应选用Cox迷宫Ⅲ型手术,可获得满意的疗效。

(王辉山,赵科研)

参 考 文 献

1. 汪曾炜,张宝仁,朱家麟,等. 慢性房颤合并二尖瓣病的迷宫手术[J]. 中华外科杂志,1997,35(11):670-674.

2. 李莉, 汪曾炜, 徐志云, 等. 慢性房颤伴二尖瓣病的迷宫手术24例八年随访[J]. 第二军医大学学报, 2005, 26(2): 131-133.

3. 汪曾炜. 慢性心房颤动迷宫手术的电生理基础和治疗效果的评价[J]. 中华外科杂志, 1997, 35(12): 758-760.

4. Abreu Filho CA, Lisboa LA, DallanLA, et al. Effectiveness of the maze procedure using cooled-tip radiofrequency ablation in patients with permanent atrial fibrillation and rheumatic mitral valve disease[J]. Circulation, 2005, 112(9 Suppl): 120-125.

5. Ad N, Henry L, Hunt S, et al. The Cox-Maze Ⅲ procedure success rate: comparison by electrocardiogram, 24-hour Holter monitoring and longterm monitoring[J]. Ann Thorac Surg, 2009, 88(1): 101-105.

6. Ad N, Suri RM, Gammie JS, et al. Surgical ablation of atrial fibrillation trends and outcomes in North America [J]. J Thorac Cardiovasc Surg, 2012, 144(5): 1051-1060.

7. Albåge A, Jidéus L, Staåhle E, et al. Early and long term mortality in 536 patients after the Cox-Maze Ⅲ procedure: a national registry-based study[J]. Ann Thorac Surg, 2013, 95(5): 1626-1632.

8. Barnett SD, Ad N. Surgical ablation as treatment for the elimination of atrial fibrillation: A meta-analysis[J]. J Thorac Cardiovasc Surg, 2006, 131(5): 1029-1035.

9. Cheema A, Dong J, Dalal D, et al. Circumferential ablation with pulmonary vein isolation in permanent atrial fibrillation[J]. Am J Cardiol, 2007, 99(10): 1425-1428.

10. Chugh SS, Havmoeller R, Narayanan K, et al. World-wide epidemiology of atrial fibrillation: a global burden of disease 2010 study[J]. Circulation, 2014, 129(8): 837-847.

11. Cox JL, Boineau JP, Schuessler RB, et al. Modification of the maze procedure for atrial flutter and atrial fibrillation. I. Rationale and surgical results[J]. J Thorac Cardiovasc Surg, 1995, 110(2): 473-484.

12. Cox JL, Jaquiss RD, Schuessler RB, et al. Modification of the maze procedure for atrial flutter and atrial fibrillation. Ⅱ. Surgical technique of the maze Ⅲ procedure[J]. J Thorac Cardiovasc Surg, 1995, 10(2): 485-495.

13. Cox JL, Ad N, Palazzo T. Impact of the maze procedure on the stroke rate in patients with atrial fibrillation[J]. J Thorac Cardiovasc Surg, 1999, 118(5): 833-840.

14. Cox JL, Ad N, Palazzo T, Fitzpatrick S, et al. Current status of the Maze procedure for the treatment of atrial fibrillation[J]. Semin Thorac Cardiovasc Surg, 2000, 12(1): 15-19.

15. Damiano RJ Jr, Schwartz FH, Bailey MS, et al. The Cox maze Ⅳ procedure: Predictors of late recurrence[J]. J Thorac Cardiovasc Surg, 2011, 141(1): 113-121.

16. Edgerton JR, Mahoney C, Mack MJ, et al. Long-term monitoring after surgical ablation for atrial fibrillation: How much is enough[J]? J Thorac Cardiovasc Surg, 2011, 142(1): 162-165.

17. European Heart Rhythm Association(EHRA), European Cardiac Arrhythmia Society(ECAS), American College of Cardiology(ACC), American Heart Association(AHA), Society of Thoracic Surgeons(STS) Calkins H. HRS/EHRA/ECAS expert Consensus Statement on catheter and surgical ablation of atrial fibrillation: recommendations for personnel, policy, procedures and follow-up. A report of the Heart Rhythm Society(HRS) Task Force on catheter and surgical ablation of atrial fibrillation[J]. Heart Rhythm, 2007, 4(6): 816-861.

18. Fuster V, Rydén LE, Cannom DS, et al. 2011 ACCF/AHA/HRS focused updates incorporated into the ACC/AHA/ESC 2006 Guidelines for the management of patients with atrial fibrillation: a report of the American College of Cardiology Foundation/American Heart Association Task Force on Practice Guidelines developed in partnership with the European Society of Cardiology and in collaboration with the European Heart Rhythm Association and the Heart Rhythm Society[J]. J Am Coll Cardiol, 2011, 57(11): e101-e198.

19. Gammie JS, Haddad M, Milford-Beland S, et al. Atrial fibrillation correction surgery: Lessons from the Society of Thoracic Surgeons national cardiac database[J]. Ann Thorac Surg, 2008, 85(3): 909-915.

20. Gaynor SL, Schuessler RB, Bailey MS, et al. Surgical treatment of atrial fibrillation: predictors of late recurrence [J]. J Thorac Cardiovasc Surg, 2005, 129(1): 104-111.

21. Geidel S, Krause K, Boczor S, et al. Ablation surgery in patients with persistent atrial fibrillation: An 8-year clinical experience[J]. J Thorac Cardiovasc Surg, 2011, 141(2): 377-382.

22. Gillinov AM, Argenziano M, Blackstone EH, et al. Designing comparative effectiveness trials of surgical ablation for atrial fibrillation: Experience of the Cardiothoracic Surgical Trials Network[J]. J Thorac Cardiovasc Surg, 2011, 142(2): 257-264.

23. Gillinov AM, Bhavani S, Blackstone EH, et al. Surgery for permanent atrial fibrillation: impact of patient factors and lesion set[J]. Ann Thorac Surg, 2006, 82(2): 502-514.

24. Kosakai Y. Treatment of atrial fibrillation using the Maze procedure: the Japanese experience[J]. Semin Thorac Cardiovasc Surg, 2000, 12(1): 44-52.

25. Kong MH, Lopes RD, Piccini JP, et al. Surgical maze procedure as a treatment for atrial fibrillation: a meta-analysis of randomized controlled trials[J]. Cardiovasc Ther, 2010, 28(5): 311-326.

26. Lall SC, Melby SJ, Voeller RK, et al. The effect of ablation technology on surgical outcomes after the Cox-maze procedure: a propensity analysis[J]. J Thorac Cardiovasc Surg, 2007, 133(2): 389-396.

27. Stulak JM, Sundt TM 3rd, Dearani JA, et al. Ten-year experience with the Cox-maze procedure for atrial fibrillation: how do we define success?[J]. Ann Thorac Surg, 2007, 83(4): 1319-1324.

28. Stulak JM, Dearani JA, Sundt TM 3rd, et al. Superiority of cut-and-sew technique for the Cox maze procedure: comparison with radiofrequency ablation[J]. J Thorac Cardiovasc Surg, 2007, 33(4): 1022-1027.

29. Stulak JM, Dearani JA, Sundt TM 3rd, et al. Ablation of atrial fibrillation: comparison of catheter-based techniques and the Cox-Maze Ⅲ operation[J]. Ann Thorac Surg, 2011, 91(6): 1882-1889.

30. Vasconcelos JT, Scanavacca MI, Sampaio RO, et al. Surgical treatment of atrial fibrillation through isolation of the left atrial posterior wall in patients with chronic rheumatic mitral valve disease. A randomized study with control group[J]. Arq Bras Cardiol, 2004, 83(3): 211-218, 203-210.

31. Voeller RK, Bailey MS, Zierer A, et al. Isolating the entire posterior left atrium improves surgical outcomes after the Cox maze procedure[J]. J Thorac Cardiovasc Surg, 2008, 135(4): 870-877.

32. Zhou ZQ, Hu DY, Chen J, et al. An epidemiological survey of atrial fibrillation in China[J]. Chin J Inter Med, 2004, 43(7): 491-494.

第八章

梅氏微创心房颤动消融术

第一节 概 述

房颤的外科治疗始于20世纪的80年代,当时的手术技术包括左心房隔离术,其手术原理是隔离房颤于左心房,其余部分为窦性心律,此手术使右心房、右心室同步收缩,改善了心脏的血流动力学。但由于左心房的房颤仍存在,所以血栓、脑卒中的危险性依然存在。此后有人提出了应用走廊术治疗房颤,其原理就是手术构建一条含有窦房结和房室结的心肌组织通道——走廊,并与左心房和右心房心肌组织隔离,走廊虽然有了窦性心律和保持了生理性的房室传导,但左右心房隔离的组织仍为房颤,还是不能消除房颤的血流动力学影响和血栓栓塞的危险。房颤外科治疗史上还产生过心房横断术和放射性线路切口手术,但其治疗效果一直不确切。直到1991年Cox心房迷宫手术的产生,房颤外科治疗才取得有效的实质性进展。Cox迷宫手术根据房颤电生理大折返波形成的原理,迷宫线路的设计就是消除大折返波,同时允许窦房结电冲动能激活大部分的左右心房,并同时经房室结传到左右心室。迷宫手术不断改进,至Cox迷宫Ⅲ型手术时,其效果已得到肯定,并成为治疗房颤的金标准术式。

1998年,Haissaguerre研究发现,房颤的局灶兴奋点90%左右位于左心房肺静脉口周围,而其余的10%则位于肺静脉外的左右心房等其他部位。近来越来越多的研究资料显示,房颤约60%的局灶性兴奋点位于肺静脉,这些主要是阵发性房颤者;而其他40%的房颤则并非由肺静脉内兴奋灶引起,这些主要是非阵发性房颤,非阵发性房颤的机制可能是复杂的。而且,Haissaguerre的发现主要是基于单纯性房颤患者,而不是合并有其他心脏病,如心脏瓣膜病、冠心病的房颤患者。上述研究表明,单纯性房颤,尤其是阵发性房颤,PVI会有相当好的效果;但非阵发性的,尤其是合并其他心脏病的房颤,仅PVI治疗房颤的效果有限。尽管如此,Haissaguerre的发现让心内科医生及心外科医生都在积极探索应用导管消融或微创外科治疗单纯性房颤的各种技术,使广大的房颤患者获益巨大。

基于上述的理论与大量的临床实践,以及手术器械的不断创新与进步,房颤的外科治疗由传统的Cox迷宫手术向微创外科发展。2003年，Wolf首创了全球第1例腔镜辅助下微创外科房颤消融手术，2005年他在《胸心血管外科杂志》(*The Journal of Cardiovascular Surgery, JTCVS*)上发表了临床随访结果，他的发明开拓了房颤微创外科的新领域，被迅速推广应用，并获得了良好的效果。微创外科房颤消融术经过近十余年的发展已基本成熟，治疗单纯性房颤的效果明显优于药物或心内膜导管消融的疗效，微创外科手术同期切除或夹闭左心耳，对于术后预防脑卒中的发生十分重要。有关经典的微创外科房颤消融术在有关章节中介绍，本章重点介绍梅氏微创房颤消融术及其效果。

第二节　手术指征

一、手术适应证

非瓣膜性房颤、药物治疗无效、经过内科导管消融失败、有卒中或脑血栓史、左心室射血分数(left ventricular ejection fraction, LVEF) > 0.35者。

二、相对禁忌证

瓣膜性房颤、心脏手术史、左胸和肺部手术史、左心耳血栓和左心房内径 > 60 mm者；没有控制好的甲亢患者；一般状况差、多脏器功能不全、预计不能耐受手术者。

第三节　术前准备

所有患者为有症状、服用药物无效的单纯性房颤患者。术前经过Holter检查、胸部CT扫描检查，标准的全套血液分析明确肝肾功能状态，超声心动图检查排除结构性心脏病、了解左心功能，对有脑梗死病史者，必要时行脑CT扫描或MRI检查，怀疑冠心病者要进行冠状动脉造影。患者如果正在口服抗凝药物，于术前2～3 d停口服药、改用低分子肝素皮下注射行桥接性抗凝治疗。

第四节　手术操作

一、手术麻醉

全身麻醉后，插双腔气管插管，置动脉及颈静脉管用于血流动力学监测。患者取右侧卧位

（见图8-4-1），双上肢向前上伸展120°角左右，除颤片贴于右侧的前胸和后背，便于必要时电除颤，并备体外循环机器于床旁。经食管超声心动图（TEE）检查明确无左心房血栓存在。

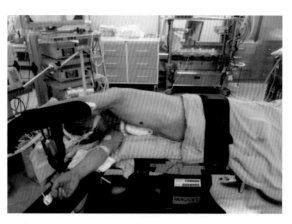

图8-4-1　患者手术时体位

二、梅氏微创房颤消融术的操作步骤

步骤一：体表手术入路标记。沿左肩胛下角画一条纵行线，并沿胸第6～9肋骨走行画出相应的标记线，以及操作孔、辅助孔和腔镜孔的位置（见图8-4-2和图8-4-3）。

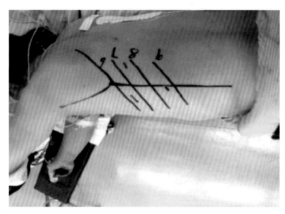

图8-4-2　体表的手术入路标记

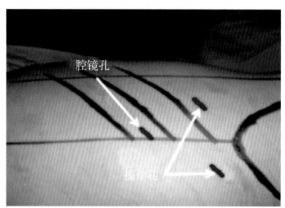

图8-4-3　体表的手术入路

步骤二：皮肤消毒后，铺无菌手术单，选择性右肺单肺通气。首先于胸第8肋间肩胛下角线前方做10 mm的腔镜孔，再于第7肋间肩胛下角线后方做10 mm的辅助操作孔，最后于第6肋间肩胛下角线前方做25 mm的主操作孔。电视胸腔镜（45°角）引导下观察胸腔有无粘连等，主、辅操作孔各放一个吸引器协助操作（见图8-4-4）。

步骤三：常规状态下，腔镜术野保持为降主动脉位于上方水平横位，心脏位于其下方，右侧为膈肌，左侧为左肺。首先从降主动脉与膈肌角处提起左肺下叶，用电刀或超声刀分离下肺韧带，向上分离直至LIPV心包反折的水平。在降主动脉前方纵行分离心包外组织，注意勿伤皮纵隔内的食管。沿降主动脉前方1 cm处纵行切开心包，上至左心房顶部，下至膈肌水平；然后从左心房顶部开始向心尖部方向、在膈神经的后方1 cm处，斜行切开心包至心尖。心包周围缝6～8针牵引线向周边悬吊，良好显露出双侧肺静脉和左心房后壁、左心室。

步骤四：此时术野显露的主要是左心的后面。直视下用吸引器头在心包与左心房顶部之间下压房顶，先用双极消融笔分离左心房顶部的疏松组织；再从靠近RSPV的左心房顶部侧开始，向深部小心分离疏松的组织直至通到右肺动脉下方、右上肺静脉上方、与SVC右侧之间的间隙，以备将来方便通过右肺静脉的分离钳。再用双极消融笔分离

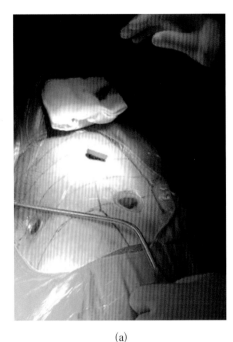
(a)

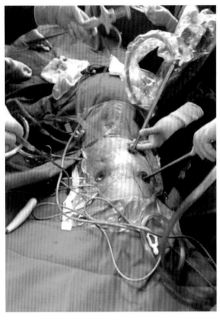
(b)

图8-4-4　腔镜和操作孔
（a）胸壁三个微创小切口；（b）全胸腔镜下手术操作

左心房顶部、LSPV上方的疏松组织，以备将来方便通过左肺静脉的分离钳。

应用光源分离器从右侧的PIPV下缘开始，经右侧肺静脉前壁直至RSPV上缘附近，然后慢慢地转动光源分离器的头端方向，使术者能从左心房顶部看到灯光，通过转动其头端来分离疏松的组织，达到并贯穿到左心房顶部的间隙。同法应用光源分离器从左侧的左肺静脉下缘开始，沿其下方、前壁向上分离，经横窦贯穿至左心房顶部（见图8-4-5）。

步骤五：在光源分离器顶端套上弹性引导管，从右侧的PIPV下缘经其前壁至左心房顶部穿出，双极消融钳接上弹性引导管后，并在其引导下穿过右肺静脉两侧，并在左心房的肺静脉前庭部进行钳夹消融，每次钳夹后行3个透壁消融，重复4次，这样每处相当于透壁消融了12次（见图8-4-6）。

完成消融后退出消融钳。同法，光源分离器顶端套上弹性引导管，从左侧的左肺静脉下方，经其前壁，至左心房顶部穿出，双极消融钳在弹性引导管引导下穿过左肺静脉两侧，并在左心房的前庭部进行钳夹消融，同样透壁消融12次（见图8-4-7）。

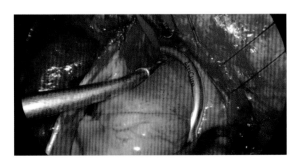

图8-4-5　光源分离器分离右肺静脉

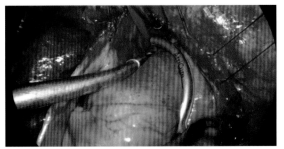

图8-4-6　右肺静脉的消融及其消融线

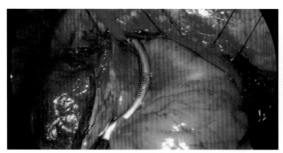

图 8-4-7　环左肺静脉的消融及其消融线

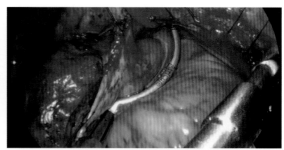

图 8-4-8　连接左、右肺静脉消融环的消融线
（左下肺静脉至右上肺静脉）

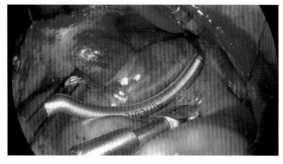

图 8-4-9　左右肺静脉间的消融连线

然后，将消融钳的头端在左心房顶部斜向右侧的RSPV，使消融钳的头端超过右侧环肺静脉的消融线，同前做12次透壁消融（连接左右肺静脉的消融线）（见图8-4-8），这样环左肺静脉、环右肺静脉的消融线与两侧肺静脉间的环状消融线共同构成左心房完整的Box消融线（见图8-4-9）。

此时，如果心律为窦性，则用消融钳笔作为刺激电极，在3个消融环内做电刺激，观察3个消融环的电隔离是否完整、彻底；如果此时为房颤状态，则在电复律后再进行电生理标测。

步骤六：从第2操作孔置入一"花生米"样剥离子，在近左心耳基部的左心房室交界处向右轻拨，显露左心耳；从操作孔伸入闭合切割器，张开钉夹口后，下方夹头从左心耳下方、上方夹头从左侧肺动静脉的下方伸入并完全包围左心耳基部，移动至合适的位置后，夹住左心耳并切割之，切除左心耳（见图8-4-10和图8-4-11）。

左心耳也可用左心耳夹在其基部夹闭左心耳，使左心耳与左心房隔离不通，预防左心耳血栓形成（见图8-4-12）。

步骤七：用消融笔做肺静脉到主动脉根部（近二尖瓣前瓣环）的消融线（dallas lesion），此消融线代表二尖瓣前峡部（左心房前壁）消融线（见图8-4-13）。

然后用消融笔作左肺静脉至左心耳切缘的消融线，消融Marshall韧带和肺静脉周围部

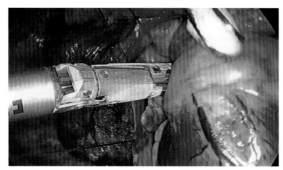

图 8-4-10　闭合切割器夹住左心耳

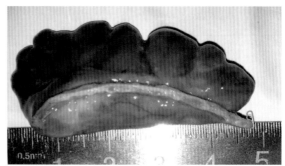

图 8-4-11　闭合切割器切除的左心耳

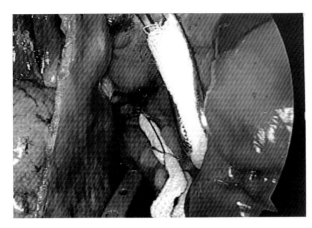

图 8-4-12　左心耳夹夹闭左心耳

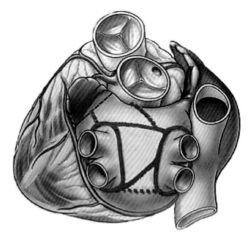

图 8-4-15　梅氏微创房颤术完整示意图
注：实线为消融钳完成，虚线为消融笔完成

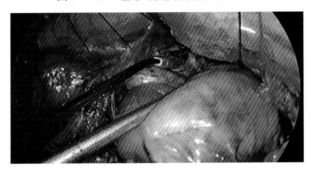

图 8-4-13　作 Dallas 消融线

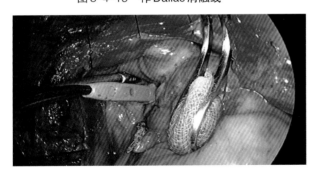

图 8-4-14　消融 Marshall 韧带和部分神经节

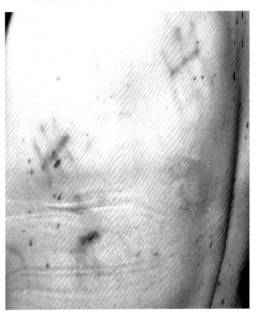

图 8-4-16　愈合后的胸壁切口

分心外膜自主神经节（见图 8-4-14）。

最后用消融笔作两下肺静脉之间的消融连线（见图 8-4-8）。

梅氏微创房颤术完整示意图如图 8-4-15 所示。

步骤八：在手术创面彻底止血后，间断缝合心包。仔细检查胸壁切口无出血后膨胀肺，于腔镜孔放置引流管一根。胸壁切口术后愈合情况如图 8-4-16 所示。

三、术后处理

术后可根据患者情况可立即拔除气管插管或带管回病房，常规拍摄床旁 X 线胸片，术后 2～3 d 后可拔除胸管。术后给予口服胺碘酮 200 mg/d，华法林抗凝治疗，维持 INR 2～3。术后 3 个月维持窦性心律者停用胺碘酮，不能维持窦性心律者以控制心室率治疗为主。3 个月后窦性心律者停用抗凝药,不能维持窦性心律的患者参考CHA2DS2-VASc评分和HAS-BLED评分选用华法林抗凝,女性CHA2DS2-VASc评分＞3分、男性CHA2DS2-VASc评分＞2分者可继续抗凝治疗。术后再发房颤者可在抗凝充分的条件下予以直流电复律治疗,或行心内膜电生理标测及消融治疗。

四、随访

随访采用门诊复诊和电话等方式。术后1、3、6、12个月及此后每12个月,分别通过患者自觉症状及心电图、24 h动态心电图等检查,记录患者术后心律情况。术后3个月内为空白期,房颤发作不做统计;术后3个月随访中如发现房颤发生超过30 s,无论患者有无自觉症状,均视为房颤复发。术后随访期间至少行一次头颅CT、心脏CT和超声心动图复查,记录左心房和左心室大小以及其功能状态。

第五节　手术并发症及处理原则

一、出血

出血是任何外科手术必须面临的一个严重并发症,梅氏微创房颤消融术可能发生出血的情况主要在如下几个方面:胸壁切口的肋间血管出血,纵隔及心包分离或切开后滋养血管的出血,肺粘连分离后肺血管的出血。钝性分离左右肺静脉时引起肺静脉或左心房壁出血,过牵引带或消融钳过于粗暴引起血管损伤出血。

做梅氏微创房颤消融术预防术中出血,关键是要了解心脏及其周围的解剖,操作要轻柔,不要用暴力。切割闭合器切除左心耳时引起左心耳处出血,如果应用左心耳夹夹闭左心耳,则可避免此并发症。大多数患者术后引流量很少,极少数患者引流量稍多,注意术中对纵隔及心包组织进行仔细地止血可预防术后出血或渗血过多。

二、胸腔积液

由于射频消融给胸腔内的肺、纵隔及心包组织带来热损伤,加之术中的分离作用,术后会导致一定量的胸腔引流,大多数患者在术后2 d可拔除引流管,但少数患者的引流量可稍多,甚至可延至术后1周才可拔管。术后前几天可用适量的激素以减少渗出。

三、肺部感染

术后肺部感染主要是由于患者术前存在肺部疾患、长期大量抽烟、术后引流量多以致输血多、术后肺不张等导致肺部感染,对于年老体弱者尤其要重视。一旦怀疑或明确有肺部感染,要及时选用敏感的抗生素积极治疗,并排除原发因素。

四、心动过缓

房颤患者术前常合并有心动过缓，梅氏微创房颤消融术后心律恢复为窦性心律后，心动过缓较常见，因此经适当的药物处理后仍有心动过缓者，可应用临时起搏器起搏以维持适当的心率。如果存在长间歇超过 2 s 以上者，必要时可安装永久起搏器。

五、肺静脉狭窄

由于做环肺静脉的消融，术后消融线形成瘢痕后可引起肺静脉狭窄。肺静脉狭窄严重者可导致肺血液回流受阻而引起肺淤血，导致一系列症状。预防措施就是在消融时尽量靠近左心房做肺静脉前庭消融，这样可避免产生此并发症。一旦术后有严重肺静脉狭窄产生，可用球囊扩张减轻或消除狭窄。

六、左膈神经损伤

梅氏微创房颤消融术一般不产后左膈神经损伤，但有的患者左膈神经走行变异，术中操作牵拉过度可产生一过性或永久性左膈神经损伤。术后表现为左侧膈肌抬高，左下肺叶不张等。加强深呼吸可改善肺不张，消除不良后果。

七、胸壁切口不适或愈合不良

由于手术径路采用左胸壁肋间小切口，术中操作可损伤肋间神经，术后早期患者可感到切口周围麻木、紧胀，偶感针扎样感，一般 1～3 个月后可消失。有的伤口愈合不良者，要及时换药处理，避免产生感染，必要时重新缝合。

第六节　结果与评价

一、治疗结果

2010 年 6 月至 2015 年 5 月，353 例房颤患者在上海交通大学医学院附属新华医院接受了梅氏微创房颤消融术，其中男性 240 例，女性 113 例；年龄 29～86 岁，平均（59.7 ± 8.5）岁。阵发性房颤 186 例，持续性房颤 93 例，长程持续性房颤 74 例；房颤病史（7.5 ± 5.7）年，左心房直径（43.6 ± 4.0）mm。术前心功能纽约心脏协会（NYHA）分级Ⅰ级 98 例，Ⅱ级 167 例，Ⅲ级 62 例，Ⅳ级 26 例。

352 例患者顺利完成手术，1 例因心包内广泛粘连放弃手术。无中转开胸手术，围手术期无死亡病例，无置入永久起搏器者。全组平均手术时间（92.3 ± 19.1）min。114 例非阵发性房颤患者术后即刻行电复律。手术平均失血量较少，术中和术后均未输注血液制品。

所有患者围术期无严重并发症，平均住院时间（8.5 ± 2.1）d。72 例（20.4%）患者术后住院

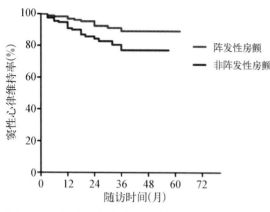
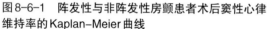

图8-6-1 阵发性与非阵发性房颤患者术后窦性心律维持率的Kaplan-Meier曲线

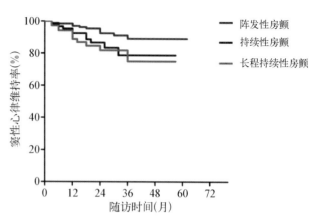

图8-6-2 阵发性、持续性和长程持续性房颤患者术后窦性心律维持率的Kaplan-Meier曲线

期间行电复律治疗,332例(94.1%)出院时维持窦性心律。6例(1.7%)出院后因胸腔积液再次住院,行胸腔穿刺抽液和对症治疗后痊愈出院。8例(2.3%)伤口愈合不良。

术后342例(97.2%)患者完成随访,随访期为6~60个月,平均(25.0±15.1)个月。患者术后随访时CT扫描和超声心动图检查均显示无肺静脉狭窄和左心房血栓。308例(90.1%)患者维持窦性心律,均经24 h动态心电图证实,患者均无心悸、胸闷等自觉症状。所有患者5年成功率的Kaplan-Meier曲线如**图8-6-1**所示。

285例(83.3%)患者术后停用抗心律失常药物并能维持窦性心律。阵发性房颤患者窦性心律维持率为93.3%(168/180),持续性房颤患者为87.9%(80/91),长程持续性房颤患者为84.5%(60/71)。34例(12例阵发性房颤,11例持续性房颤,11例长程持续性房颤)患者术后明确复发房颤,18例(52.9%)为术后1年内复发。阵发性房颤治疗的成功率高于非阵发性房颤(P=0.011),同时分别高于持续性和长程持续性房颤(P=0.036,P=0.014)。持续性与长程持续性房颤的成功率差异无统计学意义(P=0.645)。各类型房颤治疗成功率的Kaplan-Meier曲线如**图8-6-2**所示。随访期间所有患者无卒中等脑血管不良事件发生。

二、疗效评价

房颤的微创外科治疗可取得良好的远期结果,无论对阵发性房颤或者持续性房颤,或者长程持续性房颤,微创外科的效果都优于药物及导管消融的结果。国内的研究报告显示,术后6~12个月在服用抗心律失常药物的情况下,窦性心律维持率在62%~92%;不服用抗心律失常药物时,窦性心律维持率在47%~88%。持续性房颤低于70%,长程持续性房颤则更低,仅为40%~50%。本组患者术后平均2年多的随访结果优于国内外的结果,阵发性、持续性、长程持续性房颤患者的窦性心律维持率维持率分别为93.3%、87.9%和84.5%,这与我们的技术创新密切相关。本组病例术后长期随访未发生卒中事件,术后发生脑卒中事件更是远远低于导管消融的1%左右。

房颤手术复律成功的关键是消融的路线和消融线的质量,理想的左心房线性消融应该与经典迷宫Ⅲ型手术一样分割左心房组织、隔离了异位兴奋灶、阻止大返折环的形成。梅氏微创房颤消融术术式独特,它的消融路线完整、连续、透壁:消融线路包括左右环肺静脉消融线(肺静脉前庭消融线)、左右肺静脉间连线、肺静脉到左心耳连线、肺静脉到二尖瓣前瓣环的连线,完成所有的关键消融线。从左肺静脉到RSPV的环形消融线可以有效分割左心房组织,并代替左心房顶部及后壁的消融线。梅氏微创房颤消融术所设计的消融路线在临床前期的动物模型上已被证实,采用该消融路线的治疗成功率高于对照组。梅氏微创房颤消融术中尽可能采用消融钳来完成消融线,而消融钳是目前最为稳定可靠的外科射频消融器械。消融钳通过检测组织阻抗的变化,客观检测组织内外变化是否一致,尽可能保证消融线的透壁性。用消融钳完成的消融线是连续完整的,最大限度地防止消融时漏点的发生。术中各消融线在胸腔镜下直视完成,保证了各消融线的精确定位。另外,手术可彻底地消融Marshall韧带和肺静脉周围部分心外膜自主神经节。这些创新是梅氏微创房颤消融术成功率高的主要原因。本组中术后2年有90.1%的患者可维持窦性心律,阵发性房颤患者窦性心律维持率为92.2%,非阵发性房颤患者的窦性心律维持率为87.7%,较以前微创外科的疗效有显著提高。

梅氏微创房颤消融术的手术路径与常规心脏手术不同,它采用从左侧背部进入的路径,从而更清楚地显露双侧肺静脉和左心房后壁。比以前双侧路径的外科微创消融术更加微创,并且避免双侧进胸,右侧胸腔即使有粘连也无须分离,同时术中无须变换体位,节约了手术时间,减少了术中风险。患者左心房的大小对手术操作略有影响,但均可完成手术。我们的体会是:左心房直径较大时,特别是右侧肺上下静脉间距离较大时,消融钳相对较小,需要分别消融右上和PIPV。术中消融钳的进出主要是通过心包内天然的空间。因此,左心房直径较小时,钳子的尺寸就相对较大,操作的空间会相对较小,操作时要小心,避免损伤心血管结构引起出血。由于左心耳质脆、壁薄、易出血,术中切除左心耳是该术式的要点之一。我们的经验是:助手协助充分显露左心耳,选用合适长度和厚度的切割闭合器,根据左心耳的位置和解剖形态调整切割闭合器的角度,切除时动作轻柔谨慎。目前临床上已有了左心耳夹,夹闭左心耳十分有效,而且操作简单、安全,是一种可选择的处理左心耳的方法。

梅氏微创房颤消融术是全腔镜下的心脏外科手术,建议术者不仅需有丰富的心脏外科经验和技术,还需具备腔镜手术的相关技能。该手术创伤小、时间短,术后患者一般恢复都较为顺利,但由于相当一部分患者是高龄患者,术前检查和术后监护还需全面、仔细。除了外科医师、麻醉医师、监护医师和护理团队的紧密协作对于患者的顺利恢复至关重要。总结8年来的经验,我们认为梅氏微创消融术不仅有较高的复律成功率,还可以通过切除或夹闭左心耳降低术后卒中的发生率,同时手术创伤小、术后并发症少,是较为理想的房颤治疗方法。

从2009年开始探索梅氏微创房颤消融术,8年来我们在国内外已成功开展800余例,积累了丰富的经验,全组无围术期死亡病例,远期效果良好。本组中51例有不同程度的胸腔内粘连,在胸腔镜下分离粘连后,对后续的消融治疗无影响。通过经验的积累与技术的改进,对于左心房直径大但不超过60 mm的患者,在行微创外科消融手术时采用左弯的双极消融钳,因为其钳脚的长度比较长,可以完成大左心房的消融手术,避免常规右弯消融钳长度不够而使消融线路不完整的情况。

（梅　举）

参 考 文 献

1. Williams JM, Ungerleider RM, Lofland GK, et al. Left atrial isolation: new technique for the treatment of supraventricular arrhythmias［J］. J Thorac Cardiovasc Surg, 1980, 80(3): 373-380.

2. van Hemel NM, Defauw JJ, Kingma JH, et al. Long-term results of the corridor operation for atrial fibrillation［J］. Br Heart J, 1994, 71(2): 170-176.

3. Cox JL, Schuessler RB, D'Agostino HJ Jr, et al. The surgical treatment of atrial fibrillation. Ⅲ. Development of a definitive surgical procedure［J］. J Thorac Cardiovasc Surg, 1991, 101(4): 569-583.

4. Cox JL. The surgical treatment of atrial fibrillation. Ⅳ. Surgical technique［J］. J Thorac Cardiovasc Surg, 1991, 101(4): 584-592.

5. Cox JL, Ad N, Palazzo T. Impact of the Maze procedure on the stroke rate in patients with atrial fibrillation［J］. J Thorac Cardiovasc Surg, 1999, 118(5): 833-840.

6. Wolf RK, Schneeberger EW, Osterday R, et al. Video-assisted bilateral pulmonary vein isolation and left atrial appendage exclusion for atrial fibrillation［J］. J Thorac Cardiovasc Surg, 2005, 130(3): 797-802.

7. Haïssaguerre M, Jaïs P, Shah DC, et al. Spontaneous initiation of atrial fibrillation by ectopic beats originating in the pulmonary veins［J］. N Engl J Med, 1998, 339(10): 659-666.

8. Christopher CP, Matthew MC, Henn JR, et al. Comparison of the stand-alone Cox-Maze Ⅳ procedure to the concomitant Cox-Maze Ⅳ and mitral valve procedure for atrial fibrillation［J］. Ann Cardiothorac Surg, 2014, 3(1): 55-61.

9. Wolf RK. Treatment of lone atrial fibrillation: minimally invasive pulmonary vein isolation, partial cardiac denervation and excision of the left atrial appendage［J］. Ann Cardiothorac Surg, 2014, 3(1): 98-104.

10. Bedeir K, Holmes DR, Cox JL, et al. Left atrial appendage exclusion: An alternative to anticoagulation in nonvalvular atrial fibrillation［J］. J Thorac Cardiovasc Surg, 2017, 153(5): 1097-1105.

11. Cox JL. Surgical ablation for atrial fibrillation［J］. N Engl J Med, 2015, 373(5): 483.

12. Weimar T, Schena S, Bailey MS, et al. The Cox-maze procedure for lone atrial fibrillation: a single-center experience over 2 decades［J］. Circ Arrhythm Electrophysiol, 2012, 5(1): 8-14.

13. Badhwar V, Rankin JS, Damiano RJ Jr, et al. The Society of Thoracic Surgeons 2017 Clinical Practice Guidelines for the Surgical Treatment of Atrial Fibrillation［J］. Ann Thorac Surg, 2017, 103(1): 329-341.

14. Ma N, Zhao D, Zhao N, et al. Study on left atrial dimension and function after modified endoscopic procedure for atrial fibrillation at two years' follow-up［J］. Ann Thorac Surg, 2016, 101(5): 1724-1728.

15. Ma N, Jiang Z, Chen F, et al. Stroke prevention following modified endoscopic ablation and appendectomy for atrial fibrillation［J］. Heart Vessels, 2016, 31(9): 1529-1536.

16. Jiang Z, Yin H, He Y, et al. Efficacy and safety of novel epicardial circumferential left atrial ablation with pulmonary vein isolation in sustained atrial fibrillation［J］. Heart Vessels, 2015, 30(5): 675-681.

17. Mei J, Ma N, Ding F, et al. Complete thoracoscopic ablation of the left atrium via the left chest for treatment of lone atrial fibrillation［J］. J Thorac Cardiovasc Surg, 2014, 147(1): 242-246.

18. Ma N, Ding F, Jiang Z, et al. Totally endoscopic ablation of left atrium via left chest for lone atrial fibrillation［J］. Innovations (Phila), 2012, 7(5): 382-384.

19. 马南, 姜兆磊, 尹航, 等. 单中心连续353例梅氏微创消融术经验和随访结果［J］. 中华胸心血管外科杂志, 2015, 31(11): 670-673.

20. 马南, 姜兆磊, 陈飞, 等. 梅氏微创消融术治疗心房颤动207例［J］. 中国胸心血管外科临床杂志, 2015, 22(11): 996-999.

21. 马南, 姜兆磊, 陈飞, 等. 梅氏微创消融术治疗高龄房颤患者的结果［J］. 中国心血管病研究, 2014, 12(10): 870-873.

22. 马南, 丁芳宝, 陈寅, 等. 左胸径路微创外科治疗孤立性心房颤动［J］. 中华胸心血管外科杂志, 2013, 29(11): 692-693.

23. Ad N, Suri RM, Gammie JS, et al. Surgical ablation of atrial fibrillation trends and outcomes in North America ［J］. J Thorac Cardiovasc Surg, 2012, 144(5): 1051-1060.

24. Damiano RJ Jr, Lawrance CP, Saint LL, et al. Detection of atrial fibrillation after surgical ablation: conventional versus continuous monitoring[J]. Ann Thorac Surg, 2016,101(1): 41−48.

25. Beyer E, Lee R, Lam BK. Point: minimally invasive bipolar radiofrequency ablation of lone atrial fibrillation. Early multicenter results[J]. J Thorac Cardiovasc Surg,2009,137(3): 521−526.

26. Santini M, Loiaconi V, Tocco MP, et al. Feasibility and efficacy of minimally invasive stand-alone surgical ablation of atrial fibrillation: a single-center experience[J]. J Interv Card Electrophysiol,2012,34(1): 79−87.

27. Gu J, Liu X, Jiang WF, et al. Comparison of catheter ablation and surgical ablation in patients with long-standing persistent atrial fibrillation and rheumatic heart disease: a four-year follow-up study[J]. Int J Cardiol, 2013,168(6): 5372−5327.

28. Han FT, Kasirajan V, Kowalski M, et al. Results of a minimally invasive surgical pulmonary vein isolation and ganglionic plexi ablation for atrial fibrillation: single-center experience with 12-month follow-up[J]. Circ Arrhythm Electrophysiol, 2009,2(4): 370−377.

29. La Meir M, Gelsomino S, Lucà F, et al. Minimally invasive surgical treatment of lone atrial fibrillation: early results of hybrid versus standard minimally invasive approach Employing radiofrequency sources[J]. Int J Cardiol, 2013,167(4): 1469−1475.

30. Doty JR, Clayson SE. Surgical treatment of isolated (lone) atrial fibrillation with Gemini-S ablation and left atrial appendage excision (GALAXY procedure)[J]. Innovations, 2012,7(1): 33−38.

31. McClelland JH, Duke D, Reddy R. Preliminary results of a limited thoracotomy: new approach to treat atrial fibrillation[J]. J Cardiovasc Electrophysiol,2007,18(12): 1289−1295.

32. Kasirajan V, Spradlin EA, Mormando TE, et al. Minimally invasive surgery using bipolar radiofrequency energy is effective treatment for refractory atrial fibrillation[J]. Ann Thorac Surg,2012,93(5): 1456−1461.

33. Edgerton JR, Brinkman WT, Weaver T, et al. Pulmonary vein isolation and autonomic denervation for the management of paroxysmal atrial fibrillation by a minimally invasive surgical approach[J]. J Thorac Cardiovasc Surg, 2010,140(4): 823−828.

34. De Maat GE, Pozzoli A, Scholten MF, et al. Surgical minimally invasive pulmonary vein isolation for lone atrial fibrillation: midterm results of a multicenter study[J]. Innovations (phila), 2013,8(3): 410−415.

第九章

心房颤动的微创外科治疗

第一节 Wolf Mini-maze 手术概述

Cox迷宫Ⅲ型手术被认为是房颤外科治疗的"金标准",随着微创技术的不断发展,医生们开始尝试通过技术创新来减轻创伤,缩短住院时间。2003年,辛辛那提大学Randall Wolf医生为一位有着12年病程的长程持续性房颤患者实施了世界首例胸腔镜辅助下微创心外膜消融,开创了微创外科治疗房颤的先河。2005年,他在*JTCVS*杂志上报道了该研究,结果显示23例房颤患者,术后3个月的短期治愈率达91%,其手术核心步骤包括干性射频消融钳隔离双侧肺静脉和切割缝合器切除左心耳。从此,该术式被称为"Wolf Mini-maze"。我国于2008年,由北京安贞医院孟旭教授完成首例Wolf Mini-maze,南京医科大学第一附属医院于2011年5月首次开展该手术。

第二节 手 术 指 征

一、手术适应证

包括:① 有症状的非瓣膜性房颤;② 有短暂脑缺血发作或脑卒中史;③ 抗心律失常药物治疗无效;④ 导管消融失败的房颤(包括因解剖畸形无法行导管消融);⑤ 抗凝药物禁忌证;⑥ 患者有强烈愿望终止抗心律失常和抗凝治疗。

二、手术禁忌证

包括:① 瓣膜性房颤;② 有需要介入或外科手术治疗的严重冠心病;③ 既往有胸部手术史;④ 心包或胸腔有严重粘连;⑤ 左心房直径＞6.0 cm;LVEF＜30%;⑥ 严重慢性阻塞性肺部疾病(chronic obstructive pulmonary disease,COPD),无法耐受麻醉;⑦ 左心耳有血栓形成;⑧ 尚未控制好的甲亢；⑨ 多脏器功能不全，无法耐受手术者。

第三节　围术期处理原则

一、术前检查

术前经过Holter记录房颤发作情况；二维超声心动图排除结构性心脏病、左心房及左心耳有无血栓，记录左心房直径，评估左心功能；心脏CT血管造影（CT angiography，CTA）可了解冠状动脉病变、通过延迟显像可评估左心耳有无血栓形成；对于冠状动脉有严重病变的，需行冠状动脉造影；头颅CT扫描或MRI检查评估有无脑梗死；检查肺功能或者血气分析；除了常规的血液学检查，另外必须检查甲状腺功能，对于能否服用胺碘酮至关重要。术前脑钠肽（brain natriuretic peptide，BNP）对于了解心脏功能也有一定的参考价值。

二、术前呼吸道准备

由于手术需要气管插管全身麻醉，术中需单肺通气，对肺功能有一定的要求和限制，因此，我们常规术前给予呼吸道准备，包括雾化吸入、沐舒坦、呼吸功能锻炼，对于气道有分泌物较多的，术前送痰涂片和细菌培养，必要时给予抗生素治疗。尤其对于一些术前有长期吸烟史和COPD患者，另外，对于有脑梗死引起偏瘫的患者，往往由于长期卧床、咳嗽困难，偏瘫侧呼吸道分泌物较多，术前呼吸道准备对于预防术后肺部感染至关重要。

三、术前药物治疗

对于正在服用华法林抗凝的，术前停用并监测PT和INR，改用低分子肝素桥接治疗；服用阿司匹林或者氯吡格雷抗血小板治疗的，术前5～7 d停用；服用新型抗凝药物如达比加群酯（泰毕全）和利伐沙班（拜瑞妥）的，术前停用24～48 h。

第四节　手　术　操　作

一、手术麻醉

全身麻醉后，插双腔气管插管或者支气管封堵器，桡动脉和右侧颈内静脉置管监测血流动力学指标。患者先取左侧卧位，稍后仰约15°角，体表除颤电极贴于前胸和后背，用于术中同步电复律；后取右侧卧位，稍前倾15°角；手术侧上肢置于托板上，外展约120°角。常规手术前TEE检查排除左心耳血栓，同时在术中用于引导左心耳切除。床边备体外循环机。

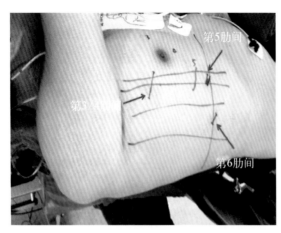

图9-4-1 体表手术入路标记

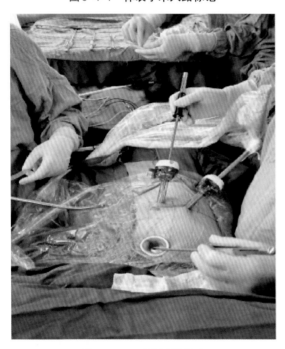

图9-4-2 腔镜及操作孔

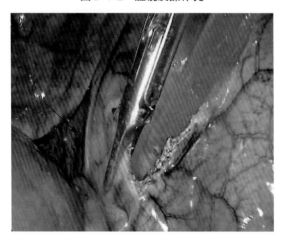

图9-4-3 切开右侧心包,箭头所示为右侧膈神经

二、操作步骤

1. 体表入路标记

右侧标记线包括腋中线第6肋间、腋前线第5肋间、第3或者第4肋间腋前线与腋中线连线中点约听诊三角处(**见图9-4-1**);左侧标记线包括腋后线第7肋间、腋中线第6肋间、第4肋间腋中线与腋后线连续中点。

皮肤消毒后,铺无菌手术单,选择性左侧单肺通气。首先于腋中线第6肋间作1 cm的腔镜孔、第3或者第4肋间腋前线与腋中线连线中点处做5 cm小切口为主操作孔。进入30°角胸腔镜及操作器械,探查胸腔有无粘连等,大多数操作可在小切口内完成(**见图9-4-2**)。

抓钳提起心包,平行于膈神经前方约2 cm处纵行切开心包,可将电刀功率调整为20 W,用塑料吸引器垫于心脏和心包之间(**见图9-4-3**),避免损伤心脏。缝合心包牵引线,钩线器将其穿出胸壁悬吊,对于肥胖患者右侧膈肌抬高的,切开膈肌上方心包比较困难,可先切开上方部分心包,再缝合牵引线有助于暴露。

2. 电生理标测

心外膜神经节丛(ganglionated plexi,GP)的标测和消融是房颤外科治疗的重要组成部分,常规标测记录GP的心外膜位置如(**见图9-4-4**)所示,用Atricure双极消融笔于每个点高频刺激,设置参数为18 mV 1.5 ms波宽频率每分钟1 000次,阳性反应为心率变慢,窦性心律或者平均房颤心律QT间期延长≥50%。

于腔镜孔前方第5肋间腋前线处做1 cm辅助孔,先在小切口内用腔镜用镊子将SVC推向内侧,"花生米"轻轻钝性分离右肺动脉与上肺静脉间隙(**见图9-4-5a**),然

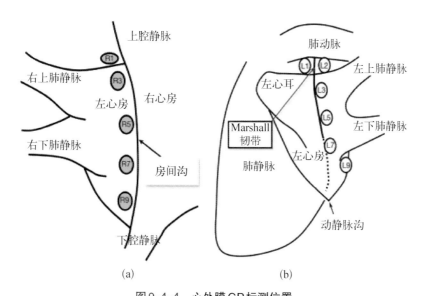

图9-4-4　心外膜GP标测位置

（a）左心房右侧常规GP标测的点；（b）左心房左侧常规GP标测的点

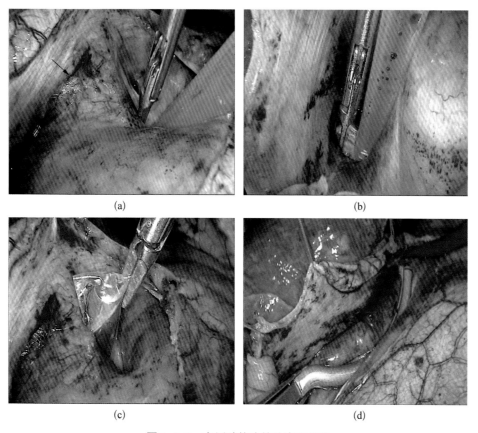

图9-4-5　右侧肺静脉的分离和消融

（a）分离RSPV（箭头）；（b）分离下腔静脉与PIPV间心包返折；（c）光源分离器从右上肺静脉上缘引出；（d）消融右侧肺静脉前庭

后用腔镜镊子将下腔静脉推向中央，吸引器或分离钳将心包返折向外侧反方向牵拉，钝性分离下腔静脉与下肺静脉之间隙（见图9-4-5b），挑起心脏，用光源分离器（Lumitip™）套连接带从心脏后方进入斜窦，调整关节，在右肺动脉与RSPV之间能显示光源，此时可轻轻摆

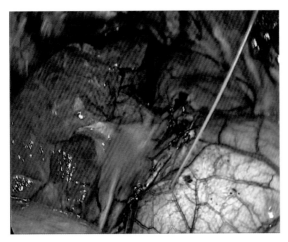

图9-4-6 缝合临时起搏导线及心包

动分离器头端,如有结缔组织覆盖,可用"花生米"行钝性分离,用分离钳将连接带头端从切口内提出(见图9-4-5c),Atricure双极消融钳随连接带尾端红色橡胶带经辅助孔进入,此时将心包下缘牵引线放松,否则消融钳进入心包腔会比较困难,消融钳应顺着自然弧度进入斜窦下肺静脉后方,提起连接带,于上肺静脉心包返折处穿出,确认消融钳上下臂均超越上肺静脉,在肺静脉前庭处钳夹,每次钳夹后行消融4次,更换3个部位(见图9-4-5d)。

完成消融后用双极消融笔行神经节丛标测和消融,主要集中消融房间沟的脂肪垫。然后用双极消融笔行PVI的双向阻滞确认,刺激参数为7.5 V-1.5 ms。于心包切开的内侧缘缝合临时起搏导线,间断缝合心包(见图9-4-6),放置引流管,膨肺,罗哌卡因行切口局部肋间神经阻滞,缝合切口关胸。

将患者体位更换为右侧卧位,选择性右侧单肺通气,一般左侧切口要较右侧偏后偏下,于腋后线第7肋间作1 cm的腔镜孔、第4肋间腋中线与腋后线连线中点处作5 cm小切口为主操作孔,第6肋间腋中线作1 cm的辅助孔。左侧平行于膈神经后方切开心包(见图9-4-7a),缝合牵引线穿出胸壁后悬吊,电动或超声刀切断Marshall韧带(见图9-4-7b),PVI和神经节丛标测、消融方法同左侧(见图9-4-7c)。

从辅助孔内进入切割缝合器,从左心耳下缘伸入,用"花生米"或者镊子轻轻剥离,直到左心耳基底部被完全包裹,注意确认切割分割器头端要超过左心耳,夹闭,同时TEE检查左心耳内部有无残腔,切除左心耳(见图9-4-8),有时左心耳残端会少量渗血,可局部小纱布压迫止血,或者用双极消融笔在消融左心耳根部至LSPV处同时止血。

10%～20%的患者会在术中切除左心耳,心律自行转复为窦性;如果仍为房颤心律,可同步电复律。彻底止血后,间断缝合心包切口,放置引流管,逐层关胸。

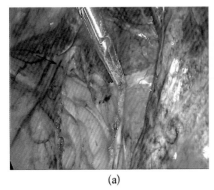	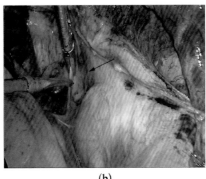	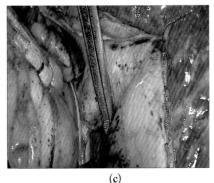
(a)	(b)	(c)

图9-4-7 左侧肺静脉的分离和消融

(a)切开左侧心包,箭头所示为左侧膈神经;(b)切断Marshall韧带(箭头);(c)消融左侧肺静脉前庭

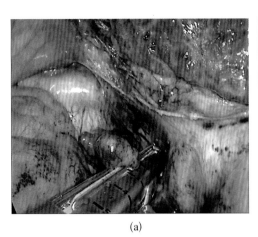
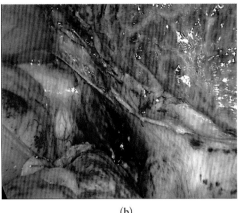

(a)   (b)

图 9-4-8　切除左心耳

（a）切割缝合器夹闭左心耳基底部；（b）完整切除左心耳

三、术后处理

术后可根据患者情况来决定即拔除管插管或带管回病房，常规拍摄床旁 X 线胸片，术后 2～3 d 可拔除胸管。术后给予床边胺碘酮持续泵入，拔管后给予口服胺碘酮，第 1 周 200 mg tid，第 2 周 200 mg tid，第 3 周 200 mg qd，在此期间如果心率很慢（＜60 次/分），可考虑减量或者临时停用，注意监测甲状腺功能。术后 3 个月维持窦性心律者停用胺碘酮，不能维持窦性心律者以控制心室率治疗为主。术后给予华法林抗凝，INR 维持在 2～3。3 个月后窦性心律者停用抗凝药，不能维持窦性心律的患者参考 CHA2DS2-VASc 评分和 HAS-BLED 评分选用华法林抗凝，男性 CHA2DS2-VASc 评分＞3 分、女性 CHA2DS2-VASc＞2 分者可继续抗凝治疗。术后再发房颤者可在抗凝充分的条件下予以直流电复律治疗，或心内内膜电生理标测及消融治疗。

第五节　手术并发症及处理原则

一、出血

出血是所有外科手术面临的重要并发症，尤其是对于微创手术，往往由于 2D 视野和镜下操作感觉的局限性，但 Wolf Mini-maze 有一个长 5 cm 的小切口辅助，发生大出血的风险相对较低，适合新手来操作。常见出血的部位如下。

（1）胸壁切口肋间动脉出血。

（2）胸腔粘连分离后出血。

（3）心包出血，以切开右侧心包靠近膈肌处比较常见，主要是心包外脂肪多，出血点不容易发现。

（4）纵隔出血，切开右侧心包上缘时首先要切开胸腺，常由于切开速度过快，静脉出血为主。

（5）最为凶险的出血部位为肺静脉或左心房后壁以及左心耳根部，分离双侧肺静脉时如果动作粗暴，过于心急，心包返折未能完全分离，导致肺静脉或者左心房撕裂。其中以右侧肺静脉分离最容易出血，因为上下肺静脉解剖形态多变，和左心房汇入点距离、角度差异较大，与心包返折处距离较短，空间较小；而左侧肺静脉解剖相对变异较少，分离较为容易。由于左心耳质地脆，形态差异大，容易出血，常见原因包括不是一次性完全切除、切割缝合器钉仓成形不好、动作粗暴牵拉出血等。因此，操作需要轻柔，确认切割缝合器完全包裹左心耳基底部。如果切割不完全，残留较少可用Hemolock或者钛夹闭合近心端后切断远端；残留较多时可再用切割分割器切除。在使用切割缝合器时每次切割后要保持持续压榨钉仓10 s左右，这样左心耳残端渗血会减少。如果有少量渗血，可用双极消融笔局部止血；如果出血较多，可用小纱布压迫止血，大多数情况下可以止血，尽量不要尝试通过缝合来止血，有时候缝合或牵拉后撕裂出血会更严重，造成严重后果，因此常规手术床边应备体外循环。

二、气胸

常由于分离胸腔粘连的时候损伤了肺组织，一般放置引流管后漏气会逐渐减少，但对于COPD的患者，往往漏气持续时间会长一些，术中应注意避免损伤肺。

三、膈神经损伤

膈神经损伤往往是在切开心包时离膈神经太近，由于右侧膈神经靠近肺门，在切开右侧心包时，切缘紧靠膈神经，电刀热量传导会损伤膈神经，造成同侧膈肌麻痹，术后影响咳嗽和呼吸功能，继发肺部感染和肺不张。

四、肺静脉狭窄

微创外科房颤消融是在肺静脉前庭处做消融线，一般很少会发生肺静脉狭窄。但由于目前国内大多数使用的是右弯消融钳，在钳夹右侧肺静脉前庭时弧度向内侧，很少会影响肺静脉开口。而在行左侧肺静脉前庭消融时，弧度偏向肺门，若消融钳钳夹靠近肺门，可能会影响肺静脉开口，从而造成肺静脉狭窄，以LIPV更为多见。因此，在行PVI时使消融钳尽量向左心房处钳夹，可避免肺静脉狭窄的发生。出现肺静脉狭窄临床症状可表现为活动后胸闷、气喘，严重者可有咯血。

五、肺部感染

肺部感染是胸部手术后最常见的并发症，术中单肺通气以及部分操作等都会损伤肺功能。术前有COPD、长期吸烟、高龄、肥胖、偏瘫等均为危险因素，术前呼吸道准备不充分，可增加术后肺部感染的发生。尤其是对于术前有脑卒中偏瘫的患者，术后咳嗽困难，往往偏瘫侧肺部痰液更多，通过使用氨溴索、气道雾化、根据痰液细菌培养选用敏感抗生素、床边呼吸道护理等治疗,大多数可以解决;对于严重肺部感染、气道分泌物多的患者可能需要气管镜吸痰。

六、胸腔积液

由于分离胸腔粘连和心外膜射频消融带来的热损伤,术后会引起一定量的胸腔渗出液,大多数患者可在术后2～3 d内拔除引流管。但少数患者的引流量可稍多,甚至持续到1周左右才能拔管,在这种情况下,可在术后给予糖皮质激素2～3 d,以减少渗出。

七、心动过缓

房颤患者由于术前长期服用抗心律失常药物治疗,控制心室率,对于心脏传导系统有一定的毒性,房颤消融术后心律转复,会引起心率过慢,临时起搏可缓解,一般1～5 d后心率能恢复,大多数不需要安装永久性心脏起搏器。

八、切口愈合不良或感染

微创手术切口较小,切口愈合不良或感染发生率较低。但对于肥胖患者,可能术后会出现切口皮下脂肪液化,导致愈合不良,通过换药可治愈。

九、胸部疼痛或不适感

术中胸壁作切口可能会损伤肋间神经,肋间神经阻滞可能减轻症状。术后早期仍然有胸部不适感,如麻木、针刺样疼痛、束缚感等,可能是胸腔粘连引起,大多数会在3个月内缓解。

第六节 结果与评价

一、术后随访

随访采用门诊复查和电话询问等方式。术后1、3、6、12个月及此后每12个月,分别通过患者自觉症状及12导联心电图、24 h动态心电图等检查,记录患者术后心律情况。术后3个月内为空白期,房颤发作不做统计;术后3个月随访中如发现房颤发生超过30 s,无论患者有无自觉症状,均视为房颤复发。术后随访期间至少一次头颅和心脏CT扫描和超声心动图复查,记录左心房直径、左心室大小及其功能状态。

二、结果与评价

2011年5月至2015年5月,共58例房颤患者在南京医科大学第一附属医院接受了Wolf Mini-maze手术,其中男性31例,女性27例;年龄41～81岁,平均(62.4±1.3)岁;其中阵发性房颤45例(77.6%),持续性房颤8例(13.8%),长程持续性房颤5例(8.6%);房颤病程1个月至20年,平均4.0年;合并高血压35例(60.3%),糖尿病9例(15.5%),脑梗死42例(72.4%),吸烟11例(18.9%),饮酒8例(13.8%);既往有房颤导管消融史6例(10.3%);术前CHA2DS2-VASc评分(2.36 ± 0.18)分,CHA2DS2-VASc评分(3.25 ± 0.21)分,HAS-BLED出血评分(2.77 ± 0.13)分;左心房平均直径(38.5 ± 0.7)mm;术前心功能纽约心脏协会(NYHA)Ⅰ级22例,Ⅱ级35例,Ⅲ级1例。

本组所有患者接受了Wolf Mini-maze手术,无围术期死亡病例,无永久起搏器植入,平均手术时间(212.5 ± 25.2)min,7例术中行同步电复律,平均出血量(20.1 ± 2.2)ml。

本组3例因术前有脑梗死后肢体偏瘫,术后咳痰无力,继发肺部感染,其中1例术前有脑梗死后肢体偏瘫伴球麻痹,术后咳痰困难,继发严重肺部感染(6种细菌),行气管切开,在纤维气管镜吸痰及联合抗感染后,治愈出院。其余患者无明显重大术后并发症出现,平均住院时间(9.0 ± 2.1)d。

术后所有患者完成了随访,中位随访时间37.5个月,不服用抗心律失常药物时窦性心律维持率为72.4%,术后CTA及超声心动图检查均显示无肺静脉狭窄和左心房血栓形成。

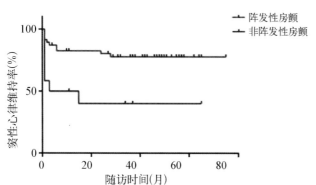

图9-6-1 阵发性和非阵发性房颤Wolf Mini-maze术后窦性心律维持率的Kaplan-Meier曲线

所有患者窦性维持率的Kaplan-Meier曲线如**图9-6-1**所示。其中阵发性房颤窦性心律维持率为80.0%(36/45),持续性房颤窦性心律维持率为50.0%(4/8),长程持续性房颤窦性心律维持率为40.0%(2/5)。

由于本组大多数患者术前有脑梗史(72.4%),作者分析合并脑梗死可能会影响患者房颤窦性心律转复率,因此将所有患者按照有无脑梗史分组比较,

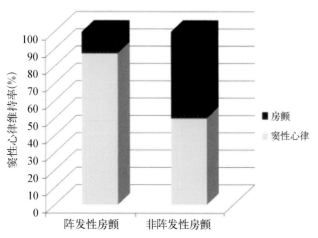

图9-6-2 不合并脑梗死患者阵发性和非阵发性房颤的窦性心律维持律率

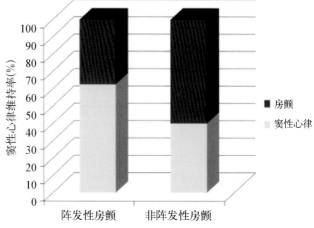

图9-6-3 合并脑梗死患者阵发性和非阵发性房颤的窦性心律维持率

结果显示不合并脑梗死的患者,阵发性房颤窦性心律转复率为87.5%,非阵发性房颤窦性心律转复率为50.0%(见图9-6-2);合并脑梗死的患者,阵发性房颤窦性心律转复率为62.5%,非阵发性房颤窦性心律转复率为40.0%(见图9-6-3)。

（邵永丰,倪布清）

参 考 文 献

1. Haïssaguerre M, Jaïs P, Shah DC, et al. Spontaneousinitiation of atrial fibrillation by ectopic beats originating in the pulmonary veins[J]. N Engl J Med, 1998, 339(10): 659-666.

2. Wolf RK, Schneeberger EW, Osterday R, et al. Video-assisted bilateral pulmonaryvein isolation and left atrial appendage exclusion for atrial fibrillation[J]. J Thorac Cardiovasc Surg, 2005, 130(3): 797-802.

3. Mehall JR, Kohut RM Jr, Schneeberger EW, et al. Intraoperative epicardial electrophysiologic mapping and isolation of autonomic ganglionic plexi[J]. Ann Thorac Surg, 2007, 83(2): 538-541.

4. Wudel JH, Chaudhuri P, Hiller JJ. Video-assisted epicardial ablation and left atrialappendage exclusion for atrial fibrillation: extended follow-up[J]. Ann Thorac Surg, 2008, 85(1): 34-38.

5. Edgerton JR, Jackman WM, Mack MJ. Minimally invasive pulmonary vein isolation and partial autonomic denervation for surgical treatment of atrial fibrillation[J]. J Interv Card Electrophysiol, 2007, 20(3): 89-93.

6. McClelland JH, Duke D, Reddy R. Preliminary results of a limited thoracotomy: new approach to treat atrial fibrillation[J]. J Cardiovasc Electrophysiol, 2007, 18(12): 1289-1295.

7. Boersma LV, Castella M, van Boven W, et al. Atrial fibrillation catheter ablation versus surgical ablation treatment (FAST): a 2-center randomized clinical trial[J]. Circulation, 2012, 125(1): 23-30.

8. Ohtsuka T, Ninomiya M, Nonaka T, et al. Thoracoscopic stand-alone left atrial appendectomy for thromboembolism prevention in nonvalvular atrial fibrillation[J]. J Am Coll Cardiol, 2013, 62(2): 103-107.

9. Aupperle H, Doll N, Walther T, et al. Histological findings induced by different energy sources in experimental atrial ablation in sheep[J]. Interact Cardiovasc Thorac Surg, 2005, 4(5): 450-455.

10. Calkins H, Kuck KH, Cappato R, et al. 2012 HRS/EHRA/ECAS Expert Consensus Statement on Catheter and Surgical Ablation of Atrial Fibrillation: recommendations for patient selection, procedural techniques, patient management and follow-up, definitions, endpoints, and research trial design[J]. Europace, 2012, 14(4): 528-606.

11. Patterson E, Po SS, Scherlag BJ, et al. Triggered firingin pulmonary veins initiated by in vitro autonomic nerve stimulation[J]. Heart Rhythm, 2005, 2(6): 624-631.

12. Scherlag B, Yamanashi W, Patel U, et al. Autonomically induced conversion of pulmonary vein focal firing into atrial fibrillation[J]. J Am Coll Cardiol, 2005, 45(22): 1878-1886.

13. Schauerte P, Scherlag BJ, Patterson E, et al. Focal atrial fibrillation: experimental evidence for a pathophysiologic role of the autonomic nervous system[J]. J Cardiovasc Electrophysiol, 2001, 12(5): 592-599.

14. Meyer CA, Hall JE, Mehall JR, et al. Impact of preoperative 64-Slice CT scanning on Mini-maze atrial fibrillation surgery[J]. Innovations (Phila), 2007, 2(4): 169-175.

15. Wolf RK. Treatment of lone atrial fibrillation: minimally invasive pulmonary vein isolation, partial cardiac denervation and excision of the left atrial appendage[J]. Ann Cardiothorac Surg, 2014, 3(1): 98-104.

第十章

仰卧位双胸径路左心房Box房颤消融术

自2004年开始，陆续有一系列研究报道了胸腔镜辅助下PVI和左心耳切除治疗房颤，与胸腔镜辅助小切口相比，完全胸腔镜下双侧PVI会更加微创、促进患者快速康复。2008年，Yilmaz A在*JTCVS*杂志上首先报道了完全胸腔镜下PVI治疗房颤。Kumagai等发现左心房后壁在维持房颤中起重要作用，Mark La Meir在此基础上于2011年尝试完全胸腔镜下行左心房后壁Box消融治疗房颤，取得了良好的效果。我们将在此章节中介绍使用Atricure和Medtronic两种消融系统行仰卧位双胸径路左心房Box消融术。

第一节　手术指征

手术适应证和禁忌证与Wolf Mini-maze消融相同。

一、手术适应证

① 有症状的非瓣膜性房颤；② 有短暂脑缺血发作或脑卒中史；③ 抗心律失常药物治疗无效；④ 导管消融失败的房颤（包括因解剖畸形无法行导管消融）；⑤ 抗凝药物禁忌证；⑥ 患者有强烈愿望终止抗心律失常和抗凝治疗。

二、手术禁忌证

① 瓣膜性房颤；② 有需要介入或外科手术治疗的严重冠心病；③ 既往有胸部手术史；④ 心包或胸腔有严重粘连；⑤ 左心房直径＞6.0 cm；LVEF＜30%；⑥ 严重COPD，无法耐受麻醉；⑦ 左心耳有血栓形成；⑧ 尚未控制好的甲亢；⑨ 多脏器功能不全，无法耐受手术者。

第二节　围术期处理原则

术前准备与Wolf Mini-maze消融相同。

一、术前检查

术前经过24 h动态心电图确诊房颤并记录房颤发作情况；超声心动图明确心脏结构及心功能，排除结构性心脏病、左心房及左心耳有无血栓，记录左心房直径；心脏CTA了解冠状动脉病变、通过延迟显像可评估左心耳有无血栓形成；有必要的患者需要行冠状动脉造影；头颅CT或MRI评估有无脑梗；检查肺功能或者动脉血气分析；甲状腺功能检验；术前BNP对于了解心脏功能也有一定的参考价值。

二、术前呼吸道准备

常规术前给予呼吸道准备，包括雾化吸入、沐舒坦、呼吸功能锻炼；对于气道有分泌物较多者，术前送痰涂片和细菌培养，必要时给予抗生素治疗。另外，对于有脑梗引起偏瘫的患者，往往因长期卧床、咳嗽困难，偏瘫侧呼吸道分泌物较多，术前呼吸道准备对于预防术后肺部感染至关重要。

三、术前药物治疗

停用华法林并监测PT和INR，改用低分子肝素桥接治疗；服用阿司匹林或者氯吡格雷抗血小板治疗的，术前5～7 d停用；服用新型抗凝药物如达比加群酯和利伐沙班者，术前停用24～48 h。

第三节　手　术　操　作

一、手术麻醉

全身麻醉后，插双腔气管插管或者支气管封堵器，桡动脉和右侧颈内静脉置管监测血流动力学指标，患者取仰卧位，背部正中垫高，使患者胸部上抬，双手置于躯体两侧，双上臂约背伸15°角，使双侧胸腔充分暴露。体表除颤电极贴于前胸和后背，用于术中同步电复律，暴露出胸骨正中区，为开放手术备用。双侧腹股沟区备皮，常规手术前TEE检查排除左心耳血栓，同时在术中用于引导左心耳切除。床边备体外循环机。

二、操作步骤

1. 体表入路标记

右侧标记线包括腋中线第4肋间、腋前线第3肋间、腋前线第5肋间（见图10-3-1a）；左侧标记线和右侧标记线雷同，但要稍微偏后一点（见图10-3-1b）。

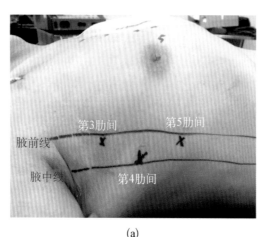 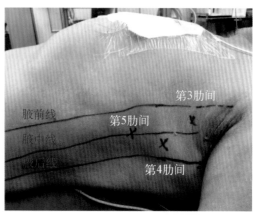

(a)　　　　　　　　　　　　　(b)

图10-3-1　切口标记

（a）右侧切口标记;（b）左侧切口标记

胸部切口消毒，腹股沟区也要消毒，备体外循环用，铺无菌手术单，将手术床向左侧倾斜，使右侧抬高，先选择性左侧单肺通气，于腋中线第4肋间作5 mm的腔镜孔、腋前线第3肋间和第5肋间分别作5 mm和12 mm为操作孔，置入Trocar，进入0°胸腔镜及操作器械，同时持续胸腔内灌注CO_2（压力5～8 mmHg）（见图10-3-2）。

抓钳提起心包，平行于膈神经前方约2 cm处纵行切开心包（见图10-3-3a），可将电刀功率调整为20 W，用塑料吸引器垫于心脏和心包之间，避免损伤心脏。缝合心包牵引线，钩线器将其穿出胸壁悬吊，钝性分离斜窦（见图10-3-3b）和横窦（见图10-3-3c）。

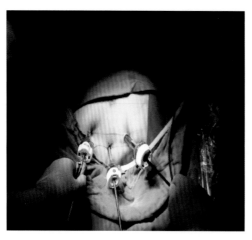

图10-3-2　右侧腔镜及操作孔

2. Atricure消融系统方法

使用Atricure消融系统方法如下：心外膜神经节丛电生理标测，具体方法同Wolf Mini-maze消融，拔除腋前线第5肋间12 mm Trocar，进入光源分离器套连接带从心脏后方进入斜窦，调整关节，在右肺动脉与RSPV之间能显示光源，此时可轻轻摆动分离器头端，如有结缔组织覆盖，可用"花生米"钝性分离，用分离钳将连接带头端从切口内提出（见图10-3-4）。

Atricure双极消融钳随连接带尾端红色橡胶带经辅助孔进入，此时将心包下缘牵引线放松，消

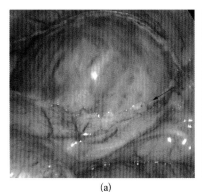
(a)

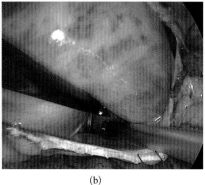
(b)

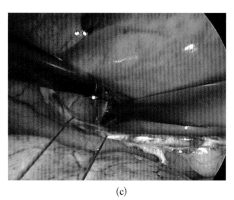
(c)

图10-3-3　手术操作

（a）切开右侧心包,箭头所示为膈神经;（b）分离斜窦;（c）分离横窦

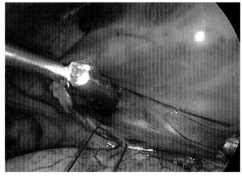
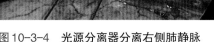

图10-3-4　光源分离器分离右侧肺静脉

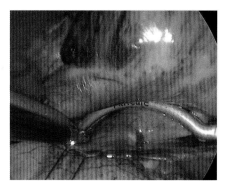

图10-3-5　消融右侧肺静脉前庭

融钳应顺着自然弧度进入斜窦下肺静脉后方,提起连接带,于上肺静脉心包返折处穿出,确认消融钳上下臂均超越上肺静脉,在肺静脉前庭处钳夹,每次钳夹后行消融4次,更换3个部位（**见图10-3-5**）。

完成消融后用双极消融笔行神经节丛标测和消融,确认PVI双向阻滞（**见图10-3-6a**）。方法同Wolf Mini-maze,分别从两个操作孔进入操作器械,左手拿分离钳将SVC和主动脉向上挑起,右手用吸引器钝性分离横窦达左侧心包,胸腔镜沿心包上缘进入横窦,可显示左心耳,用双极消融笔沿RSPV消融线向左心房顶部消融（**见图10-3-6b**）。从斜

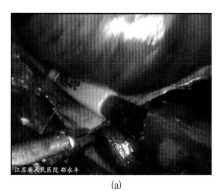
(a)

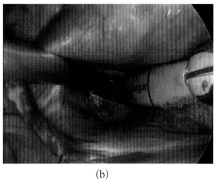
(b)

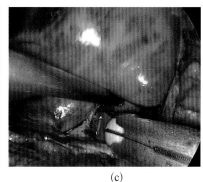
(c)

图10-3-6　手术步骤

（a）神经节丛标测和消融以及确认PVI双向阻滞;（b）消融左心房顶部;（c）消融左心房后壁

窦内将心脏用吸引器向前挑起,双极消融笔沿PIPV消融线向对侧下肺静脉作消融线(见图10-3-6c)。间断缝合右侧心包,放置引流管,膨肺,罗哌卡因行切口局部肋间神经阻滞,缝合切口关胸。

左侧胸部切口同右侧,稍偏向后侧,将手术床向右侧倾斜,左侧抬高,平行于膈神经后方切开心包,缝合牵引线穿出胸壁后悬吊,电动或超声刀切断Marshall韧带(见图10-3-7a),

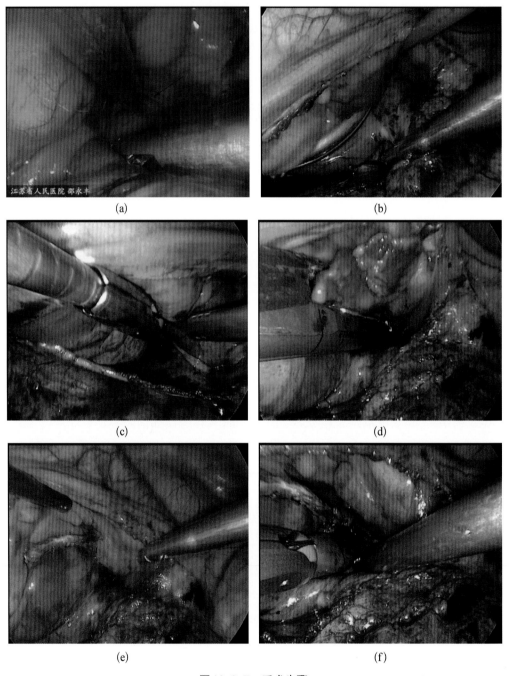

(a)　　　　　　　　　　　　　(b)

(c)　　　　　　　　　　　　　(d)

(e)　　　　　　　　　　　　　(f)

图10-3-7　手术步骤

(a)切断Marshall韧带(箭头所示);(b)消融左侧肺静脉前庭;(c)消融左心房后壁连线;(d)切除左心耳前;(e)切除左心耳后;(f)消融左心房顶部连线

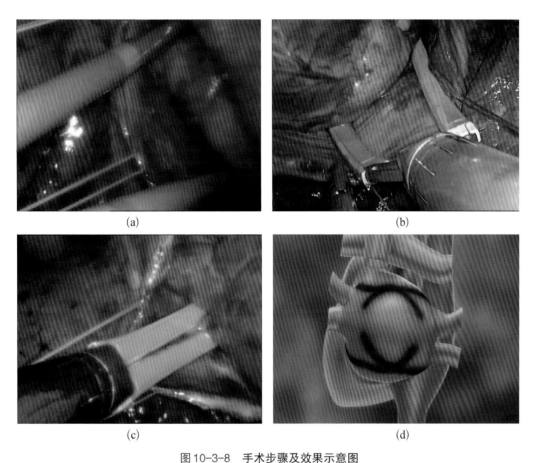

图 10-3-8　手术步骤及效果示意图

（a）横窦和斜窦置入引导器；（b）消融左侧肺静脉和左心房后壁；（c）消融右侧肺静脉和左心房后壁；（d）消融后效果图，左心房成完整的Box

　　PVI和神经节丛标测、消融方法同左侧（见图10-3-7b）。吸引器将心脏向前挑起，双极消融笔沿LIPV消融线向对侧消融线连接（见图10-3-7c），切割缝合器切除左心耳（见图10-3-7d和图10-3-7e），用双极消融笔沿LSPV消融线向左心房顶部消融，与对侧消融线汇合（见图10-3-7f），然后消融左心耳根部与LSPV连线。如果仍为房颤心律，可同步电复律。彻底止血，间断缝合心包切口，放置引流管，逐层关胸。

　　使用Medtronic Cardioblate Gemini双极消融系统：钝性分离斜窦和横窦，由横窦和斜窦分别置入一个Cardioblate Navigator引导器（见图10-3-8a），从左侧肺静脉上下缘分别引出引导器，用Medtronic Cardioblate Gemini双极消融钳分别从双侧胸腔沿引导器置入，然后经左、右胸腔分别钳夹消融双侧肺静脉和左心房后壁（见图10-3-8b～图10-3-8d）。

第四节　手术并发症及处理原则

　　同Wolf Mini-maze消融。

第五节 结果与评价

一、随访

同 Wolf Mini-maze 消融。

二、结果与评价

2015年5月至2017年5月,共82例房颤患者在南京医科大学第一附属医院接受了仰卧位双胸径路左心房Box消融手术(Atricure),其中男性50例,女性32例;平均年龄(62.0 ± 1.4)岁;阵发性房颤40例(48.8%),持续性房颤20例(24.4%),长程持续性房颤22例(26.8%);房颤病程2个月至30年,中位时间3.0年;合并高血压43例(52.4%),糖尿病13例(15.9%),脑梗死56例(68.3%),吸烟17例(20.7%),饮酒13例(15.9%);术前CHA2DS2-VASc评分2.21 ± 0.15,CHA2DS2-VASc评分(3.00 ± 0.18)分,HAS-BLED出血评分(3.00 ± 0.13)分;平均左心房直径(41.3 ± 0.6)mm;术前心功能纽约心脏协会(NYHA)Ⅰ级49例,Ⅱ级30例,Ⅲ级3例。

本组患者有81例成功接受了仰卧位双胸径路左心房Box手术,其中1例在用光源分离器分离右侧肺静脉后方时,出现左心房后壁出血,改为胸骨正中切口,建立体外循环下行左心房破裂修补同期行Box消融,术中探查发现左心房后壁与心包致密粘连。还有1例在切除左心耳后发现残端出血,量较大,用纱布压迫成功止血。全组患者无围术期死亡,无永久起搏器植入,平均手术时间(195.2 ± 23.2)min,其中23例术中行同步电复律,出血量少。

术后所有患者完成了随访(100%),中位随访时间15个月,不服用抗心律失常药物时窦性心律维持率为67.1%,术后CTA及超声心动图检查均显示无肺静脉狭窄和左心房血栓形成。患者窦性维持率的Kaplan-Meier曲线如**图10-5-1**所示。其中阵发性房颤窦性心律维持率为72.5%(29/40),持续性房颤窦性心律维持率为60.0%(12/20),长程持续性房颤窦性心律维持率为63.6%(14/22)。

作者近期用Medtronic Cardioblate Gemini双极消融系统给3例长程持续性房颤患者做了左心房Box消融,术中均自行转复成窦性心律。Voeller等对比了双侧肺静脉和左心房后壁整体隔离而形成一个完整的"Box",与先隔离双侧肺静脉再左心房顶部和后壁连起来形成"Box"的效果,结果显示前者效果优于后者。

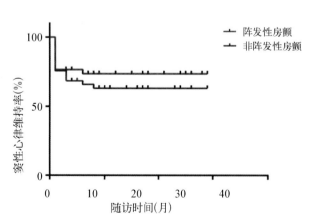

图10-5-1 阵发性和非阵发性房颤Box消融术后窦性心律维持率的Kaplan–Meier曲线

综上,无论用何种能量方式或器械在全胸腔镜下行左心房Box消融都是安全、可行的,具有创伤小、术后恢复快等优点,房颤消融效果明显,值得推广。

(邵永丰,倪布清)

参 考 文 献

1. Gillinov AM, Blackstone EH, McCarthy PM. Atrial fibrillation: current surgical options and their assessment[J]. Ann Thorac Surg, 2002, 74(6): 2210−2217.

2. Sie HT, Beukema WP, Ramdat Misier AR, et al. The radiofrequency modified maze procedure. A less invasive surgical approach to atrial fibrillation during open-heart surgery[J]. Eur J Cardiothorac Surg, 2001, 19(4): 443−447.

3. Williams MR, Stewart JR, Bolling SF, et al. Surgical treatment of atrial fibrillation using radiofrequency energy [J]. Ann Thorac Surg, 2001, 71(6): 1939−1943.

4. Benussi S, Nascimbene S, Calori G, et al. Surgical ablation of atrial fibrillation with a novel bipolar radiofrequency device[J]. J Thorac Cardiovasc Surg, 2005, 130(2): 491−497.

5. Gammie JS, Didolkar P, Krowsoski LS, et al. Intermediate-term outcomes of surgical atrial fibrillation correction with the CryoMaze procedure[J]. Ann Thorac Surg, 2009, 87(5): 1452−1459.

6. Cox JL, Schuessler RB, D'Agostimo HJ Jr, et al. The surgical treatment of atrial fibrillation. Ⅲ. Development of a definitive surgical procedure[J]. J Thorac Cardiovasc Surg, 1991, 101(4): 569−583.

7. Cox JL. The surgical treatment of atrial fibrillation. Ⅳ. Surgical technique[J]. J Thorac Cardiovasc Surg, 1991, 101(4): 584−592.

8. Schaff HV, Dearani JA, Daly RC, et al. Cox-Maze procedure for atrial fibrillation: Mayo Clinic experience[J]. Semin Thorac Cardiovasc Surg, 2000, 12(1): 30−37.

9. Sternik L, Ghosh P, Luria D, et al. Mid-term results of the "hybrid maze": a combination of bipolar radiofrequency and cryoablation for surgical treatment of atrial fibrillation[J]. J Heart Valve Dis, 2006, 15(5): 664−670.

10. Haïssaguerre M, Jaïs P, Shah DC, et al. Spontaneous initiation of atrial fibrillation by ectopic beats originating in the pulmonary veins[J]. N Engl J Med, 1998, 339(10): 659−66.

11. Gillinov AM. Choice of surgical lesion set: answers from the data[J]. Ann Thorac Surg, 2007, 84(5): 1786−1792.

12. Golovchiner G, Mazur A, Kogan A, et al. Atrial flutter after surgical radiofrequency ablation of the left atrium for atrial fibrillation[J]. Ann Thorac Surg, 2005, 79(1): 108−112.

13. Wisser W, Seebacher G, Fleck T, et al. Permanent chronic atrial fibrillation: is pulmonary vein isolation alone enough?[J]Ann Thorac Surg, 2007, 84(4): 1151−1157.

14. McCarthy PM, Kruse J, Shalli S, et al. Where does atrial fibrillation surgery fail? Implications for increasing effectiveness of ablation[J]. J Thorac Cardiovasc Surg, 2010, 139(4): 860−867.

15. Schmitt C, Ndrepepa G, Weber S, et al. Biatrial multisite mapping of atrial premature complexes triggering onset of atrial fibrillation[J]. Am J Cardiol 2002, 89(12): 1381−1387.

16. Lee SH, Tai CT, Hsieh MH, et al. Predictors of non-pulmonary vein ectopic beats initiating paroxysmal atrial fibrillation: implication for catheter ablation[J]. J Am Coll Cardio, 2005, 46(6): 1054−1059.

17. Voeller RK, Bailey MS, Zierer A, et al. Isolating the entire posterior left atrium improves surgical outcomes after the Cox maze procedure[J]. J Thorac Cardiovasc Surg, 2008, 135(4): 870−877.

18. Melby SJ, Zierer A, Kaiser SP, et al. Epicardial microwave ablation on the beating heart for atrial fibrillation: the dependency of lesion depth on cardiac output[J]. J Thorac Cardiovasc Surg, 2006, 132(2): 355−360.

19. Pruitt J, Lazzara R, Ebra AG. Minimally invasive surgical ablation of atrial fibrillation: the thoracoscopic box lesion approach[J]. J Interv Card Electrophysiol 2007, 20(3): 83−87.

20. Bevilacqua S, Gasbarri T, Cerillo A, et al. A new vacuum-assisted probe for minimally invasive radiofrequency ablation[J]. Ann Thorac Surg, 2009, 88 (4) : 1317−1321.

21. Miyagi Y, Ishii Y, Nitta T, et al. Electrophysiological and histological assessment of transmurality after epicardial ablation using unipolar radiofrequency energy[J]. J Card Surg 2009, 24(1): 34−40.

第十一章

二尖瓣病变合并房颤的外科治疗

心脏瓣膜病（valvular heart disease）是由于各种原因引起的单个或多个瓣膜的功能和结构异常，导致瓣口狭窄和（或）关闭不全。在中国，瓣膜病变中二尖瓣病变最为多见，其次为主动脉瓣。房颤是心脏瓣膜病最常见的并发症之一，尤其在二尖瓣病变中。房颤的发生率伴随左心房增大和年龄增长而显著增加。有临床症状的二尖瓣狭窄患者中，有40%患者合并房颤。心外科住院的瓣膜病患者中伴随房颤者高达60%～70%，尤其以老年人更为突出。约75%重度二尖瓣关闭不全的患者合并房颤。在二尖瓣病变的基础上发生房颤，心房压力进一步增加，心输出量进一步减少，临床症状迅速恶化。

在二尖瓣病变的外科治疗中，瓣膜成形和瓣膜置换是最有效的手术方法。但二尖瓣手术后，患者如不能恢复窦性心律，尽管在术后需要进行有效的抗凝治疗，但房颤引起栓塞的风险并不能去除；多种因素存在时，更容易造成血栓栓塞性疾病的发生。同时，由于房颤所导致的左心房结构性重构并不能延缓或逆转，房颤对心脏功能的影响也不能去除，患者的生活质量受到极大影响。因此，在二尖瓣疾病行瓣膜成形和（或）置换的同时，应根据患者病情，选取不同的治疗方法，尽量恢复患者的窦性心律，在血流动力学紊乱得到改善的同时，维持窦性心律，有效减少血栓栓塞的风险，从而改善生活质量。

第一节 二尖瓣病变和心房颤动的发生率

一、二尖瓣狭窄

二尖瓣狭窄的心悸胸闷等临床表现本身就可能是房颤的表现。房颤是二尖瓣狭窄的早期常见症状和并发症，可能为患者就诊的首发症状，也可能是首次呼吸困难发生的诱因和患者体力活动明显受限的开始。心房扩大往往是房颤发生的基础，房早常为房颤发生的诱因。

正常成人二尖瓣瓣口面积为4～6 cm²，当各种病变引起瓣口面积减少50%以上时，即可产生狭窄。重度二尖瓣狭窄的跨瓣压差明显增高,这时左心房压必须超过这一压力范围才能使血流通过狭窄的二尖瓣口来维持有效的心输出量。这种左心房压力的增高除了使肺静脉压增高、肺淤血、劳力性呼吸困难外,左心房的扩大必将接踵而至,成为房颤发生的基础条件。

瓣膜病合并房颤的发生,往往初始为阵发性房扑和颤动,之后转变为持续性房颤。房颤时,心房收缩功能丧失,左心室血流减少,心输出量减少。左心室充盈更加依赖于舒张期的长短,而心室率增快,使舒张期缩短。在一定心输出量水平的范围内,心动过速进一步增大二尖瓣跨瓣压差,扩大左心房,这可解释事先毫无症状的二尖瓣狭窄患者一旦发生房颤,可突然出现严重呼吸困难,甚至发生急性肺水肿。此时至关重要的是通过药物治疗,尽快控制房颤的心室率或恢复窦性心律。

30%～40%有症状的二尖瓣狭窄患者伴有房颤,二尖瓣狭窄合并房颤者栓塞发生率较窦性者增高7倍。Coulshed等观察了839例二尖瓣狭窄患者,窦性心律者栓塞发生率为8%,合并房颤者为31.5%;由于在二尖瓣狭窄合并房颤的初发阶段房颤的发生往往是阵发性,当房颤发作持续时间24～48 h后,一旦房颤终止,基于心房顿抑的理论基础,这时心房内血栓形成并脱落的机会明显增加。研究表明,栓塞发生的危险性在房颤刚发生阶段,可增加7～18倍,约30%的栓塞发生在房颤出现的第1个月,66%发生在1年内。因此,对二尖瓣病变的患者,早期检出房颤并进行抗凝治疗非常重要。65%的栓塞病例可再发,且多在起初6～12个月内。伴发于瓣膜病的房颤不仅可使栓塞的发生率明显增高,使患者致残,同时亦使病死率明显增加。有研究表明,二尖瓣狭窄合并持续性房颤可使患者病死率增加17.4倍,单纯二尖瓣狭窄合并的阵发性房颤就可使病死率增加12.9倍。

二、二尖瓣关闭不全或二尖瓣脱垂

约有3/4的重度二尖瓣关闭不全患者合并房颤,虽然二尖瓣关闭不全合并周围血管栓塞者的绝对人数少于二尖瓣狭窄者,但是,一旦二尖瓣关闭不全合并左心房增大,慢性房颤者其栓塞率相对增加。有报道二尖瓣关闭不全者,如为窦性心律者栓塞的发生率为7.7%;如合并房颤者,周围栓塞率高达22%。

在我国,风湿性心瓣膜病发生率开始明显降低,二尖瓣脱垂发生率相对增高,二尖瓣脱垂易合并多种心律失常,包括室性心律失常等,部分二尖瓣脱垂者可发展为二尖瓣关闭不全,但二尖瓣脱垂合并房颤的具体发病率尚不十分清楚。

第二节　瓣膜病合并房颤的药物治疗

房颤的药物治疗包括心室率的控制、节律控制、抗凝预防血栓栓塞等三大措施。

一、急性房颤的治疗

房颤急性发作常伴快速心室率,如血流动力学稳定且电解质稳定,可静脉注射胺碘酮治疗;亦可先静脉推注洋地黄制剂,以减慢心室率。如不能满意控制心室率,可静脉联用地尔硫䓬、维拉帕米或β受体阻滞剂;如血流动力学不稳定,出现肺水肿、休克、心绞痛或晕厥,应立即电复律;如复律失败,应联用药物尽量减慢心室率。

二、慢性房颤的治疗

二尖瓣病变合并慢性房颤,应首先争取手术治疗解决瓣膜问题,在瓣膜病手术治疗的同时,尽可能行房颤消融术。在术前,① 如果持续性房颤1年以内者,心房直径<60 mm,无心房血栓,无高度或完全房室传导阻滞和(或)潜在病窦结病变时,应考虑药物或同步电复律治疗,同步直流电复律安全有效。目前临床上常用的药物为胺碘酮,在胺碘酮治疗的前后,需要明确患者有无甲状腺疾病病史,并监测患者甲状腺功能。成功恢复窦性心律后需长期口服抗心律失常药物维持,以预防或减少房颤复发,维持的药物首选胺碘酮,剂量为每次0.2 g,3~4次/天,持续7~10 d后逐渐减量为0.2 g,1次/天,持续用药至二尖瓣置换术后。复律前3周和成功复律后4周需口服抗凝剂华法林,且需达到有效治疗剂量预防栓塞。② 如果患者不宜复律,或复律失败,或复律后无法维持窦性心律,且心室率快,需用洋地黄控制心室率,使其静息心率保持在60~80次/分。如洋地黄控制心室率不满意,可加用β受体阻滞剂或非二氢吡啶类钙拮抗剂。③ 如无禁忌证,患者应该长期服用华法林,预防血栓栓塞。

第三节　心房颤动的消融治疗

如前所述,瓣膜病合并房颤,尤其是伴快速心室率时,心输出量明显下降,栓塞的发生率明显增高,因此尽可能恢复并维持窦性心律对改善患者生活质量与延长患者寿命均有重要的意义。房颤时过快的心室率降低了左心室充盈,加重心功能不全。Forlani比较二尖瓣置换同时是否进行左心房消融对生活质量的影响,结果显示维持窦性心律组的生活质量较未消融组患者高。Handa报道二尖瓣置换同时进行Cox迷宫手术恢复窦性心律,无论抗凝强度如何,仍然显著降低患者的卒中发生率,这说明瓣膜病患者维持窦性心律不仅可以减轻或避免心力衰竭,还可以降低卒中发生率,提高生活质量。

上述取得较好成功率和较低复发率的经导管消融多是在比较大的中心进行的,因为手术本身有一定的难度。那么,在外科手术时同期射频消融的效果如何?近期发表的SAFIR研究是一项涉及4所大学医学院的、双盲、多中心随机的研究。研究者选择了2002年12月至2005年43例二尖瓣疾病伴永久性房颤(病程超过半年)患者,比较了单纯行外科手术及同时行左心房射频消融术两组的随访情况,终点为随访12个月窦性心律且不伴心律失常发生的比率,次要终点包括外科并发症、房颤的复发、卒中和超声心动图测量参数,结果显示:左心房射频组随访12个月的无心律失常发生率高达57%,而对照组仅为4%,两组比较差异有统计学意义;出院时射频组窦性心律转复率高达72.7%,而单纯手术组仅为4.8%。随访3个月时,两组患者的窦性心律维持率分别为85.7%和23.8%($P<0.001$),12个月时分别为95.2%和33.3%($P<0.005$);两组患者随访期间术后并发症和卒中发生情况相似。由此作者得出结论,在瓣膜病外科手术时同期行射频消融术是有效和安全的。

第四节　瓣膜病合并房颤的手术治疗

一、各种类型的迷宫手术方式

1. 迷宫Ⅲ型手术

迷宫手术的基本原理和演变在本书"心房颤动外科治疗的历史与现状"中进行了详细地阐述,此处不再赘述。经典迷宫Ⅲ型手术的基本步骤如**图11-4-1~图11-4-3**所示,标准迷宫Ⅲ型手术示意图如**图11-4-4**所示。

2. 迷宫Ⅳ型手术

Ⅲ型迷宫手术由于手术过程中对心房组织的广泛、多重的切割和缝合,导致手术操作复杂,增加了围术期并发症。因而,在Ⅲ型迷宫的基础上,很多学者加以改进,从而诞生了迷宫Ⅳ型手术,即以新型能量替代"切与缝"技术完成Ⅲ型迷宫所有线路。目前,国际上大多数

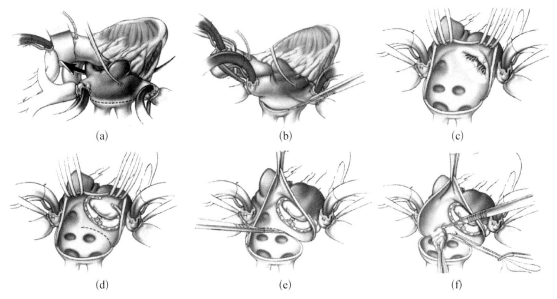

(a)　　　　　　　　　(b)　　　　　　　　　(c)

(d)　　　　　　　　　(e)　　　　　　　　　(f)

图11-4-1　经典迷宫Ⅲ型手术的基本步骤(1)

(a)体外循环建立,游离左右心房;(b)主动脉阻断后,做左心房切口。切口位置位于图1中虚线位置;(c)暴露左心房内结构;(d)显示患者行而二尖瓣成形术后,完成后续的迷宫Ⅲ型步骤;虚线部位显示的是左心房后壁切口延伸至LSPV处;(e)继续切开左心房后壁,注意勿损伤冠状动脉旋支;(f)切除左心耳

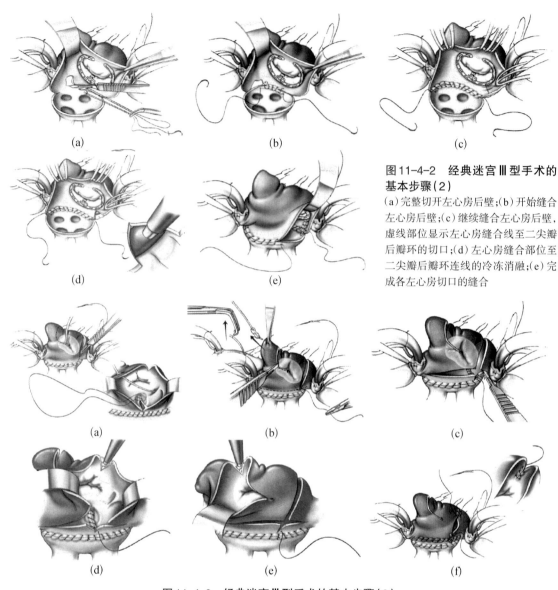

图11-4-2　经典迷宫Ⅲ型手术的基本步骤（2）

（a）完整切开左心房后壁；（b）开始缝合左心房后壁；（c）继续缝合左心房后壁，虚线部位显示左心房缝合线至二尖瓣后瓣环的切口；（d）左心房缝合部位至二尖瓣后瓣环连线的冷冻消融；（e）完成各左心房切口的缝合

图11-4-3　经典迷宫Ⅲ型手术的基本步骤（3）

（a）开始右心房切口及缝合；（b）右心房切口；（c）右心房沿房间沟切口；（d）（e）：三尖瓣环部位的冷冻消融；（f）缝合各右心房切口

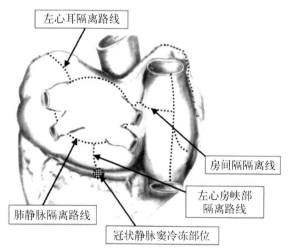

左心耳隔离路线

房间隔隔离线

左心房峡部隔离路线

肺静脉隔离路线

冠状静脉窦冷冻部位

图11-4-4　标准迷宫Ⅲ型手术示意图

中心均采用迷宫Ⅳ型手术或改良的迷宫Ⅳ型手术。

经典迷宫Ⅳ型手术的步骤如**图11-4-5**和**图11-4-6**所示；迷宫Ⅳ型手术的术中显示如**图11-4-7**～**图11-4-9**所示。

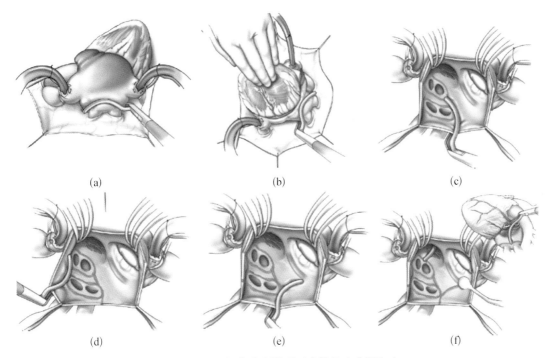

图11-4-5　经典迷宫Ⅳ型手术的基本步骤（1）

（a）右侧双肺静脉消融；（b）左侧双肺静脉消融；（c,d）切开左心房后,行左右肺静脉间消融；（e）肺静脉消融线至二尖瓣后瓣环部位消融；（f）切除左心耳后,经左心耳至肺静脉消融线间消融及二尖瓣后瓣环部位的冷冻消

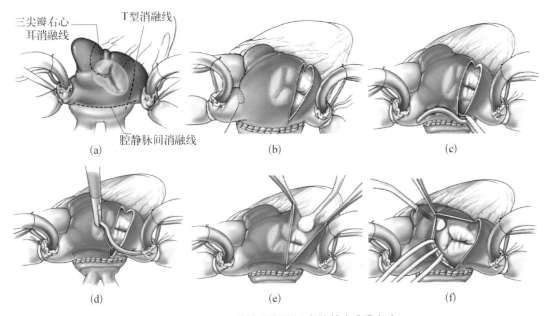

图11-4-6　经典迷宫Ⅳ型手术的基本步骤（2）

（a）迷宫Ⅳ型手术右心房部分简图；（b）右心房切口；（c,d）经右心房切口至SVC、下腔静脉消融；（e）右心房切口至三尖瓣环间的冷冻消融；（f）切开右心耳后,经右心耳切口至三尖瓣环部位的冷冻消融。腔静脉间消融线即上、下腔静脉消融线；T型消融线由腔静脉间消融线与右心房切口至三尖瓣瓣环消融线共同构成

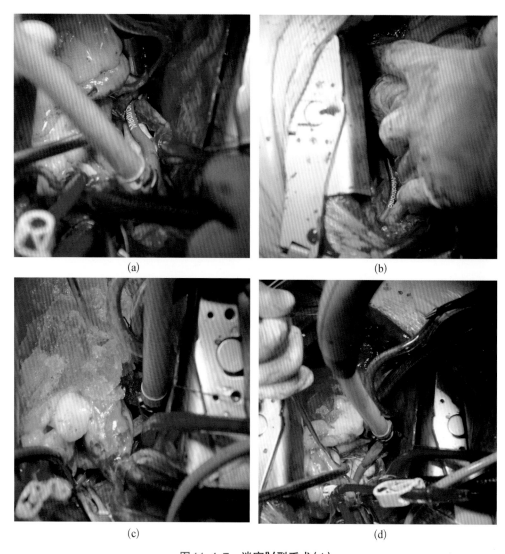

(a)　　　　　　　　　　　　　　　　(b)

(c)　　　　　　　　　　　　　　　　(d)

图 11-4-7　迷宫Ⅳ型手术（1）

（a）右侧双肺静脉消融；（b）左侧双肺静脉消融；（c）（d）切除左心耳，切开左心房后，行左右肺静脉间消融，消融线延续到切除的左心耳

3. 经右胸微创二尖瓣手术同期应用双极射频消融钳行迷宫Ⅳ型手术（上海梅举方法）

　　随着微创技术的不断进步，微创心脏外科手术也获得长足的进展，经右胸微创二尖瓣手术的开展也越来越广泛。由此带来一个问题，微创二尖瓣手术使得同期进行房颤手术较为困难，因此有学者采用单极或双极笔进行消融。众所周知，单极或双极笔的消融效果有待商榷。上海交通大学医学院附属新华医院心胸外科开拓性地采用双极消融钳进行经右胸微创二尖瓣手术同期行房颤消融，取得良好的效果。

　　下面介绍经右胸微创二尖瓣手术同期行迷宫Ⅳ型手术，由于右心房消融较为简便且与正中切口消融相同，故此处只显示较为困难的左心房消融部分。经右胸微创二尖瓣手术同期行迷宫Ⅳ型手术的基本步骤如**图 11-4-10～图 11-4-12**所示。

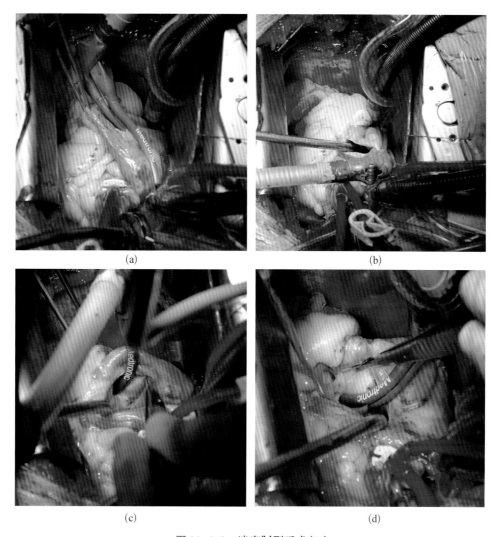

图11-4-8　迷宫Ⅳ型手术（2）

（a）（b）经右心房切口至SVC、下腔静脉消融；（c）右心房切口至三尖瓣环间的消融；（d）三尖瓣峡部消融

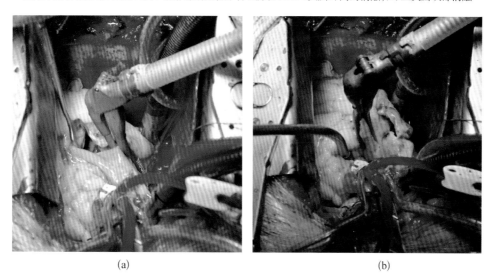

图11-4-9　迷宫Ⅳ型手术（3）

（a）右心房切口至房间隔消融；（b）右心耳基底消融

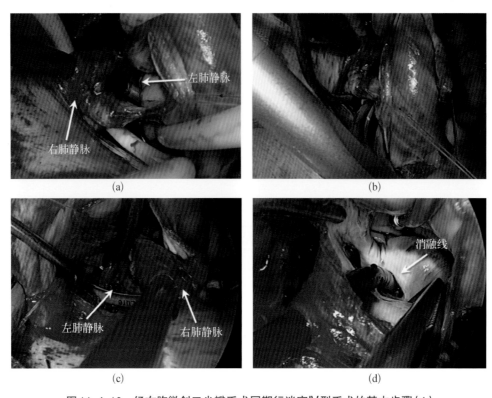

图11-4-10　经右胸微创二尖瓣手术同期行迷宫Ⅳ型手术的基本步骤（1）

（a）经右胸微创切口游离双侧肺静脉，经左肺静脉前后位套导尿管以引导消融钳通过；（b）双极消融钳通过左侧肺静脉；（c）使用消融钳进行左侧肺静脉消融；（d）显示心内膜消融线

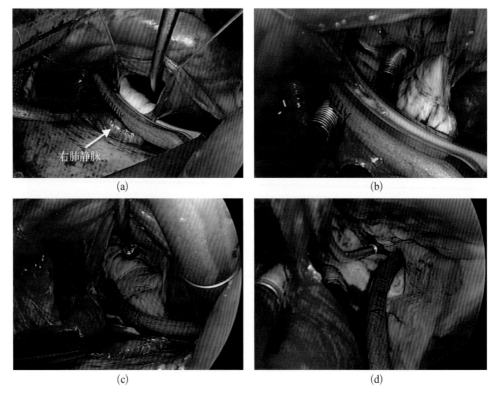

图11-4-11　经右胸微创二尖瓣手术同期行迷宫Ⅳ型手术的基本步骤（2）

（a）右肺静脉消融；（b）经左心房顶至LSPV消融线；（c）经左心房底部至LIPV消融线；（d）二尖瓣峡部消融线

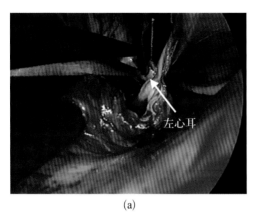
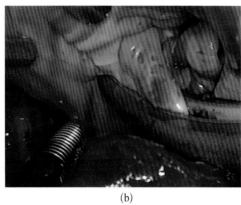

(a)　　　　　　　　　　　　　　　　(b)

图11-4-12　经右胸微创二尖瓣手术同期行迷宫Ⅳ型手术的基本步骤（3）
（a）左心耳切除；（b）从左心耳切缘至LSPV消融

所有患者在全麻体外循环心脏停跳下，经微创右胸切口采用双极消融钳作Cox迷宫Ⅳ型手术。全麻成功后，双腔气管插管，患者取仰卧位，右侧胸背部垫高30°角；股动脉插管作为动脉供血管，股静脉插管引流腔静脉血，必要时加右颈静脉行18F插管引流上腔静脉血，建立体外循环。

右胸前外侧第4肋间切口进胸，纵行切开心包并悬吊，显露心脏。行体外循环后，右上肺静脉插左心引流管，在充分引流心脏内血液的情况下，充分游离出右侧上、下肺静脉及上、下腔静脉，充分地分离下腔静脉与右下肺静脉间的组织，经心包横窦间隙解剖右肺动脉下缘与左心房顶部的组织；Chitwood钳阻断升主动脉，主动脉根部灌注冷心脏停搏液；心脏停跳后，用束带分别阻断上、下腔静脉，房间沟纵形切口显露左心房与二尖瓣。经心脏斜窦间隙小心分离左心房后壁、左心房顶部至横窦，形成一通道，并向两侧扩大通道至肺静脉与左心房的交界处。经横窦间隙用电凝损毁Marshall韧带及附近的自主神经节。应用Atricure双极消融钳从下腔静脉与右下肺静脉之间的间隙，经心包斜窦行左侧环肺静脉透壁消融线（**见图11-4-10**）；再行右侧环肺静脉透壁消融线［（**见图11-4-11（a）**］；分别从左心房切口上下缘分别作左右肺静脉间的两条消融连线［**见图11-4-11（b），图11-4-11（c）**］，最后从左心房切口下缘向二尖瓣峡部作消融连线［**见图11-4-11（d）**］。从左心房内翻转、牵出左心耳，切除左心耳［**见图11-4-12（a）**］，用双极钳从其切口向肺静脉作消融线［**见图11-4-12（b）**］，从心内缝闭左心耳或经心包横窦从心外结扎左心耳。右心房消融常规进行：切除右心耳，作右心房游离壁切口和消融线；切开右心房，作上、下腔静脉消融线及界嵴方向的消融线；切开卵圆窝，消融钳从此孔穿过，分别向外侧界嵴、下方冠状静脉窦口方向作房间隔消融线，再从冠状静脉窦口向三尖瓣环及下腔静脉口处作消融连线，使房间隔和三尖瓣峡部的消融线完全彻底。

消融操作完毕，探查二、三尖瓣的病变情况以决定行修复或置换术，二、三尖瓣修复时常加用C型成形环。术毕常规放置心外膜临时起搏导线。

4. 经右胸微创二尖瓣手术同期应用冷冻消融行迷宫Ⅳ型手术

在全麻体外循环心脏停跳下，经右胸微创切口采用冷冻消融作Cox Maze Ⅳ手术。全麻成功后，双腔气管插管，患者取仰卧位，右侧胸背部垫高30°角。微创二尖瓣手术采用右前外侧第4肋间6 cm切口进胸，股动静脉插管建立体外循环，主动脉根部灌注心脏停搏液，所有心脏手术经房间沟切口显露左心房与二尖瓣，施行二尖瓣手术及左心房的冷冻消融操作，从心内切除左心耳或以4-0Prolene线连续缝合关闭左心耳。自房间沟中点向三尖瓣环方向作右心房侧壁纵形切口，行右心房冷冻消融及三尖瓣成形术。

冷冻消融应用CryoICE（Atricure, Inc）金属探头，根据所需消融心房组织的位置，塑形冷冻消融探头的长度与弧度，在冷冻机器及一氧化二氮气体作用下，冷冻消融探头迅速降温至-60 ℃，与心内膜组织发生完整且固定的接触，维持-60 ℃以下120 s，即可产生确切的冷冻消融线。中止一氧化二氮气体的作用，探头温度恢复至0 ℃以上，移开探头，调整位置，再作下一条消融线。先行左心房冷冻消融、二尖瓣手术，再行右心房冷冻消融及三尖瓣手术。

左心房冷冻消融方法（见图11-4-13）：作从房间沟切口、右侧肺静脉口下缘到二尖瓣后瓣环中部的冷冻线路（见图11-4-14），作右侧下肺静脉开口下方到左下肺静脉开口下方（左侧超过左下肺静脉口）线路；从房间沟切口的右侧上肺静脉开口上方（经左心房顶）到左上肺静脉开口上方（左侧超过左上肺静脉口）线路；作左侧肺静脉口左侧冷冻消融线连接前述的上下两条消融线（见图11-4-15和图11-4-16），左侧肺静脉口右侧（两侧肺静脉之间）冷冻消融线连接前述的上下两条消融线，完成左心房Box消融线。切除左心耳，作左侧上肺静脉开口到左心耳冷冻消融线路。

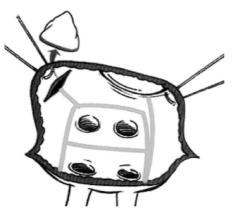

图11-4-13　左心房冷冻消融线路图

右心房冷冻消融方法（见图11-4-17）：自房间沟中点向三尖瓣环方向作右心房侧壁纵形切口，作切口前端至三尖瓣环近前后交界处的冷冻消融线；从房间沟中点经房间隔、冠状静脉窦口下缘到三尖瓣环近后隔交界处的消融线，再分别向上腔静脉后壁（见图11-4-18和图11-4-19）、下腔静脉后壁作纵形冷冻消融线；切除右心耳，作右心耳切缘到三尖瓣环近前隔交界处的消融线路，完成右心房消融。术毕常规放置心外膜临时起搏导线。

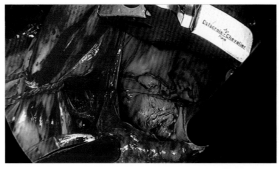

图11-4-14　右侧肺静脉口下缘至二尖瓣后瓣环中部的冷冻消融线

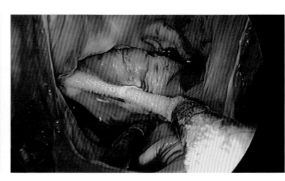

图11-4-15　冷冻探头作左侧肺静脉口左侧冷冻消融线

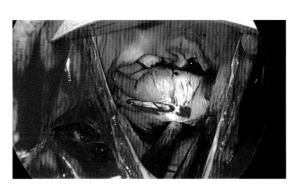

图11-4-16　左侧肺静脉口左侧冷冻消融线的痕迹

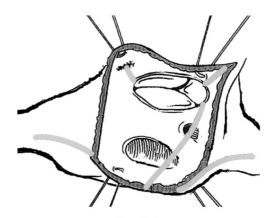

图11-4-17　右心房冷冻消融线路图

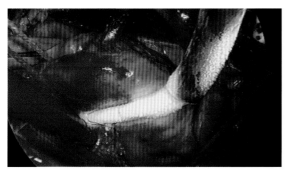

图11-4-18　自右心房切口向上腔静脉后壁作冷冻消融线

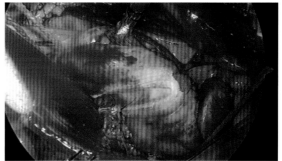

图11-4-19　右心房切口至上腔静脉后壁冷冻消融线的痕迹

二、迷宫手术的适应证和禁忌证

1. 适应证

（1）持续性或阵发性房颤经药物治疗无效者。

（2）有阵发性或慢性房颤并除外其他原因的血栓栓塞者。

（3）房颤合并其他心脏病需手术矫治者。

2. 禁忌证

（1）合并除房颤以外的复杂心律失常的心肌病患者。

（2）左心房明显扩大,心功能Ⅲ级以上合并肝肾功能损害者。

（3）病态窦房结综合征Ⅲ度房室阻滞及传导系统退行性变者。

三、手术预后和疗效评价

迷宫手术已在许多国家的医院开展。2000年美国心脏外科协会对迷宫手术的应用进行了专题讨论,综合文献报告对迷宫Ⅲ型手术有如下评价。

（1）手术成功率和病死率:迷宫Ⅲ型手术治愈房颤的成功率在90%以上,其中不合并器质性心脏病的阵发性房颤手术成功率在95%以上,其围手术期的病死率为1%～4%。

（2）在多数医疗中心迷宫Ⅲ型手术均与器质性心脏病手术同期进行,同期手术率为

75%～100%。同期手术中瓣膜置换最为常见,先天性心脏病次之,CABG再次之。是否同期做心脏手术的两组迷宫Ⅲ型手术的早期并发症发生率无显著差别,两组房颤的成功率也无明显差别。同期手术的平均主动脉阻断时间为70～150 min,心肺转流时间为119～251 min。

(3)房颤消除后的窦性心动过缓,永久心脏起搏器植入率为2%～6%。

(4)术后远期随访右心房收缩功能恢复为93%～100%,而左心房收缩功能恢复为91%～100%。迷宫Ⅲ型手术对心律失常引起的左心功能不全有明显的矫正作用,EF值可从术前的31%增加到术后的53%。

(5)迷宫Ⅲ型术后平均监护时间为(2.9±3.8)d,术后平均住院天数为(8.5±3.9)d,与常规的心脏手术无显著差别。

(6)多中心研究证实迷宫手术的方法对手术的成功率无显著影响,而影响手术成功的决定因素则取决于患者的状况和房颤的发生机制,如是微折返或自律性增高导致的房颤则手术疗效降低。在术后早期阶段的药物治疗方面,目前已经达成共识的是:一般要在术后服用索他洛尔或胺碘酮等抗心律失常药物半年以上,以度过术后炎症反应后不应期缩短所致的心律不稳阶段,从而降低房颤复发的风险。

在国际上较大的房颤外科治疗中心,迷宫Ⅲ型手术的成功率一般在70%～90%,高者在90%以上,是目前治疗房颤成功率最高的非药物手段。术后左心房收缩功能恢复率从21%至95%不等、主要与基础心脏病有关。对于孤立性房颤,90%以上的左心房收缩功能能够得以恢复。同时在随访期间脑卒中发生率显著降低,患者生活质量明显改善。其他一些中心开展房颤迷宫手术也取得了相当不错的结果,75%～95%的患者能恢复窦性节律,后期脑卒中风险显著降低,同时手术并发症和病死率也极低。在最近的一系列临床研究中,术后需要使用起搏器的患者已降低至5%～10%,这些结果部分证实了迷宫手术的安全性和在恢复窦性节律方面的功效,并能极大限度地减少后期脑卒中的危险。

尽管有这些发现,迷宫手术仍使用不足。目前,很少对孤立性房颤患者行外科迷宫手术。即使有其他理由需要行其他心脏手术,外科医生也不愿意增加迷宫手术,主要是由于该手术的复杂程度和不确定性。迷宫手术复杂、时间长,各种切口必须进行精细定位,常规需要体外循环支持,并发症相对较多,主要为房扑、出血、钠水潴留和窦房结功能障碍。这些都限制了它的广泛开展,除少数医院外,多数仅在器质性心脏病的纠正手术时应用。放射状切口迷宫手术、左侧和右侧迷宫手术均需切开和缝合,均具有手术复杂、手术时间长,术后并发症多,特别是有术后出血和病窦综合征发生率高的缺点,故仅在少数医疗中心应用,难以推广。大型系列研究结果显示,手术后30 d内患者的病死率为0～7.2%(平均2.1%),但是这些死亡病例大多出现在合并其他外科手术的患者中;其他的并发症包括需要植入永久性起搏治疗的窦房结功能障碍(5.8%)。但迷宫手术毕竟开创了房颤根治性治疗的先河,且通过其临床应用证实了心房的一些特定部位与房颤的发生及维持密切相关。

近年来,尽管外科领域在房颤治疗方面取得长足的发展,手术方式也有了明显的简化,但在多数医学中心,传统切开缝合的外科方法治疗房颤仍然难以成为一种独立术式,在很长时间内,更多的是将其作为其他心脏手术的伴行术式被采用。

四、消融手术关键步骤

近年来,微波、射频、冷冻等各种消融手术已广泛应用于治疗房颤,并已取得了良好的效果,总结多年的临床实践经验,在术中需注意以下事项。

1. 消融线路的设计和选择

尽管引起房颤的病理和诱因不尽相同,但由这些因素引发的房颤异常电活动大多数来源于左心房和肺静脉。这可能是由于在肺静脉口部位,肺静脉内膜和左心房心内膜在此交界,两种内膜的细胞电生理活动特性不一致,进而引发了与房颤有关的异常电位。按照经典的迷宫手术线路进行消融手术可能没有必要,而阻断一侧心房折返环,即有可能终止房颤。因此,无论采用何种消融手术方式,仅按照左心房侧的迷宫手术线路进行消融,即可围绕肺静脉口、左心耳,以及肺静脉口与左心耳、二尖瓣环之间的连线进行消融,并对左心耳予以切除或缝闭,因而也被称为部分型迷宫手术。Deneke等比较单侧与两侧心房消融手术的治疗效果,左侧心房消融手术后窦性心律恢复率达82%,两侧心房消融手术后窦性心律恢复率为75%,统计学分析无显著性差别。但亦有报道按经典迷宫Ⅲ型手术线路对左、右心房同时进行消融手术。

应该注意的是,仍有少数房颤的激动起源可能不在左心房,据报道可能有9%～19%的二尖瓣患者的房颤起源于右心房。因此,术中同时行左、右心房的射频消融在理论上是有必要的,为了缩短心脏缺血时间,右心房射频消融可在阻断主动脉前或术毕开放升主动脉后进行。但也有不同意见,如Thomas等的一项临床研究认为,对单独左心房射频治疗和同时双心房射频治疗随访1～50个月后,无房颤率分别为82%和75%,并无统计学差异。

2. 消融径线紧密连接

心房内存在多处解剖障碍区,在病理情况下极易形成折返,因此消融线路不仅要互相连接,而且要与房室环及大血管开口等解剖障碍区相连,使传导阻滞线尽可能延长。房颤兴奋性局灶不仅局限于肺静脉。最近的研究表明,经皮介入导管射频治疗房颤失败的患者86%的兴奋性局灶位于射频点附近或者不在肺静脉内,最常见的部位是左心房后壁邻近肺静脉的部位。从胚胎学角度上讲,肺静脉内心肌袖与左心房后壁的心肌同出一源,可能具有相同的致心律失常特性。其他常见的局灶部位包括界嵴、上下腔静脉、冠状动脉窦和Marshall韧带。Cox强调术中对冠状静脉窦的消融处理,否则房颤的复发率较高。Sie等在一组射频患者中,对4例术后有房扑心律的患者进行了CAROT系统的电生理标测,结果发现所有的患者在下腔静脉与三尖瓣环连线近三尖瓣环处均有径线不连接,重新消融后则全部恢复窦性心律。

3. 消融的透壁性和连续性

微波、冷冻和射频消融手术治疗房颤的局限性是,在手术过程中缺乏评估疗效的有效手段,目前只能从视觉上进行评估。因非透壁的消融或者隔离肺静脉的环形消融线不连续,从肺静脉发出的电冲动就可从隔离区逸散出去,而使房颤复发。为达到完全阻止电传导的目的,射频的路径要求达到透膜的效果,否则残余的心肌组织仍能进行电传导,从而参与折返环的形成与维持。迷宫手术很容易达到透膜效果。因为切开是达到透膜的最简捷方法,所以其治疗效果良好而且稳定。Avitll等报道:在术中射频消融时,如果没有达到透膜和径线连接紧凑,则容易产生残余折返,并可引起房速等心律失常。

4. 心房大小与房颤治疗成功率的关系

Cox报道了一组房颤患者迷宫手术后效果与房颤病史和心房大小无明显统计学关系,这可能是由于原发疾病不同以及疗效判断标准差异等造成的。在Cox研究组中患者原发病包括先天性心脏病、冠心病、心肌病和瓣膜病,而且其标准中已包括了使用起搏器和药物控制后的无房颤患者,但该研究结果仍有争议。有报道称,在较大的左心房,即使采用经典Cox迷宫手术,效果也并不理想。理论上,心房越大,心房分割后每一部分相对也大,发生折返的可能性就会继续存在。因此,如果在心房增大的患者手术时增加线路,可能会提高成功率。

第五节　消融手术存在的问题

术中如为增加消融的透壁性而采取延长消融时间、加大输出功率的方法或因操作技术不当,可导致并发症发生。常出现的手术并发症主要有肺静脉狭窄、冠状动脉损伤、食管损伤、神经损伤、栓塞所致的卒中和一过性脑缺血发作。

一、肺静脉狭窄

肺静脉狭窄是消融治疗房颤时最常见的并发症。轻度肺静脉狭窄患者一般无症状,肺静脉狭窄一般达到60%以上时患者会产生相应的症状。对于有症状的患者,可采取肺静脉球囊扩张或者支架术,甚至外科手术来解除。使用射频消融方法时,做肺静脉环状消融时,钳夹要尽量靠近心房侧,避免钳夹肺静脉,这样既可以避免术后肺静脉狭窄,又可以把肺静脉前庭的神经节点与心房隔离。肺静脉的消融可在插管后、体外循环开始前、心脏饱满时进行,如果心脏较大,肺静脉不易分离,可先开始体外循环,排空心脏再做消融,可使肺静脉狭窄发生率大幅度降低。另外,一些新技术的应用,如心内超声指导下的消融、冷冻消融及超声球囊消融等,也使得肺静脉狭窄的发生率大幅度降低。

二、冠状动脉损伤

据文献报道,常为左旋支损伤。做左肺静脉消融环形径线与二尖瓣环连线时,可从左心房下部走行到二尖瓣环后叶的中部,以免伤及冠状动脉回旋支。术前如果有冠状动脉造影的结果,要注意血管是"左优势型"还是"右优势型",并在术中确认。如果是"左优势型",术中到二尖瓣环的消融线要尽量靠近二尖瓣环P3的位置,尽量避免伤及回旋支;如果是"右优势型",到二尖瓣环的消融线可靠近P2的位置,尽量避免伤及回旋支。如果术前没有冠状动脉造影的结果,要在术中确认回旋支的位置,钳夹尽量放在P2、P3交界处,避免伤及动脉。如果选择房间隔入路,左心房引流口的位置可稍微降低,放在两个右肺静脉的交叉处或者放在PIPV,以方便做两侧的连线及PIPV到二尖瓣环的连线。

三、食管损伤

左、右肺静脉环形径线可在左心房顶进行连线，而不可在左心房后壁中间，以免伤及后方食管和迷走神经。术中若有食管超声，应该取出探头，以免伤及食管或对射频电场产生影响。

四、神经损伤

消融中膈神经以及其他神经的损伤相对少见，但不可忽视。膈神经走行距离RSPV较近，平均距离（17±6）mm，多数患者于RSPV口附近起搏可夺获膈神经，所以消融过程中维持膈神经夺获起搏，可避免膈神经的损伤。许多例神经麻痹患者并未出现明显的症状，部分患者在6～16个月也可以恢复。另外，极少数情况下还可能出现喉返神经的损伤。

五、栓塞所致的卒中和一过性脑缺血发作

术前正规的抗凝治疗，以及常规的超声筛选是避免栓塞并发疗的必要条件。

（汤　敏，姜兆磊）

参 考 文 献

1. Nkomo VT, Gardin JM, Skelton TN, et al. Burden of valvular heart diseases: a population-based study［J］. Lancet, 2006, 368(9540): 1005-1011.

2. Klein AJ, Carroll JD. Left ventricular dysfunction and mitral stenosis［J］. Heart Fail Clin, 2006, 2(4): 443-452.

3. Freed LA, Levy D, Levine RA, et al. Prevalence and clinical outcome of mitral-valve prolapse［J］. N Engl J Med, 1999, 341(1): 1-7.

4. Nishimura RA, Otto CM, Bonow RO, et al. 2014 AHA/ACC guideline for the management of patients with valvular heart disease: a report of the American College of Cardiology/American Heart Association Task Force on Practice Guidelines［J］. J Thorac Cardiovasc Surg, 2014, 148(1): 1-132.

5. McCarthy PM. Cox-Maze Ⅲ procedure with mitral valve pepair［J］. Oper Tech Thorac Cardiovasc Surg, 2000, 5(1): 58-78.

6. Cox JL, Jaquiss RD, Schuessler RB, et al. Modification of the maze procedure for atrial flutter and atrial fibrillation. Ⅱ. Surgical technique of the maze Ⅲ procedure［J］. J Thorac Cardiovasc Surg, 1995, 110(2): 485-495.

7. Cox JL, Schuessler RB, Boineau JP. The development of the Maze procedure for the treatment of atrial fibrillation ［J］. Semin Thorac Cardiovasc Surg, 2000, 12(1): 2-14.

8. Mei J, Ma N, Jiang Z, et al. Concomitant Maze Ⅳ ablation procedure performed entirely by bipolar clamp hrough right lateral minithoracotomy［J］. Ann Thorac Surg, 2016, 102(5): e473-e475.

9. Sie HT, Beukema WP, Ramdat Misier AR, et al. The radiofrequency modified maze procedure. A less invasive surgical approach to atrial fibrillation during open-heart surgery［J］. Eur J Cardiothorac Surg, 2001, 19(4): 443-447.

10. Gillinov AM, Gelijns AC, Parides MK, et al. Surgical ablation of atrial fibrillation during mitral-valve surgery［J］. N Engl J Med, 2015, 372(15): 1399-1409.

11. Khargi K, Keyhan-Falsafi A, Hutten BA, et al. Surgical treatment of atrial fibrillation : a systematic review［J］. Herzschrittmacherther Elektrophysiol, 2007, 18(2): 68-76.

12. Deneke T, Mügge A, Balta O, et al. Treatment of persistent atrial fibrillation using phased radiofrequency ablation technology［J］. Expert Rev Cardiovasc Ther, 2011, 9(8): 1041-1049.

第十二章

冠心病合并心房颤动的外科治疗

第一节 概 述

房颤是临床上最常见的心律失常之一，是引起缺血性脑卒中、心力衰竭加重及猝死的主要危险因素之一，能明显增加心脑血管事件的发生率及病死率。冠心病是冠状动脉血管发生动脉粥样硬化病变而引起血管腔狭窄或阻塞，造成心肌缺血、缺氧或坏死而导致的心脏病。冠心病患者会同时发生心房重构，导致心房纤维结构紊乱，形成房颤发生的结构基础；而房颤发生后，快速的心房率又将进一步加重心房重构的程度，从而促进房颤的持续，即所谓的"房颤促房颤"，这将进一步加重心脏结构和功能的恶化。在中国，冠心病人群和非冠心病人群中，房颤的患病率分别为2.6%和0.7%；而在急性心肌梗死患者中，房颤发病率可高达10%～15%。

作为急性心肌梗死的常见并发症，房颤可能在急性心肌梗死发生前就已经存在，或者由于窦房结或左心房梗死缺血而新发。以往的临床研究已表明，终末期心功能不全、入院时心率增快、舒张压升高、高龄、糖尿病、吸烟史、既往心绞痛或心肌梗死史都是心肌梗死患者发生房颤的危险因素。目前，相关研究已发现，C-反应蛋白（C-reactive protein，CRP）可能参与房颤的发生，是急性心肌梗死患者发生房颤危险的预测因素。此外，急性心房梗死、心房肌缺血、心房肌电位不稳定，以及心房内缺血区与非缺血区的电传导不均一性，是导致房颤高发生风险的病理生理基础。

美国一项前瞻性队列研究显示，在对23 928名无基础房颤病史对象的随访过程中，房颤增加心肌梗死风险近1倍。亚组进一步分析显示，女性房颤增加心肌梗死的风险高于男性；与CHA2DS2-VASc评分＜1分的房颤患者相比，评分CHA2DS2-VASc≥1分房颤患者的心肌梗死发生率更高。虽然房颤增加心肌梗死的确切原因还不明确，但房颤和心肌梗死具有相似的危险因素。在易感个体中，房颤和心肌梗死都有可能发生，只是发病先后有差别。另外，房颤可能不仅是心肌梗死的临床危险因素，更是心肌梗死的流行病学标志物，房颤的高发生率可能同时增加心肌梗死的发生率。而房颤发生时建立并维持了促炎症和促血栓形成性微环境，包括全身血小板活化、凝血酶生成、内皮功能障碍和炎症反应,均增加了心肌梗死的危险。

冠状动脉栓塞是急性心肌梗死较为罕见的病因之一,并且其发生率实际上高于预想。在一项对419例心肌梗死患者尸体解剖的报告显示,冠状动脉栓塞的发生率高达13%。房颤形成的栓子是冠状动脉栓塞最主要的原因,也可能是解释房颤增加心肌梗死发生率的可能机制之一。多数栓塞导致的急性心肌梗死发生于右冠状动脉区域,这可能与右冠状动脉开口于主动脉根部较低的位置、舒张期血流反冲使栓子更易于进入右冠状动脉有关。

第二节　手术指征

相关研究发现,房颤可能使心肌梗死的风险成倍增高,未经控制的房颤显著增加患者再血管化治疗后心血管不良事件的发生率及病死率,导致远期不良预后,被视为后者的独立预测因素。当房颤合并急性冠状动脉综合征出现时,可增加患者心力衰竭、栓塞、卒中等并发症的发生率。在ST段抬高的心肌梗死患者中,房颤的快速不规则心率可导致冠状动脉灌注功能进一步下降,加重左心室功能恶化,并可能诱发严重的恶性室性心律失常,与围术期病死率及远期病死率密切相关。因此,在对冠心病患者进行CABG时,同期处理合并存在的房颤非常必要。

一、手术适应证

(1)房颤病史在3个月以上者。

(2)有心律失常症状,药物治疗无效或不能耐受药物治疗者。

(3)有血栓栓塞史或血栓栓塞的危险因素。

(4)左心室功能正常或接近正常,LVEF ≥ 45%。

(5)左心房前后径 ≤ 60 mm。

二、手术禁忌证

(1)有明显左心功能不全。

(2)左心房严重扩大和房颤时间超长,即使手术也不能转复为窦性心律。

(3)合并甲亢,考虑房颤可能系甲亢引起的。

第三节　围术期处理原则

部分患者可无明显的临床表现,多数表现为冠心病及房颤的临床表现。当患者出现严重的压榨性胸痛,并向他处放射,持续30 min以上,常提示为急性心肌梗死。这类胸痛和运动无关,有大汗、恶心、呕吐、心搏加快、心律失常,甚至出现休克和心力衰竭的症状。口含硝酸甘油往往不能缓解,实验室检测心肌梗死标志物指标升高,心电图上出现病理性Q波,梗死部位的相应导联ST段升高和T波变化,是急性心肌梗死的典型临床表现。房颤可以是冠心病合并房颤的唯一症状,但常与心肌缺血、心绞痛和心肌梗死相伴随。此外,冠心病合并房颤易发生心力衰竭,可以是急性心肌梗死或以往心肌梗死的并发症,也可以由心绞痛发作或房颤所诱发。与其他心脏病的诊断相似,冠心病合并房颤也是通过综合临床表现和辅助检查的结果来诊断。单纯的无痛性心肌缺血容易漏诊,但冠心病合并房颤,无论是以心肌缺血,还是以房颤为主要症状就诊,进一步的检查较容易发现两种疾病。临床上较常用的辅助检查主要包括心电图、24 h动态心电图、超声心动图、冠状动脉CT造影及冠状动脉造影等。

单纯性房颤并不增加无结构性心脏病年轻患者的病死率,但对于冠心病合并房颤者,特别是急性心肌梗死后新发的房颤,房颤却是其预后不良的标志。大量临床研究结果均显示,心肌梗死合并房颤的患者无论是住院期间还是远期预后均较差。急性心肌梗死合并的房颤,可显著增加患者心源性猝死及非心源性猝死的风险,并且可能与心力衰竭产生协同作用,从而影响患者的预后。因此,合理治疗冠心病合并房颤,对改善患者的预后具有重要意义。冠心病合并房颤的治疗方法分非手术治疗和手术治疗两大类。非手术治疗主要包括药物治疗和电复律。

一、药物治疗

房颤时,快速而不规则的心率会增加急性心肌梗死患者心肌的耗氧量,进一步加重心室负荷,使左心室功能进一步恶化。因此,药物控制心室率是急性心肌梗死合并房颤患者治疗的首要问题。通过口服或静脉使用β受体阻滞剂可以有效控制心室率。钙离子拮抗剂使用也可降低心室率并有复律效果,但对于大面积心肌梗死出现心力衰竭表现的患者,β受体阻滞剂或钙离子拮抗剂的负性肌力作用可能进一步降低心脏泵功能,导致不良预后。静脉使用胺碘酮可以在控制心率的同时,不降低心脏收缩力,不会对左心室功能产生进一步的负面影响,对于存在恶性室性心律失常患者是一种良好的选择。胺碘酮联合使用ARB有较好维持窦性心律的效果,并改善心脏的结构重构和电重构。在急性心肌梗死早期,使用洋地黄类药物可能增加室性心律失常的发生风险,故并不推荐。

二、电复律

对于合并严重血流动力学障碍、药物难以控制心室率或存在致死性室性心律失常的患者,可以进行直流电复律。但即使电复律转复窦性心律后,房颤复发的风险也很高,尤其是对于需儿茶酚胺类药物维持循环的患者。因此,电复律后,可能仍需药物维持心律及循环稳定。

第四节 手 术 操 作

房颤是冠心病、二尖瓣疾病、先天性心脏病等结构性心脏病最常并发的心律失常。2009年,Lau等研究发现,ST段抬高型心肌梗死患者较非ST段抬高型心肌梗死患者新发房颤风险更高。新发房颤的患者,存在左主干病变的比例较高,需要外科手术重建冠状动脉血运的比例也更高。房颤的存在,不仅影响冠心病患者的心脏功能,还可导致血栓栓塞并发症。Ngaage DL等随访观察了526例CABG患者(257例术前合并房颤,269例术前为窦性心律)的愈后情况,结果发现术前合并房颤者的术后住院时间较窦性心律者更长,术后平均随访6.7年,术前合并房颤者的再入院率及病死率均明显增加。Ad N等研究也发现,术前合并的房颤会增加CABG者术后的病死率,特别是对于LVEF > 40%的患者,其影响更大。上述研究表明,残存的房颤不仅会增加CABG患者围术期的病死率,而且将影响患者术后的长期生存率。因此,对于冠心病合并房颤的患者,CABG中同期处理合并的房颤非常必要。

一、体外循环下CABG联合房颤射频消融术

目前,瓣膜病术中同期行房颤消融术治疗术前合并房颤已被多项研究报道,但CABG中同期行房颤消融术则报道较少。相关研究已发现,冠心病术前合并房颤者,仅27.5%的患者在CABG中同期接受了房颤射频消融术。以往,CABG中同期行房颤消融术需要在体外循环辅助下进行。Cherniavsky等报道了体外循环下CABG同期行PVI或同期行Mini-maze消融术(**见图12-4-1**),术中在体外循环下,经房间沟纵向切口显露左心房与二尖瓣。先行双侧环肺静脉透壁消融线;再经左心房切口上缘作左RSPV之间的消融连线,完成左

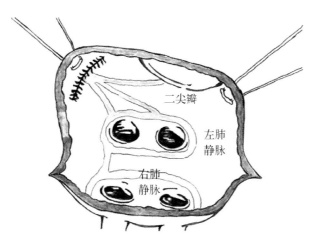

图12-4-1 Mini-maze 示意图

注:手术在体外循环下进行,CABG在房颤射频消融完成后进行。经房间沟纵向切口显露左心房与二尖瓣。先行双侧环肺静脉透壁消融线;再经左心房切口上缘作LSPV和RSPV之间的消融连线,完成左心房顶部消融。切除左心耳,分别作左心耳切缘至LSPV、LIPV及二尖瓣口的消融线。最后,在心内缝闭左心耳

心房顶部消融。切除左心耳,分别作左心耳切缘至LSPV、LIPV及二尖瓣口的消融线。最后,在心内缝闭左心耳。其研究结果证实,体外循环下同期行CABG及房颤消融术是安全、有效、可行的。

二、非体外循环下冠状动脉搭桥术联合房颤射频消融术

与体外循环下CABG相比,非体外循环下冠状动脉搭桥术(off-pump coronary artery bypass grafting,OPCABG)具有减轻心肌损伤,减轻体外循环对肝、脑、肾等器官的损伤,避免血细胞破坏,减少血制品用量,利于术后早期恢复等优点。因此,如何能够安全、有效地在非体外循环下同期施行CABG及房颤消融术,一直被心脏外科学者不断地探索研究。2011年,Stefano Benussi等报道了12例冠心病术前合并长程持续性房颤同期行OPCABG和改良迷宫房颤射频消融手术治疗的病例研究,在OPCABG后进行改良迷宫房颤射频消融术(**见图12-4-2和图12-4-3**):先行左心房消融,再行右心房消融;应用双极射频消融钳做左右环肺静脉消融线;在左心耳基底部做一荷包,将消融钳插入荷包直至左侧环肺静脉消融线,做左心耳至左肺静脉的消融线;切除左心耳;在房间沟右侧RSPV上方作一荷包,先将消融钳插入荷包直至LSPV,消融房顶线,连接左侧环肺静脉消融线及右侧环肺静脉消融线;再将消融钳移至二尖瓣环的方向,消融RSPV至二尖瓣环的连线。消融右心耳基底部;在右心耳基底部消融线中间做一荷包,将消融钳插入荷包,分别做右心耳基底部至下腔静脉和三尖瓣环的消融线。然而,该术式因其自身的局限性限制了其在临床上的应用推广:① 在这种消融方法中,不能直视下看到消融钳的具体位置,因此,无法确认消融线的具体位置,特别是消融钳尖端的位置;② 该方法的实施有赖于心脏表面荷包处的切口,需要切开心脏,容易增加出血、血栓形成和空气栓塞的发生率。

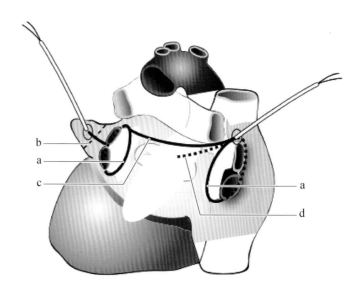

图12-4-2　OPCABG术中,消融左心房

注:a. 应用双极射频消融钳做左右环肺静脉消融线;b. 在左心耳基底部做一荷包,将消融钳插入荷包直至左侧环肺静脉消融线,做左心耳至左肺静脉的消融线,切除左心耳;c. 在房间沟右侧RSPV上方做一荷包,将消融钳插入荷包直至LSPV,消融房顶线,连接左侧环肺静脉消融线及右侧环肺静脉消融线;d. 消融RSPV至二尖瓣环的连线

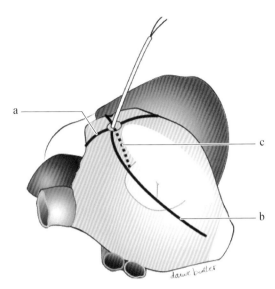

图12-4-3 OPCABG术中,消融右心房

注:a. 消融右心耳基底部;b.在右心耳基底部消融线中间做一荷包,将消融钳插入荷包,做右心耳基底部至下腔静脉的消融线;c.在右心耳基底部消融线中间做一荷包,将消融钳插入荷包,做右心耳基底部至三尖瓣环的消融线

三、OPCABG联合房颤射频消融术(上海梅举方法)

2014年,上海交通大学医学院附属新华医院梅举教授等对非体外循环下心外膜房颤射频消融联合CABG进行了改良:在不用体外循环,心脏跳动下同期完成心外膜房颤消融手术及CABG,同时避免了在心脏上做切口(**见图12-4-4和图12-4-5**)。仔细分离左右肺静脉周围、斜窦及横窦的左心房顶部的疏松组织之后,先用双极消融钳在右侧肺静脉前庭消融右肺静脉12次,同法完成左肺静脉前庭消融12次。再经心包横窦和左右两侧的上、下肺静脉之间插入双极钳,完成左心房顶部及左心房后壁的透壁消融线;然后切除左心耳,做左心房顶部消融线到主动脉根部的Dallas消融线,以及LSPV与左心耳切缘的消融

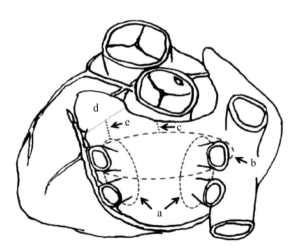

图12-4-4 上海交通大学医学院附属新华医院改良的非体外循环下CABG合并心外膜房颤射频消融术

注:a. 表示左右肺静脉环状消融;b. 表示以射频消融钳经心包横窦和左右上、下肺静脉之间插入消融钳,行左心房顶部及左心房后壁消融;c. 表示经升主动脉根部暴露左心房顶部及主动脉根部,以射频消融笔完成左心房顶部至主动脉根部间的消融线,即Dallas消融线;d. 表示切除左心耳;e. 表示以射频消融笔消融左心耳切缘至LSPV消融连线

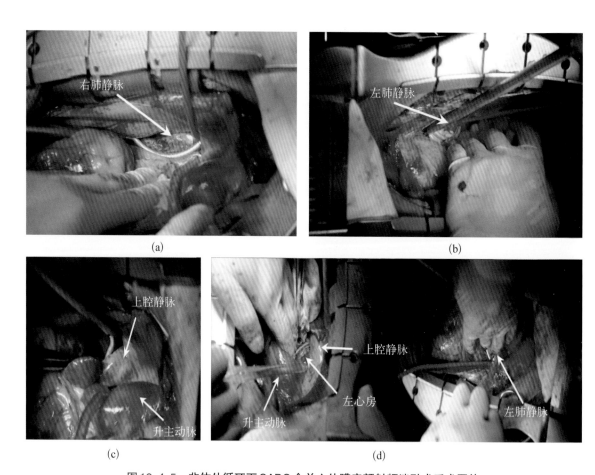

图 12-4-5　非体外循环下 CABG 合并心外膜房颤射频消融术手术图片
（a）右侧环肺静脉消融；（b）左侧环肺静脉消融；（c）（d）在非体外循环下经心外膜完成左心房顶部及左心房后壁消融线

线。最后，消融心外膜的自主神经丛和 Marshsll 韧带。消融结束后，同期进行 CABG。这一改良方法使术者可以在直视下完成左心房顶部及左心房后壁消融，并可确认消融线的完整性，同时避免了术中切口心脏的操作，不仅减少手术的创伤，而且降低了出血、血栓的形成和空气栓塞的发生率。

第五节　手术并发症及处理原则

一、出血和心包压塞

出血和心包压塞是心脏外科手术常见的术后并发症之一，其原因主要包括外科性出血、肝素残留或反跳、凝血因子缺乏、纤维蛋白溶解、血小板计数减少或功能障碍等。处理措施主要包括保持引流管在位、通畅；合理控制血压；适当追加鱼精蛋白；应用止血药物；输注血液制品等。如上述处理措施效果不明显，仍存在进行性出血或有心包压塞症状，应尽早开胸探查止血。

二、低心排综合征

术后心排指数（cardiac index，CI）< 2.5 L/min·m^2，并伴有持续性低血压、心率增快、脉压缩小、组织灌注不足、少尿、周围血管收缩等临床表现，称为低心排综合征。其原因主要是：① 左心室前负荷下降；② 心肌收缩力下降；③ 后负荷过重；④ 心包压塞、心律失常等。一般在术后心输出量稍有降低，术后5～7 d恢复正常。主要处理措施包括使用正性肌力药加强心肌收缩力、扩张血管、利尿、应用IABP辅助等。

三、心律失常

术后早期出现心动过缓，需要应用临时起搏器；而术后出现完全性心脏传导阻滞，则需要安装永久性心脏起搏器。部分患者术后仍会发生房颤，可予同步电复律或药物治疗。应用抗心律失常药物，胺碘酮200～400 mg/d，服用3个月。室性心律失常也是CABG后的一种严重并发症，除严密监测心律失常外，应积极应用抗心律失常药物，还需注意纠正电解质及酸碱平衡。对于顽固性室性心律失常，必要时安装植入性自动除颤复律器。

四、围术期心肌梗死

围术期心肌梗死可能因冠状动脉再血管化不全、吻合口狭窄、桥血管急性闭塞、冠状动脉痉挛导致心肌缺血而引起。应积极使用硝酸甘油、钙离子通道阻断剂等药物，必要时可放置IABP辅助。如怀疑桥血管问题，应急诊行冠状动脉造影，根据造影结果决定行PCI术或再次CABG。此外，超声心动图可协助评价节段性的室壁运动异常。

五、呼吸功能不全

术后并发呼吸功能不全的原因主要包括体外循环灌注肺、呼吸道感染、术后排痰不畅、呼吸道分泌物滞留、术前肺功能差等。主要处理措施：机械辅助通气，保证氧供；适当利尿，减轻肺水肿；积极抗感染；术后早期适当应用激素；支气管扩张药；机械辅助排痰；应用扩血管药物；循环支持等。

六、神经系统并发症

神经系统并发症的主要危险因素包括高血压、脑血管事件病史、糖尿病、主动脉粥样硬化斑块，以预防为主。围术期予以及时、合理的抗凝治疗，服用华法林期间，注意定期检测凝血酶原时间（PT）。同时，根据患者的CHA2DS2-VASc评分和Bleeding评分，适当调整抗凝药的用量。

七、肾功能不全

如果患者术前存在慢性肾功能不全，术后很可能出现肾衰竭，围术期需密切监测患者的肌酐和尿量情况，适当予以强心、利尿等治疗，必要时予行血液透析治疗。

第六节 结果与评价

房颤和冠心病是世界范围内最常见的心脏病,研究数据显示,我国冠心病患者中2.6%同时伴有房颤,在急性心肌梗死患者中房颤的发生率可高达10% ～ 15%;房颤患者中有12.95%合并有冠心病,所以房颤合并冠心病的患者数量很大。Geidel等研究了体外循环下CABG同期房颤射频消融患者的临床治疗效果,结果显示,术后3个月和30个月的存活率分别为98%和96%;术后平均随访(30±15)个月,约75%的患者维持窦性心律。该研究表明,体外循环下CABG中同期做房颤射频消融术可有效地治疗冠心病患者术前合并的房颤。

Cherniavsky等对比了体外循环下CABG同期行PVI或同期行Mini-maze消融术患者的房颤治疗效果,术后平均随访14.4个月,CABG同期行PVI消融组80%的患者维持窦性心律,CABG同期行Mini-maze消融组86.2%的患者维持窦性心律,而同期心肌梗死合并房颤仅行CABG的患者中,仅44.1%的患者可恢复窦性心律,表明PVI是房颤消融手术的主要内容,但不同的辅助消融线可在一定程度上改善房颤的治疗效果。

然而,上述研究的CABG及房颤消融术均需要在体外循环下进行,而体外循环、心脏停搏下的手术对机体影响大、创伤大,增加术后的并发症。2011年,Stefano Benussi等报道的12例冠心病合并长程持续性房颤同期行OPCABG和改良迷宫房颤射频消融手术治疗的病例研究,术中经心脏表明的荷包切口分别行左心房和右心房消融,结果显示:术后平均随访23个月(12 ～ 45个月),75%(9/12)的患者维持窦性心律,表明OPCABG中同期做房颤射频消融术是可行的,也可有效治疗冠心病患者术前合并的房颤。

2014年,上海交通大学医学院附属新华医院梅举教授报道了改良的非体外循环下心外膜房颤射频消融同期CABG,不仅在非体外循环、心脏跳动下同期完成心外膜房颤消融手术及CABG,同时免除了心脏表面的荷包切口。2007年1月至2013年7月,共45例患者接受了这种改良的同期OPCABG和心外膜房颤射频消融术,术前阵发性房颤9例,非阵发性房颤36例(其中持续性房颤17例,永久性房颤19例);左心房平均直径为(42.2 ± 3.1)mm(35～48 mm)。全部病例均顺利完成OPCABG及心外膜房颤消融手术,无围术期死亡病例。出院时95.6%(43/45)维持窦性心律,术后平均随访(29.8±10.2)个月(6～84个月),84.4%患者维持窦性心律,阵发性房颤者88.9%(8/9)维持窦性心律,非阵发性房颤者83.3%(30/36)维持窦性心律。该组疗效高于以往文献报道的术后2年窦性心律维持率(75%～78%),这可能与其设计的消融线路比较好有关。此外,非体外循环下进行手术也是提高其成功率的因素之一。

综上所述,房颤会显著增加冠心病患者再血管化治疗的病死率,CABG同期行房颤射频消融术能明显减少术后心动过速、脑血管意外、栓塞等并发症的发生率。无论是在体外循环下或非体外循环下同期行CABG和房颤射频消融术,在技术上均是可行的。上海交通大学医学院附属新华医院改良的OPCABG合并心外膜房颤射频消融术,不仅在非体外循环、心脏跳动下同期完成了心外膜房颤消融手术及CABG,同时免除了心脏表面的荷包切口。该创新的微创手术技术同期完成CABG和房颤消融术,减小患者创伤,促进患者恢复,改善手术效果,提高长期疗效与生存率。

(姜兆磊)

参 考 文 献

1. 黄从新, 张澍, 马长生, 等. 心房颤动: 目前的认识和治疗建议-2012[J]. 中华心律失常学杂志, 2012, 16(4): 246-289.

2. Mirra M, Di Maio M, Vitulano G, et al. Management of atrial fibrillation in patients undergoing percutaneous coronary intervention[J]. Transl Med UniSa, 2014, 9: 33-37.

3. Ad N, Suri RM, Gammie JS, et al. Surgical ablation of atrial fibrillation trends and outcomes in North America [J]. J Thorac Cardiovasc Surg, 2012, 144(5): 1051-1060.

4. O'eal WT, Sangal K, Zhang ZM, et al. Atrial fibrillation and incident myocardial infarction in the elderly[J]. Clin Cardiol, 2014, 37(12): 750-755.

5. Krawczyk J, Gawor Z, Gawor R, et al. Clinical characteristics of patients with myocardial infarction treated in the regional hospital of Radomszczanski District in 2007-2009[J]. Kardiol Pol, 2014, 72(10): 941-948.

6. Eldar M, Canetti M, Rotstein Z, et al. Significance of paroxysmal atrial fibrillation complicating acute myocardial infarction in the thrombolytic era. SPRINT and Thrombolytic Survey Groups[J]. Circulation, 1998, 97(10): 965-970.

7. Gedikli O, Orem C, Baykan M, et al. Association between serum C-reactive protein elevation and atrial fibrillation after first anterior myocardial infarction[J]. Clin Cardiol, 2008, 31(10): 482-487.

8. Shakir D, Arafa S. Right atrial infarction, atrial arrhythmia and inferior myocardial infarction form a missed triad: a case report and review of the literature[J]. Can J Cardiol, 2007, 23(12): 995-997.

9. Soliman E, Safford M, Muntner P, et al. Atrial fibrillation and the risk of myocardial infarction[J]. JAMA Intern Med, 2014, 174(1): 107-114.

10. Issac T, Dokainish H, Lakkis N. Role of inflammation in initiation and perpetuation of atrial fibrillation: a systematic review of the published data[J]. J Am Coll Cardiol, 2007, 50(21): 2021-2028.

11. Guo Y, Lip G, Apostolakis S. Inflammation in atrial fibrillation[J]. J Am Coll Cardiol, 2012, 60(22): 2263-2270.

12. Willoughby S, Roberts-Thomson R, Lim H, et al. Atrial platelet reactivity in patients with atrial fibrillation[J]. Heart Rhythm, 2010, 7(9): 1178-1183.

13. Melamed K, Goldhaber S. Cardiology Patient Page: inflammation and myocardial infarction[J]. Circulation, 2014, 130(24): e334-336.

14. Christia P, Frangogiannis N. Targeting inflammatory pathways in myocardial infarction[J]. Eur J Clin Invest, 2013, 43(9): 986-995.

15. Garg R, Jolly N. Acute myocardial infarction secondary to thromboembolism in a patient with atrial fibrillation [J]. Int J Cardiol, 2007, 123(1): e18-20.

16. Sakai K, Inoue K, Nobuyoshi M. Aspiration thrombectomy of a massive thrombotic embolus in acute myocardial infarction caused by coronary embolism[J]. Int Heart J, 2007, 48(3): 387-392.

17. Hernández F, Pombo M, Dalmau R, et al. Acute coronary embolism: angiographic diagnosis and treatment with primary angioplasty[J]. Catheter Cardiovasc Interv, 2002, 55(4): 491-494.

18. Hod H, Lew A, Keltai M, et al. Early atrial fibrillation during evolving myocardial infarction: a consequence of impaired left atrial perfusion[J]. Circulation, 1987, 75(1): 146-150.

19. Kopecky S. Idiopathic atrial fibrillation: prevalence, course, treatment, and prognosis[J]. J Thromb Thrombolysis, 1999, 7(1): 27−31.

20. Wong C, White H, Wilcox R, et al. New atrial fibrillation after acute myocardial infarction independently predicts death: the GUSTO-Ⅲ experience[J]. Am Heart J, 2000, 140(6): 878−885.

21. Køber L, Swedberg K, McMurray J, et al. Previously known and newly diagnosed atrial fibrillation: a major risk indicator after a myocardial infarction complicated by heart failure or left ventricular dysfunction[J]. Eur J Heart Fail, 2006, 8(6): 591−598.

22. Carrero J, Evans M, Szummer K, et al. Warfarin, kidney dysfunction, and outcomes following acute myocardial infarction in patients with atrial fibrillation[J]. JAMA, 2014, 311(9): 919−928.

23. Consuegra-Sánchez L, Melgarejo-Moreno A, Galcerá-Tomás J, et al. Short-and long-term prognosis of previous and new-onset atrial fibrillation in ST-segment elevation acute myocardial infarction[J]. Rev Esp Cardiol (Engl Ed), 2015, 68(1): 31−38.

24. Pedersen O, Abildstrøm S, Ottesen M, et al. Increased risk of sudden and non-sudden cardiovascular death in patients with atrial fibrillation/flutter following acute myocardial infarction[J]. Eur Heart J, 2006, 27(3): 290−295.

25. Dhingra R, Pencina M, Wang T, et al. Electrocardiographic QRS duration and the risk of congestive heart failure: the Framingham Heart Study[J]. Hypertension, 2006, 47(5): 861−867.

26. Siu C, Jim M, Ho H, et al. Transient atrial fibrillation complicating acute inferior myocardial infarction: implications for future risk of ischemic stroke[J]. Chest, 2007, 132(1): 44−49.

27. Trost J, Lange R. Treatment of acute coronary syndrome: part 2: ST-segment elevation myocardial infarction[J]. Crit Care Med, 2012, 40(6): 1939−1945.

28. Eifling M, Razavi M, Massumi A. The evaluation and management of electrical storm[J]. Tex Heart Inst J, 2011, 38(2): 111−121.

29. Lelakowski J, Piekarz J, Rydlewska A, et al. Factors predisposing to ventricular tachyarrhythmia leading to appropriate ICD intervention in patients with coronary artery disease or non-ischaemic dilated cardiomyopathy [J]. Kardiol Pol, 2012, 70(12): 1264−1275.

30. Kusumoto F, Calkins H, Boehmer J, et al. HRS/ACC/AHA expert consensus statement on the use of implantable cardioverter-defibrillator therapy in patients who are not included or not well represented in clinical trials[J]. Circulation, 2014, 130(1): 94−125.

31. Lau D, Huynh L, Chew D, et al. Prognostic impact of types of atrial fibrillation in acute coronary syndromes[J]. Am J Cardiol, 2009, 104(10): 1317−1323.

32. Ngaage D, Schaff H, Mullany C, et al. Does preoperative atrial fibrillation influence early and late outcomes of coronary artery bypass grafting?[J]. J Thorac Cardiovasc Surg, 2007, 133(1): 182−189.

33. Ad N, Barnett S, Haan C, et al. Does preoperative atrial fibrillation increase the risk for mortality and morbidity after coronary artery bypass grafting?[J]. J Thorac Cardiovasc Surg, 2009, 137(4): 901−906.

34. Halkos M, Craver J, Thourani V, et al. Intraoperative radiofrequency ablation for the treatment of atrial fibrillation during concomitant cardiac surgery[J]. Ann Thorac Surg, 2005, 80(1): 210−215; discussion 215−216.

35. Akpinar B, Sanisoglu I, Guden M, et al. Combined off-pump coronary artery bypass grafting surgery and ablative therapy for atrial fibrillation: early and mid-term results[J]. Ann Thorac Surg, 2006, 81(4): 1332−1337.

36. Mariani M, Stoker T, Scholten M, et al. Concomitant off-pump modified maze and coronary surgery[J]. Ann Thorac Surg, 2011, 91(6): e96−98.

37. Kim J, Bang J, Jung S, et al. Left atrial ablation versus biatrial ablation in the surgical treatment of atrial fibrillation [J]. Ann Thorac Surg, 2011, 92(4): 1397−1404; discussion 1404−1405.

38. Sueda T, Uchida N, Takasaki T, et al. Long-term results after the box pulmonary vein isolation procedure for chronic atrial fibrillation in mitral valve surgery[J]. Ann Thorac Cardiovasc Surg, 2012, 18(2): 101−108.

39. Cherniavsky A, Kareva Y, Pak I, et al. Assessment of results of surgical treatment for persistent atrial fibrillation during coronary artery bypass grafting using implantable loop recorders[J]. Interact Cardiovasc Thorac Surg, 2014, 18(6): 727−731.

40. Pokushalov E, Romanov A, Cherniavsky A, et al. Ablation of paroxysmal atrial fibrillation during coronary artery

bypass grafting: 12 months' follow-up through implantable loop recorder[J]. Eur J Cardiothorac Surg, 2011, 40(2): 405-411.

41. Mariani M, D'Alfonso A, Grandjean J. Total arterial off-pump coronary surgery: time to change our habits?[J] Ann Thorac Surg, 2004, 78(5): 1591-1597.

42. Lemma M, Coscioni E, Tritto F, et al. On-pump versus off-pump coronary artery bypass surgery in highrisk patients: operative results of a prospective randomized trial (on-off study)[J]. J Thorac Cardiovasc Surg, 2012, 143(3): 625-631.

43. Geidel S, Lass M, Krause K, et al. Early and late results of permanent atrial fibrillation ablation surgery in aortic valve and CABG patients[J]. Thorac Cardiovasc Surg, 2008, 56(7): 386-390.

44. Mariani M, Stoker T, Scholten M, et al. Concomitant off-pump modified maze and coronary surgery[J]. Ann Thorac Surg, 2011, 91(6): 96-98.

45. Jiang Z, Ma N, Tang M, et al. Effect of novel modified bipolar radiofrequency ablation for preoperative atrial fibrillation combined with off-pump coronary artery bypass grafting surgery[J]. Heart Vessels, 2015, 30(6): 818-823.

46. 袁源,姜兆磊,尹航,等.合并房颤者的非体外循环冠状动脉旁路移植同期心外膜射频消融治疗[J].中华胸心血管外科杂志,2015,31(10): 590-593.

第十三章

先天性心脏病房间隔缺损合并心房颤动的微创外科治疗

第一节 概 述

房间隔缺损（ASD）是最常见的先天性心脏病之一，占先天性心脏病的5%～10%。房颤是ASD最常并发的心律失常之一，成人ASD由于其病程长、分流量大，房颤的发生率很高，且随着年龄的增长其发病率有逐渐增加的趋势。相关资料研究表明，年龄＜40岁的未接受治疗的ASD患者，房颤的发生率约为10%；而年龄＞40岁患者，房颤的发生率高达20%～50%。Fause Attie等报告年龄＞40岁未接受治疗的ASD人群的房颤发生率为21.3%（101/473）。房颤不仅会影响ASD患者的心功能，而且会导致血栓栓塞并发症的发生，增加患者的致残率和病死率，尤其脑栓塞是影响患者生存和死亡的主要原因。

以往，关于ASD并发房颤的具体发病机制尚未被明确，但随着研究的不断深入，心房容量负荷增大逐渐被认为是引起房颤发生的潜在诱因。成人ASD的病程较长，左右心房之间的血液分流量大，导致心房及右心室容量负荷增加，引起心房及右心室容积扩大、肺动脉压力增高、二尖瓣或三尖瓣反流增加、心功能减退，从而导致房颤的发生。其中，心房容积扩大被认为是最主要的影响因素，这与左心病变并发房颤的发病机制是相一致的。与左心病变并发房颤的机制类似，ASD患者扩大的心房也可出现心肌重构，主要包括以心肌纤维化为标志的结构重构和以离子通道改变为特征的电重构。心肌重构到一定程度后，将最终引起房颤的发生。然而，房颤发生后又将进一步促进心肌重构，导致房颤加剧，形成所谓的"房颤促房颤"。

年龄较小的ASD患者多无明显的临床表现，但随着年龄的增长，特别是成年ASD患者可出现肺动脉高压、心律失常等并发症。房颤多发生在年龄＞40岁的中老年ASD，患者可表现为活动后胸闷、气促、心悸，自觉心跳不规则，阵发性发作或心室率较快时症状明显，可伴有不同程度心力衰竭症状。部分患者可由心房血栓引起栓塞，以脑栓塞最常见。查体：ASD合并快速房颤者，心率多在100～160次/min，节律绝对不齐，心音强弱不等，脉搏短绌（脉率少于心率）；并发房颤较久者，心率可减慢或恢复正常，节律不规则可不明显。部分患者胸骨左缘第2肋间及第3肋间可触及收缩期细震颤。ASD可在胸骨左缘第2肋间及第3肋间闻及柔和的收缩期杂音,其杂音响度一般不超过Ⅲ/6级,但向两肺传导,可在腋部闻及。肺动脉瓣区第二心音亢进、呈固定性分裂在ASD亦具有特征性,且随着患者年龄的增长而愈加明显。

与其他心脏病的诊断相似,ASD合并房颤的诊断也是通过综合临床表现和辅助检查的结果来诊断。症状可表现为活动后胸闷、气促、心慌等心功能减退的表现。查体可在胸骨左缘第2肋间闻及吹风样杂音,可伴有P_2亢进;房颤发作时可表现为心律绝对不齐、第一心音强弱不等、脉搏短绌等。辅助检查主要包括超声心动图、12导联心电图、24 h动态心电图等。二维超声心动图可以清楚地显示房间隔部分回声失落,并且能直接测量ASD的直径大小。彩色多普勒超声心动图可进一步观察和测量血流分流方向、分流速度和分流量。对伴有肺动脉高压者,超声心动图还可以估测出肺动脉压增高程度,是确定诊断和预测预后的重要检查手段。对于ASD存在双向分流的,应注意测量其末梢动脉血氧饱和度,必要时需行右心导管检查,直接测量肺动脉压力增高程度,计算全肺血管阻力,明确手术指征和协助判断预后。对于ASD合并房颤者,超声心动图亦应注意左心室和左心房大小以及二、三尖瓣反流情况。心电图表现为房颤:① P波消失,代之以f波;② f波频率为350～600次/分,其形态、大小和振幅不同;③ 心室率绝对不规则,QRS波间距绝对不等;④ QRS波群形态多正常,当发生心室内差异性传导时,QRS波群形态可表现为宽大畸形。

第二节　手 术 指 征

关于ASD合并房颤的治疗,以往主要是单纯针对ASD的治疗,认为ASD闭合后,房颤可自愈,即只需处理ASD,不需处理房颤;可通过ASD封堵术或ASD外科修补术达到此目的。但近年来,房颤是否需要同期处理及如何处理逐渐成为大家关注的热点,随着人们对该病认识的加深,多种治疗方法先后被报道。

一、治疗时机

年龄较小的婴幼儿ASD,ASD有自愈可能,如无明显的临床表现,可等患儿年长后择期行手术治疗,但如果合并有肺动脉高压、心力衰竭、反复肺炎等表现,则应早期手术干预治疗。然而,对于成人ASD,由于其病程较长、分流量较大,极易并发房颤,因此主张尽早手术治疗ASD;对于并发房颤的ASD,为降低致残率和病死率,亦应尽早手术治疗ASD及房颤。

二、手术指征

1.手术适应证

（1）无右胸手术史、外伤史。

（2）肺功能基本正常。

（3）ASD有明确存在的心内分流,肺/体循环血流量＞1.5者。

（4）有心律失常症状,药物治疗无效或不能耐受药物治疗者。

（5）有血栓栓塞史或血栓栓塞的危险因素。

（6）左心室功能正常或接近正常,LVEF≥45%。

（7）房颤病史在3个月以上者。

2.手术禁忌证

（1）肺/体循环血流量＜1.2,全肺血管阻力在8～12≥8 Woods者。

（2）肺/体循环血流量在1.3～1.5,肺血管阻力中度增高,对血管扩张药反应良好者,为相对禁忌证。

（3）有明显左心功能不全。

（4）左心房严重扩大和房颤时间超长,即使手术也不能转复为窦性心律。

（5）合并甲亢,考虑房颤可能系甲亢引起者。

（6）合并严重冠心病,需行CABG者。

（7）再次心脏手术,考虑存在心包粘连者。

第三节 围术期处理原则

ASD合并房颤者,可能合并其他心血管病变,如二、三尖瓣关闭不全、冠状动脉粥样硬化性心脏病等。术前应详细询问病史和体格检查,以及必要的辅助检查,明确诊断,排除手术禁忌。术前TTE应明确ASD的大小和分流情况,同时观察二、三尖瓣反流情况,以及左心耳有无血栓。对于TTE无法明确的左心耳血栓,必要时可应用TEE检查。对于年龄≥50岁者,建议常规应用冠状动脉CTA筛查冠心病,其中高度怀疑冠心病者,应加做冠状动脉造影,根据病变情况决定是否行PCI术或CABG。对于术前心功能偏差者,术前应予以强心、利尿,改善心脏功能及全身状况。

拟行右胸微创切口手术者,术前应充分评估患者的整体情况,包括有无右胸手术史、外伤史、结核性胸膜炎、胸腔粘连、肺功能情况等;如长期吸烟者,建议戒烟、雾化吸入至少1周;对于微创手术初学者,早期宜选择瘦高型的患者,因矮胖型患者的胸腔较深、肋间隙较窄,可能会影响术中操作。

第四节 手 术 方 法

一、单纯ASD修补术

单纯ASD修补术主要包括ASD直视修补术和ASD介入封堵术。临床研究表明,对于未并发房颤的ASD，早期采用单纯ASD修补术可有效预防或减少术后房颤的发生；对于合并有阵发性房颤的ASD，采用单纯ASD修补术也可在一定程度上减少房颤的发生和维持，但效果较单纯ASD差；然而，对于合并有持续性房颤的ASD，采用单纯ASD修补术则不会明显改善房颤的发生和维持；其机制可能与ASD闭合后心内血流动力学改变使心肌重构逆转有关。此外，有研究表明，与ASD直视修补术相比，ASD介入封堵术可更好地预防或减少房颤的发生和维持，其具体机制仍不清楚。

Gatzoulis等对合并有房扑或房颤的ASD患者仅应用单纯ASD修补术矫治ASD，随访3年后发现，大约60%的患者仍存在房扑或房颤。因此，对于ASD合并房颤患者，单纯ASD修补术可能不足以改善患者存在的心律失常，需加用迷宫手术同期治疗房颤。

二、ASD直视修补联合迷宫手术

目前，对于ASD合并房颤的患者，多主张在行ASD修补术时，同期应用迷宫手术治疗房颤。其中，被广泛应用的迷宫手术方式主要包括单纯右心房迷宫手术和双侧心房迷宫手术两种。Cox迷宫Ⅲ型手术（传统的"切和缝"）被认为是房颤的"金标准"，但其因手术操作复杂、创伤大，目前已被Cox迷宫Ⅳ型手术所替代。Cox迷宫Ⅳ型手术简化了迷宫手术，应用的各种能量包括射频、冷冻、激光、微波、超声等，其中双极射频消融和冷冻消融最常用。

成人ASD由于其存在较长时间的分流，可引起右心房明显扩大，导致右心房心肌结构重构及电重构，被认为可能是房颤发生的主要病理基础。基于该理论，部分学者尝试应用ASD修补联合右心房迷宫手术治疗ASD合并房颤，研究结果表明，对于左心房容积正常的阵发性房颤其治疗效果尚可，但对于持续性房颤或左心房扩大的阵发性房颤，其治疗效果较差。Murakami等应用ASD直视修补术联合单纯右心房迷宫手术治疗左心房未扩大的ASD合并房颤患者4例，1例于术后第9天再发房颤，1例阵发性房颤术后房颤的发生频率较术前减低，另外2例患者术后2年时仍维持窦性心律。Im等应用ASD直视修补术联合单纯右心房迷宫手术治疗ASD合并房颤患者23例，术后2年患者窦性心律维持率仅为57%。

双侧心房迷宫手术是依次行左心房迷宫手术和右心房迷宫手术，以往多被应用于左心器质性病变合并的房颤治疗，取得了较好的治疗效果。近年来，双侧心房迷宫手术逐渐被推广应用于ASD、Ebstein畸形等右心器质性病变合并的房颤治疗中，特别是左心房有扩大或合并有左心器质性病变的患者。Im等应用ASD直视修补术联合双侧心房迷宫手术治疗ASD合并房颤患者33例，术后2年患者窦性心律维持率可达82%。

三、微创右胸切口ASD直视修补联合房颤射频消融术

近年来，随着射频消融技术应用于迷宫手术，Cox迷宫Ⅳ型手术已逐渐取代了经典的Cox迷宫Ⅲ型手术，被广泛应用于房颤的外科治疗中。但是，因手术技术等因素的限制，经微创右胸切口Cox迷宫Ⅳ型手术的环左肺静脉消融只能用消融笔或冷冻消融设备完

成，这样一方面无法保证心房消融线的连续性、透壁性和完整性，影响房颤的治疗效果；另一方面由于冷冻消融和射频消融的设备不同，术中联合应用两种消融术，不仅操作配合复杂，而且增加术中耗材使用及手术费用，加重患者的负担。近年来，上海交通大学医学院附属新华医院的梅举教授在深入了解左心房及左肺静脉与周围组织的毗邻关系的基础上，创新性地发明了一种新型的手术技术，即经微创右胸切口应用双极射频消融钳作双房消融治疗房颤。

在全身麻醉体外循环心脏停搏下，经微创右胸切口采用双极消融钳作Cox迷宫Ⅳ手术。全身麻醉成功后，双腔气管插管，患者取仰卧位，右侧胸背部垫高30°角；股动脉插管作为动脉供血管，股静脉插管引流腔静脉血，必要时加右颈静脉行18F插管引流SVC的血液，建立体外循环。右胸前外侧第4肋间切口进胸（见图13-4-1），纵行切开心包并悬吊，显露心脏。并行体外循环后，RSPV插左心引流管，在充分引流心脏内血液的情况下，充分游离出右侧上、下肺静脉及上下腔静脉，充分地分离下腔静脉与PIPV间的组织，经心包横窦间隙解剖右肺动脉下缘与左心房顶部的组织；Chitwood钳阻断升主动脉，主动脉根部灌注冷心脏停搏液；心脏停搏后，用束带分别阻断上、下腔静脉，房间沟纵向切口显露左心房与二尖瓣。经心脏斜窦间隙小心分离左心房后壁、左心房顶部至横窦，形成一通道，并向两侧扩大通道至肺静脉与左心房的交界处。经横窦间隙用电凝损毁Marshall韧带及附近的自主神经节。应用Atricure双极消融钳从下腔静脉与PIPV之间的间隙，经心包斜窦行左侧环肺静脉透壁消融线；再行右侧环肺静脉透壁消融线；分别从左心房切口上下缘分别做左右肺静脉间的两条消融连线，最后从左心房切口下缘向二尖瓣峡部做消融连线。从左心房内翻转、牵出左心耳，切除左心耳，用双极钳从其切口向肺静脉做消融线，从心内缝闭左心耳或经心包横窦从心外结扎左心耳（见图13-4-2和图13-4-3）。右心房消融常规进行（见图13-4-4）：切除右心耳，做右心房游离壁切口和消融线；切开右心房，做上、下腔静脉消融线及界嵴方向的消融线；将消融钳从ASD处穿过，分别向外侧界嵴、下方冠状静脉窦口方向做房间隔消融线，再从冠状静脉窦口向三尖瓣环及下腔静脉口处做消融连线，使房间隔和三尖瓣峡部的消融线完全彻底。消融操作完毕，探查二、三尖瓣的病变情

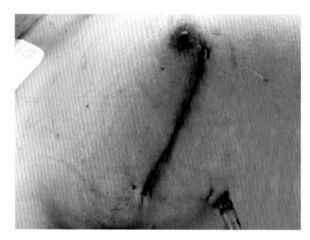

图13-4-1　微创右胸切口

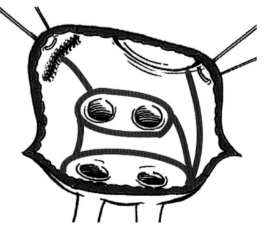

图13-4-2　左心房消融线路图

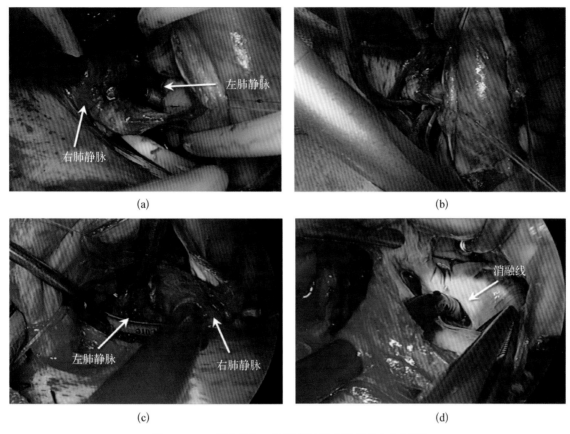

(a)

(b)

(c)

(d)

图 13-4-3　经右胸切口双极钳消融左肺静脉（术中图）

（a）经心脏斜窦间隙小心分离左心房后壁、左心房顶部至横窦，形成一通道，并向两侧扩大通道至肺静脉与左心房的交界处，将2根导尿管分别穿过左肺静脉的前后方；（b）在导尿管引导下，将双极钳的两个钳柄分别穿过左肺静脉的前后方；（c）消融时，双极钳可完整夹闭左肺静脉；（d）消融结束后，心内膜清晰可见双极钳消融的痕迹

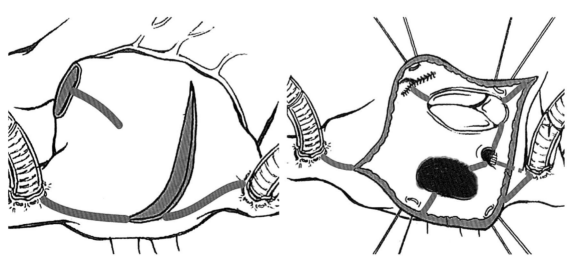

图 13-4-4　右心房消融线路图

况,以决定行修复或置换术并完成之,二、三尖瓣修复时常加用C型成形环。术毕常规放置心外膜临时起搏导线。

近年来,随着房颤消融能源的改进,冷冻消融作为一种新技术也逐渐被应用到微创房颤的治疗中,取得了较好的治疗效果。其原理是通过冷冻剂(液态一氧化二氮)蒸发吸取组织中的大量热量,使组织快速降温、细胞变性坏死,从而破坏干扰正常心电活动的心肌组织或者旁路,恢复正常心电传导。

第五节　手术并发症及处理原则

一、出血和心包压塞

出血和心包压塞是心脏外科手术常见的术后并发症之一,其原因主要包括外科性出血、肝素残留或反跳、凝血因子缺乏、纤维蛋白溶解、血小板计数减少或功能障碍等。处理措施主要包括保持引流管在位、通畅;合理控制血压;适当追加鱼精蛋白;应用止血药物;输注血液制品等。如上述处理措施效果不明显,仍存在进行性出血或有心包压塞症状,应尽早开胸探查止血。

二、低心排综合征

患者术后CI < 2.5 L/min · m²,并伴有持续性低血压、心率增快、脉压缩小、组织灌注不足、少尿、周围血管收缩等临床表现,称为低心排综合征。其原因主要是:① 左心室前负荷下降;② 心肌收缩力下降;③ 后负荷过重;④ 心包压塞、心律失常等。一般在术后心输出量稍有降低,在术后5～7 d恢复正常。处理措施主要包括使用正性肌力药加强心肌收缩力、扩张血管、利尿,应用IABP辅助等。

三、心律失常

术后早期出现心动过缓,需要应用临时起搏器;而术后出现完全性心脏传导阻滞,则需要安装永久性心脏起搏器。部分患者术后仍会发生房颤,术后可予同步电复律或药物治疗。应用抗心律失常药物,胺碘酮200～400 mg/d,服用3个月。

四、呼吸功能不全

术后并发呼吸功能不全的主要原因包括体外循环灌注肺、呼吸道感染、术后排痰不畅、呼吸道分泌物滞留、术前肺功能差等。主要处理措施:机械辅助通气,保证氧供;适当利尿,减轻肺水肿;积极抗感染;术后早期适当应用激素;支气管扩张药;机械辅助排痰;应用扩血管药物;循环支持等。

第六节　结果与评价

　　房颤是瓣膜性疾病或先天性心脏病等器质性心脏病最常并发的心律失常。目前,对于器质性心脏病合并的房颤,在外科手术治疗器质性心脏病时联合应用射频或冷冻消融手术治疗房颤已得到广泛的认可。

一、消融时,选择双侧心房消融,还是单侧心房消融?

　　Soni LK等通过对比研究发现,与单纯左心房消融术相比,双房消融术并不会改善房颤的治疗效果,反而会增加手术风险,使术后病死率增高。相反,Kim JB等运用外科房颤射频消融术治疗二尖瓣病变合并房颤284例,其中单纯左心房消融术85例,双侧心房消融术199例,结果发现:与单纯左心房消融术相比,双房消融术不但不会增加术后并发症发生的危险,而且能显著改善房颤患者窦性心律的转复或维持效果。相关研究也表明围绕三尖瓣环—下腔静脉的大折返是房扑发作的基础,右心房的消融,特别是三尖瓣峡部的消融可有助于消除术后房扑的发作。因此,对于ASD合并房颤的患者,笔者认为双房消融术较单纯左心房消融术可更有效地恢复和维持窦性心律,而且不会增加手术的风险。

　　在前期研究中,上海交通大学医学院附属新华医院心胸外科应用ASD直视修补联合双侧心房或单纯右心房迷宫手术治疗ASD合并房颤患者47例,双侧心房消融组28例,单纯右心房消融组19例,房颤病程3个月至15年,持续性房颤18例,长程持续性房颤29例。随访3～75个月,对比分析两组患者术后房颤的治疗效果,发现双房消融组的治疗效果明显优于单纯右心房消融组,双房消融组术后2年累积窦性心律维持率为(87.7±6.7)%,明显高于单纯右心房消融组的(47.4±11.5)%(P=0.003),这与国内外其他研究报道的结果相似。

　　此外,部分成人ASD的患者,由于左、右心房长时间容量负荷过大,可引起左、右心房室瓣环扩大,从而导致二尖瓣或三尖瓣存在不同程度的功能性关闭不全。笔者认为对于术前瓣膜存在轻中度以上关闭不全的,术中结合TEE的检查结果,应积极地矫治合并的瓣膜病变,中度以上的应加用成形环。而对于术前存在轻度关闭不全的,术中结合TEE及探查结果,如果瓣叶质量有问题或瓣环有扩大的,可适当予行瓣膜成形术,防止容量负荷增加或瓣环扩大引起瓣膜反流加重。

二、微创右胸切口ASD直视修补联合房颤射频消融术

　　经微创右胸切口消融房颤时,如何简单、彻底、有效地消融左肺静脉前庭,迄今仍是困扰心脏外科医生的难题。目前,较常用的手术方式是应用双极射频消融钳消融右肺静脉前庭,术中同期使用射频消融笔或冷冻消融左肺静脉前庭。然而,单极射频消融笔因其消融线的透壁性和完整性较双极消融钳差,其消融线可能存在"漏点",在一定程度上影响了房颤消

融效果,限制其在房颤消融中的应用。近年来,冷冻消融联合双极钳射频消融或单纯冷冻消融被越来越多的应用到右胸微创切口房颤消融手术中,取得较满意的早、中期治疗效果。然而,冷冻消融目前应用尚局限,射频仍是房颤消融的主要能源,房颤冷冻消融术的远期效果仍有待多中心大样本资料的进一步随访研究。2012年8月至2016年4月,上海交通大学医学院附属新华医院心胸外科在右胸微创切口ASD修补术中同期应用双极射频消融钳行Cox迷宫Ⅳ型手术35例,所有患者顺利完成ASD修补手术及Cox迷宫Ⅳ术,无转为正中手术者。体外循环时间为92~145 min,平均(120.1±14.1)min;主动脉阻断时间为62~108 min,平均(79.5±12.2)min。围术期无死亡病例,无永久起搏器植入。术后随访3~47个月,平均(22.8±12.2)个月,32例(32/35,91.4%)维持窦性心律,术后2年累计窦性心律维持率为(89.1±6.0)%。综上,笔者的研究结果表明成人经右胸微创切口ASD直视修补手术时,同期可安全、有效地应用双极射频消融钳行Cox迷宫Ⅳ术治疗房颤,早、中期效果满意。

三、微创右胸切口ASD直视修补联合房颤冷冻消融术

Ad N等随访研究了124例同期接受心脏手术及房颤冷冻消融术的治疗效果显示,围术期病死率低于2%,围术期脑血管病变发生率低于1%,术后12个月时的窦性心律维持率为87%。此后,其又随访观察了250例心脏手术中同期接受房颤冷冻消融的效果,所有患者平均房颤持续时间(35.7±54.2)个月,86%患者为非阵发性房颤,术后平均随访(28.2±23.7)个月,术后2年时所有生存患者的窦性心律维持率为92.4%,其中停服抗心律失常药的窦性心律患者占所有患者的比率为82.8%。笔者的前期研究结果也表明在微创心脏瓣膜手术时,同期应用冷冻消融治疗合并房颤是安全、有效的,其早、中期效果满意。

虽然冷冻消融可比较方便的应用于右胸微创切口心脏手术中,但不恰当的操作可能影响房颤的治疗效果,或导致冠状动脉、膈神经损伤等并发症发生。根据术中操作要求及冷冻消融系统特点,结合我们的实际操作经验,笔者认为房颤冷冻消融术中操作要点如下:① 消融线路顺序:对于ASD合并二尖瓣病变的,应最先消融二尖瓣环线。心肌组织被冷冻消融后,被冻结成坚硬的固体,需要一定时间来解冻。先消融二尖瓣环线,再消融其他左心房线路,这样在其他消融线完成后,二尖瓣环线已完成解冻,可以立即行二尖瓣手术,避免等待时间,缩短主动脉阻断时间。② 冷冻消融探头的塑形:不同消融线的位置和角度均不相同,为了保证消融线的透壁性、连续性和完整性,需将消融探头凹成不同的长度和弧度,以确保消融探头与消融组织有良好贴附。③ 应用双极钳进行消融时,术者常常打水冲洗消融部位,但在冷冻消融时则应避免消融时打水,其原因在于冷冻消融会将冲洗水冻结成冰,包绕在消融探头周围,导致消融结束后,探头无法顺利取出,进而影响后续消融操作。④ 由于冷冻的穿透性及范围较广,冷冻消融时可能会损伤周围其他组织,因此,在进行消融时,要反复在心内膜、心外膜观察冠状动脉走形,避免消融线跨越或接近冠状动脉。⑤ 在心外膜与心包之间放置小纱布,一方面可以支撑心肌组织,使其与消融探头有良好贴附,另一方面可以将心包与心外膜隔离开,避免损伤膈神经。

(姜兆磊)

参 考 文 献

1. Loomba R, Chandrasekar S, Sanan P, et al. Association of atrial tachyarrhythmias with atrial septal defect, Ebstein's anomaly and Fontan patients［J］. Expert Rev Cardiovasc Ther, 2011, 9(7): 887-893.

2. Berger F, Vogel M, Kretschmar O, et al. Arrhythmias in patients with surgically treated atrial septal defects［J］. Swiss Med Wkly, 2005, 135(11-12): 175-178.

3. Bouchardy J, Therrien J, Pilote L, et al. Atrial arrhythmias in adults with congenital heart disease［J］. Circulation, 2009, 120(17): 1679-1686.

4. Webb G, Gatzoulis M. Atrial septal defects in the adult: recent progress and overview［J］. Circulation, 2006, 114(15): 1645-1653.

5. Vecht J, Saso S, Rao C, et al. Atrial septal defect closure is associated with a reduced prevalence of atrial tachyarrhythmia in the short to medium term: a systematic review and meta-analysis［J］. Heart, 2010, 96(22): 1789-1797.

6. Morton J, Sanders P, Vohra J, et al. Effect of chronic right atrial stretch on atrial electrical remodeling in patients with an atrial septal defect［J］. Circulation, 2003, 107(13): 1775-1782.

7. Harada A, Ida T, Ikeshita M. Right atrial isolation for atrial fibrillation associated with atrial septal defect［J］. Ann Thorac Surg, 1998, 65(6): 1766-1768.

8. Murakami M, Okada H, Nishida M, et al. Right atrial separation effect for chronic atrial fibrillation with atrial septal defect: report of four cases［J］. Ann Thorac Cardiovasc Surg, 2006, 12(3): 210-212.

9. Shim H, Yang J, Park P, et al. Efficacy of the maze procedure for atrial fibrillation associated with atrial septal defect［J］. Korean J Thorac Cardiovasc Surg, 2013, 46(2): 98-103.

10. Kobayashi J, Yamamoto F, Nakano K, et al. Maze procedure for atrial fibrillation associated with atrial septal defect［J］. Circulation, 1998, 98(19 Suppl): II 399-402.

11. Silversides C, Siu S, McLaughlin PR, et al. Symptomatic atrial arrhythmias and transcatheter closure of atrial septal defects in adult patients［J］. Heart, 2004, 90(10): 1194-1198.

12. Silversides C, Haberer K, Siu S, et al. Predictors of atrial arrhythmias after device closure of secundum type atrial septal defects in adults［J］. Am J Cardiol, 2008, 101(5): 683-687.

13. Gatzoulis M, Freeman M, Siu S, et al. Atrial arrhythmia after surgical closure of atrial septal defects in adults［J］. N Engl J Med, 1999, 340(11): 839-846.

14. Im Y, Kim J, Yun S, et al. Arrhythmia surgery for atrial fibrillation associated with atrial septal defect: right-sided maze versus biatrial maze［J］. J Thorac Cardiovasc Surg, 2013, 145(3): 648-654, 655. e1; discussion 654-655.

15. Haïssaguerre M, Jaïs P, Shah D, et al. Spontaneous initiation of atrial fibrillation by ectopic beats originating in the pulmonary veins［J］. N Engl J Med, 1998, 339(10): 659-666.

16. Voeller R, Bailey M, Zierer A, et al. Isolating the entire posterior left atrium improves surgical outcomes after the Cox maze procedure［J］. J Thorac Cardiovasc Surg, 2008, 135(4): 870-877.

17. Dunning J, Nagendran M, Alfieri O, et al. Guideline for the surgical treatment of atrial fibrillation［J］. Eur J Cardiothorac Surg, 2013, 44(5): 777-791.

18. Soni L, Cedola S, Cogan J, et al. Right atrial lesions do not improve the efficacy of a complete left atrial lesion set in the surgical treatment of atrial fibrillation, but they do increase procedural morbidity［J］. J Thorac Cardiovasc Surg, 2013, 145(2): 356-361.

19. Kim J, Bang J, Jung S, et al. Left atrial ablation versus biatrial ablation in the surgical treatment of atrial fibrillation［J］. Ann Thorac Surg, 2011, 92(4): 1397-1404.

20. Onorati F, Esposito A, Messina G, et al. Right isthmus ablation reduces supraventricular arrhythmias after surgery for chronic atrial fibrillation［J］. Ann Thorac Surg, 2008, 85(1): 39-48.

21. Giamberti A, Chessa M, Foresti S, et al. Combined atrial septal defect surgical closure and irrigated radiofrequency ablation in adult patients［J］. Ann Thorac Surg, 2006, 82(4): 1327-1331.

22. Burstein B, Nattel S. Atrial fibrosis: mechanisms and clinical relevance in atrial fibrillation［J］. J Am Coll Cardiol, 2008, 51(8): 802-809.

23. Henry L, Ad N. The surgical treatment for atrial fibrillation: ablation technology and surgical approaches［J］. Rambam Maimonides Med J, 2013, 4(3): e0021.

24. Basu S, Nagendran M, Maruthappu M. How effective is bipolar radiofrequency ablation for atrial fibrillation during concomitant cardiac surgery?［J］Interact Cardiovasc Thorac Surg, 2012, 15(4): 741-748.

25. Speechly-Dick M, John R, Pugsley W, et al. Secundum atrial septal defect repair: long-term surgical outcome and the problem of late mitral regurgitation［J］. Postgrad Med J, 1993, 69(818): 912-915.

26. Toyono M, Pettersson G, Matsumura Y, et al. Preoperative and postoperative mitral valve prolapse and regurgitation in adult patients with secundum atrial septal defects［J］. Echocardiography, 2008, 25(10): 1086-1093.

27. 姜兆磊，梅举，马南等. 双心房或单纯右心房射频消融术治疗成人先天性心脏病ASD合并房颤的对比研究［J］. 中国胸心血管外科临床杂志, 2014, 21(3): 296-301.

28. Jiang Z, Ma N, Yin H, et al. Biatrial ablation versus limited right atrial ablation for atrial fibrillation associated with atrial septal defect in adults［J］. Surg Today, 2015, 45(7): 858-863.

29. Saint L, Bailey M, Prasad S, et al. Cox-Maze Ⅳ results for patients with lone atrial fibrillation versus concomitant mitral disease［J］. Ann Thorac Surg, 2012, 93(3): 789-794.

30. Stulak J, Suri R, Burkhart H, et al. Surgical ablation for atrial fibrillation for two decades: are the results of new techniques equivalent to the Cox maze Ⅲ procedure?［J］. J Thorac Cardiovasc Surg, 2014, 147(5): 1478-1486.

31. Melby S, Zierer A, Bailey M, et al. A new era in the surgical treatment of atrial fibrillation: the impact of ablation technology and lesion set on procedural efficacy［J］. Ann Surg, 2006, 244(4): 583-592.

32. Lawrance C, Henn M, Damiano R. Surgical ablation for atrial fibrillation: techniques, indications, and results［J］. Curr Opin Cardiol, 2015, 30(1): 58-64.

33. Ang R, Domenichini G, Finlay M, et al. The Hot and the Cold: Radiofrequency Versus Cryoballoon Ablation for Atrial Fibrillation［J］. Curr Cardiol Rep, 2015, 17(9): 631.

34. Ad N, Holmes S, Massimiano P, et al. The effect of the Cox-maze procedure for atrial fibrillation concomitant to mitral and tricuspid valve surgery［J］. J Thorac Cardiovasc Surg, 2013, 146(6): 1426-1434; discussion 1434-1435.

35. Solinas M, Bevilacqua S, Karimov J, et al. A left atrial ablation with bipolar irrigated radio-frequency for atrial fibrillation during minimally invasive mitral valve surgery［J］. Eur J Cardiothorac Surg, 2010, 37(4): 965-966.

36. Basu S, Nagendran M, Maruthappu M. How effective is bipolar radiofrequency ablation for atrial fibrillation during concomitant cardiac surgery?［J］. Interact Cardiovasc Thorac Surg, 2012, 15(4): 741-748.

37. Melby S, Schuessler R, Damiano R. Ablation technology for the surgical treatment of atrial fibrillation［J］. ASAIO J, 2013, 59(5): 461-468.

38. Higuchi K. A modified cryo-maze procedure via the superior transseptal approach［J］. Asian Cardiovasc Thorac Ann, 2015, 23(1): 114-116.

39. Takasaki T, Sueda T, Imai K, et al. Mid-term results of the box pulmonary vein isolation and the cryo-maze procedure for chronic atrial fibrillation associated with mitral valve disease［J］. Gen Thorac Cardiovasc Surg, 2012, 60(2): 82-89.

40. Camm C, Nagendran M, Xiu P, et al. How effective is cryoablation for atrial fibrillation during concomitant cardiac surgery?［J］. Interact Cardiovasc Thorac Surg, 2011, 13(4): 410-414.

41. Ad N, Henry L, Hunt S. The concomitant cryosurgical Cox-Maze procedure using Argon based cryoprobes: 12 month results［J］. J Cardiovasc Surg (Torino), 2011, 52(4): 593-599.

42. Yanagawa B, Holmes S, Henry L, et al. Outcome of concomitant Cox-maze Ⅲ procedure using an argon-based cryosurgical system: a single-center experience with 250 patients［J］. Ann Thorac Surg, 2013, 95(5): 1633-1639.

43. Goff R, Bersie S, Iaizzo P. In vitro assessment of induced phrenic nerve cryothermal injury［J］. Heart Rhythm, 2014, 11(10): 1779-1784.

44. Rajbanshi B, Rodrigues E, Lynch J, et al. Coronary artery spasm after Cryo Maze Ⅲ procedure［J］. Ann Thorac Surg, 2011, 92(5): 1884-1887.

45. Cheema F, Pervez M, Mehmood M, et al. Does cryomaze injure the circumflex artery?: a preliminary search for occult post procedure stenoses［J］. Innovations (Phila), 2013, 8(1): 56-66.

第十四章

梅氏微创房颤手术与"杂交"技术治疗房颤

第一节 概 述

早期的房颤治疗基本仅局限心室率控制,最初是尝试使用直流电复律或药物(奎尼丁及洋地黄类)控制心室率;后来逐渐出现了经过导管消融房室交界部位以期达到房颤治疗效果,但效果依然较差并有相关的并发症出现。1987年,Cox提出的迷宫手术极大地拓展了人们对房颤的认识,并极大地改善了房颤的治疗效果,是房颤治疗史上具有里程碑意义的事件。之后,Hasisagurrre等提出的肺静脉作为房颤发生的根源,成为建立房颤导管消融治疗的基石。

依据目前的指南,药物治疗仍是房颤综合治疗中不可或缺的因素,但对于单纯性房颤,尤其是持续性房颤的治疗以手术效果为好,远好于药物治疗效果。治疗房颤的微创外科手术和导管消融手术一直并行、持续发展,在房颤的治疗方面发挥了十分重要的作用。从整体治疗效果来看,微创外科手术的单次消融成功率高达90%以上,远高于导管消融50%左右成功率,但目前仍然没有那一个单项技术能对持续性、难治性房颤治疗达到100%成功率。微创外科从心外膜消融,导管从心内膜消融,这两项技术都具有各自的优势及不足,如果将两项技术同时应用于房颤的治疗,从心外膜与心内膜联合消融、电生理标测形成"杂交"技术,则可大大提高持续性、难治性房颤的手术成功率。基于此,将外科手术和导管消融结合而成房颤的"杂交"治疗技术(hybrid ablation for atrial fibrillation)应运而生,"杂交"技术结合了外科手术的心外膜消融和导管的心内膜消融,极大地提高了复杂房颤治疗的成功率,并降低了手术不良事件的发生。

2007年,Pak等率先报道了此技术并取得成功。近年来,越来越多的报道面世,结果令人欣喜。

一、房颤"杂交"治疗的原因

1. 导管消融技术的局限性

导管消融技术通过经皮穿刺在心内膜隔离肺静脉及左心房消融。随着导管三维标测技术的不断进步,房颤的导管消融技术也逐步提高。但由于导管消融本身技术的局限性,消融成功率仍然较低,复发率较高,特别是持续性房颤,单次导管消融的成功率不到30%,多次消融后成功率约50%。国际报道单次导管消融后6年,成功率为23%,其中阵发性房颤36%、持续性房颤15%。

尽管导管消融存在消融线连续性、透壁性差,单次治愈率低,患者重复治疗比例高、患者接受大剂量X线等缺点,但导管消融仍具有一定的优点:可以进行心内膜详细的电生理标测,并进行二尖瓣、三尖瓣峡部的消融,使患者更容易接受。

那么,到底是什么原因导致导管消融成功率低呢? 这是我们必须面对的现实。首先,心内膜射频消融每一个消融点都难达到透壁性损伤,其结果是房颤复发时80%的患者发现有某个肺静脉电位恢复;其次,在导管消融过程中,很难做到每一条消融线都达到彻底的双向阻滞并且针对每一条消融线进行双向阻滞的验证,从而抵消这些额外消融线带来的额外效果;再次,导管消融不能有效处理左心耳这一引起房颤患者血栓栓塞并发症的元凶;如果导管消融后房颤复发,那么患者将完全没有从导管消融中受益,因为仍有血栓形成的风险,仍需继续服用抗凝药等。还有一点,导管消融不能处理心外膜自主神经节。

2. 微创外科房颤消融技术的发展

近年来,随着微创外科手术方法的不断提高和房颤消融器械的日益改进,房颤的微创外科治疗技术不断完善,治疗效果不断提高。1987年,Cox根据房颤发生的机制设计出经典的Cox迷宫手术,该手术尽管过程复杂,但能确保窦性激动的正常传导,避免心房折返,成功恢复房室同步及窦性心律,同时消除血栓形成的危险性并降低了远期卒中发生率,效果良好。此后,世界各国心脏外科医生在保证治疗效果基本相当的前提下,对传统Cox迷宫术进行多次改良,使得创伤更小、风险更低。同时,伴随着新的消融设备、消融能量及消融策略的出现,通过微创手术治疗房颤成为一种新的选择。

2005年,Wolf首次把迷宫手术应用于微创心脏外科领域,报告通过双侧胸壁小切口行PVI及左心耳切除术,效果良好。由于胸腔镜辅助及全胸腔镜下房颤射频消融术有较高的安全性和有效性,目前已成为单纯性房颤的一种重要治疗方式。但此技术需要行双侧胸部切口手术,创伤仍较大。另外,此项技术仅能做双侧环肺静脉的消融线,不能做两侧肺静脉间消融连线,这对手术效果有一定的影响。

在这期间有多种不同方法的微创外科房颤消融技术问世,并取得发展,如经右侧胸腔微创房颤消融术、经膈肌入路房颤消融术等,但成功率各异。

上海交通大学医学院附属新华医院心胸外科梅举教授依据经典Cox迷宫手术原理,创造性地设计出全胸腔镜左胸径路超微创手术治疗房颤的术式——梅氏微创房颤消融术,只需在单侧胸腔操作,便可以完成双侧PVI、左心房线性消融、左心耳切除、Marshall韧带离断、心外膜部分去神经化治疗等。目前已完成近1 000例该手术患者,总体有效率到达了92%左右,无严重并发症,手术效果达到世界领先的水平。

但微创外科手术也有其不足之处。例如:由于解剖结构和微创外科心外膜消融手术本身特点,术中无法对二、三尖瓣峡部及右心房进行有效消融,以完全消除肺静脉外的异位兴奋灶、术后房速与房扑等(见图14-1-1)。

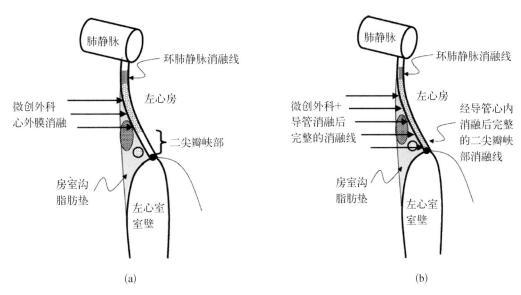

图14-1-1 二尖瓣峡部消融示意图

(a) 为二尖瓣峡部示意图及经心外膜消融后,二尖瓣峡部由于解剖位置的关系未能进行有效的消融;(b) 显示心内导管消融可以对心外膜消融术后不完整二尖瓣峡部进行补充

二、"杂交"消融技术治疗房颤

了解微创外科手术和导管消融的优缺点之后,我们不难发现:微创外科技术具有非常高的手术治愈率,但单次手术仍然无法获得100%的成功率。而导管消融对于持续性房颤来讲确实存在先天性不足,然而这种缺陷却是可以通过外科消融来实现的。因此,如果能有效地将微创外科技术和导管消融技术结合,取长补短,则房颤的治疗可能会取得"1+1＞2"的效果。在这一理念的引导下,微创外科手术联合导管消融的"杂交"手术策略也就应运而生了。

房颤"杂交"手术的定义是患者接受心外膜(微创外科手术)+心内膜(导管消融)房颤消融治疗。可以是同时,也可以是在一定时间内先后进行外科手术和导管消融治疗。"杂交"手术是目前房颤治疗领域最高水平的治疗方式,该手术方式讲究微创外科技术和导管技术结合,各取所长、相互补充,扩大了房颤射频消融手术的适应证,并极大地提高单次手术的消融成功率,使得单次手术消融率基本达到100%。该手术方式使多学科、多技能医生紧密联合,基本可以在手术台上终止房颤,在房颤的治疗上具有里程碑式的意义。

三、"杂交"消融技术治疗房颤的优势

(1) 消融线所形成的损伤更加完整、确切、持久:这一决定房颤治疗成功率的决定性因素主要有微创外科手术完成;电生理标测验证所有消融线路的消融效果,必要时补充一些消融点与线,尤其对于微创手术难以完成的二尖瓣、三尖瓣峡部及右心房、界嵴等部位消融,这些技术都由导管消融完成。

(2) 左心耳切除:在根本上消除了因房颤而导致血栓形成的和栓塞的风险,这也由微创外科完成。

（3）心外膜迷走神经节和 Marshall 韧带消融：最大限度消除房颤维持的"土壤"，主要由微创外科手术完成；

（4）降低手术难度和并发症发生率：微创外科手术心外膜消融降低了导管心内消融容易产生膈神经、食管损伤并发症的发生率；降低导管穿刺造成心包填塞并发症的发生率；外科消融线位于肺静脉前庭，降低术后肺静脉狭窄的风险；外科术中可以明确肺静脉及心房可能存在的解剖变异，降低导管标测难度；

（5）缩短医患双方放射线暴露时间：外科消融手术完成了大部分房颤消融线路，使得后续导管标测和消融更加简便易行，导管治疗和放射暴露时间明显缩短。

微创外科联合导管"杂交"消融技术，基本完成了目前房颤治疗领域所公认的全部消融和治疗内容，因而是目前成功率最高的一种手术方式。

第二节　房颤"杂交"手术指证

一、房颤"杂交"治疗的适应证

"杂交"治疗房颤具有诸多单一手术方法无法替代的优点，因此值得广泛推广。考虑到单纯微创外科手术或导管消融方法对大部分单纯性房颤，尤其是阵发性房颤及部分持续性房颤仍具有良好的治疗效果，因此"杂交"技术治疗房颤的适应证如下所示。

1. 复杂的持续性房颤

复杂的持续性房颤，尤其是病程较长的持续性房颤和长程持续性房颤，长时间的心律失常导致左心房明显增大、纤维化明显、电重构和解剖重构严重，并且这一类房颤的起因并不仅局限于肺静脉，单纯外科手术难以完成所有病因的治疗，单纯导管消融更不能有效控制所有的病灶。对于这一类患者采用单一手术方法进行治疗，房颤复发率高，术后卒中发生率也较高，难以达到有效的治疗。

2. 既往行导管消融失败者

单纯有效的导管消融一般可以控制有确切病灶的房颤，既往导管消融失败，说明患者房颤的起因多样，单纯导管治疗难以根治；反复多次的导管消融除增加患者放射线暴露外，仍存在多次消融失败的风险，且增加手术风险和并发症。

3. 明显肥胖者导致标测困难者

明显肥胖者会增加导管治疗时标测的难度，并极可能导致真正的病灶不能标测，增加手术失败的风险。

4. 房颤外科消融术后复发者

房颤外科消融失败后由于心包内粘连，基本丧失第二次房颤微创外科消融的可能。因此，仅存在"杂交"治疗的可能。另一种治疗方法是在体外循环下按照标准迷宫手术治疗，由于大部分患者难以接受，目前难以在国内开展。

二、房颤"杂交"治疗的禁忌证

1. 左心房血栓

房颤患者易在左心房、左心耳部位形成血栓,因此术前需要确诊左心房内是否有血栓,明显的血栓形成是房颤手术的禁忌。因左心房CTA、造影等均具有较高的假阳性,因此血栓的确诊建议依靠TEE检查。

2. 既往心脏手术者

既往心脏手术患者由于心包内广泛粘连,微创手术难以分离,难以行外科消融。

3. 胸腔内广泛粘连

由于既往胸膜炎、胸腔手术等导致的胸膜增厚、广泛致密粘连导致外科手术入路困难;但一般较轻可以分离的粘连不影响手术。

4. 呼吸功能差难以耐受麻醉者

不同的微创外科房颤治疗方式有不同的入路,有些术式需要单肺通气等,因此呼吸功能差的患者难以耐受麻醉和手术。

5. 一般情况差

部分房颤患者合并较严重的并发症,如恶性肿瘤、脑梗死等并发症、肝肾功能衰竭等。

第三节 房颤"杂交"手术的围术期处理

梅氏微创房颤手术与导管消融"杂交"技术治疗房颤的围术期处理见房颤的导管介入治疗及梅氏微创房颤手术的相关章节内容。主要处理措施如下所示。

一、术前准备

患者均为有症状、服用药物无效的单纯性房颤患者。术前经过Holter检查、胸部CT检查、标准的全套血液分析明确肝肾功能状态,超声心动图检查排除结构性心脏病、了解左心功能,对有脑梗病史者,必要时行脑CT或MRI检查,怀疑冠心病者要进行冠状动脉造影。患者如果正在口服抗凝药物,于术前2~3 d停口服药、改用低分子肝素皮下注射行桥接性抗凝治疗。

二、术后处理

术后根据患者情况可立即拔除气管插管或带管回病房,常规拍摄床旁X线胸片,术后2~3 d后可拔除胸管。术后给予口服胺碘酮200 mg/d,华法林抗凝治疗,维持INR 2~3。术后3个月维持窦性心律者停用胺碘酮,不能维持窦性心律者以控制心室率治疗为主。3个月后窦性心律者停用抗凝药,不能维持窦性心律的患者参考CHA2DS2-VASc评分和HAS-

BLED评分选用华法林抗凝,女性CHA2DS2-VASc评分＞3分、男性CHA2DS2-VASc评分＞2分者可继续抗凝治疗。术后再发房颤者可在抗凝充分的条件下予以直流电复律治疗,或再行心内膜电生理标测及消融治疗。

第四节　房颤"杂交"手术技术

一、房颤"杂交"治疗的实施

针对房颤"杂交"治疗,目前国际、国内尚缺乏统一的指南,国际上有多家中心开展了房颤的"杂交"治疗,但不同的中心采用了不同的"杂交"治疗方式,体现在外科手术方式的不同,外科手术入路的不同以及外科联合导管消融能量的不同。具体方法各异,但都是结合了当前较为主流的外科手术和导管消融方法,从而达到"杂交"治疗的目的。但无论选取何种方法、入路,为了真正地完整体现"杂交"治疗的优势,在房颤的杂交治疗中,基本需要满足以下基本要素:

1. 外科手术消融要点

(1)完整的肺静脉线性隔离:消融线的完整透壁是外科房颤消融手术的优势之一,因此在"杂交"房颤治疗的外科部分,首先要体现了的就是完整的PVI(**见图14-4-1**)。

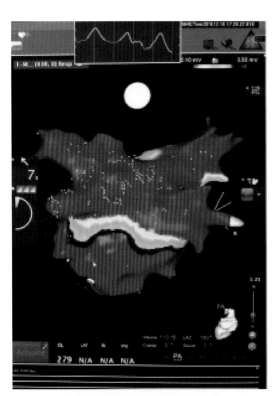

图14-4-1　导管标测微创外科消融术后左心房,橘黄色示肺静脉及左心房后壁Box隔离完整

(2)左心耳处理:左心耳是部分房颤患者的起源;同时,房颤出现卒中的患者中,90%的血栓栓子来源于左心耳。近年来兴起的左心耳封堵术即基于这一理论基础,有效处理左心耳可明显降低血栓栓塞的风险,并根治源于左心耳的房颤。因此,左心耳处理完整的房颤治疗具有重要的意义。左心耳处理在外科手术中很容易被完成。和左心耳的处理有多种方法,如切割闭合器切除、心耳夹夹闭和左心耳结扎等,目前较为推荐的是左心耳切除和心耳夹夹闭方法。

(3)Marshall韧带处理:Marshall韧带位于左心耳后方,走行于左心耳和肺静脉之间。在解剖学上,Marshall韧带可被划分为近端、中段和远端,近端部分直接与冠状窦的肌袖相连,随Marshall静脉(Vein of Marshall, VOM,又称左心房斜静脉)汇入冠状窦;中段向上沿左下肺静脉和左上肺静脉左侧走行;远端终止于左上肺静脉左上方的左心房游离壁。除了Marshall静脉和脂肪纤维组织外,Marshall韧带中还存在着丰富的Marshall束、小血管、神经束和神经节。有组织学研究显示,Marshall束肌细胞可见到明显的心肌样横纹结构,其间肌细胞排列紊乱,并且分为深、浅多个分支,由多个插入点插入左心房游离壁,并在从冠状窦到左心房游离壁走形的过程中不断地集中组合。而在Marshall束内,分布着两种不同形态的肌细胞,两者之间的动作电位复极离子电流不同,因此动作电位不应期存在差异,导致两者之间复极离散及电生理不均一性。此外,Marshall韧带还可以通过神经作用触发房颤并促进心房的电重构和解剖重构。而Marshall韧带通过导管心内消融效果极差,这一点却是外科手术消融很容易达到的。

(4)心外膜迷走神经节消融:目前,心脏自主神经在房颤的发生和维持中具有重要作用的观念已经被国内外学者普遍接受,并且可以见到大量关于自主神经尤其是心迷走神经在房颤发生机制中作用的研究。外科术中可以很容易地有效消融心外膜自主神经节。

2.导管治疗要点

(1)完整标测,检测外科消融线完整、透壁:微创外科消融房颤的优势之一便是其线性消融的完整、透壁,从而阻断折返。而消融线任何部位的不完整,即"漏点",均可能导致房颤的复发,但外科手术中难以对所有消融线进行有效的标测。因此,后续的导管技术的一个重点便是检测消融线的完整性。

(2)发现"漏点"并补点:导管标测完毕,如发现消融线不完整、有"漏点"时则需要通过导管进行"补点",因为外科消融线已经隔离了绝大部分,因此,导管补点变得非常容易(见图14-4-2)。

(3)消融其他重要部位:导管标测后除了补充可能的"漏点"外,还需要消融一些外科手术消融难以完成的部位,如二尖瓣峡部、三尖瓣峡部、右心房及界嵴等部位,这些部位在单纯微创外科手术中难以有效完成,因此需要凭借导管消融(见图14-4-3)。

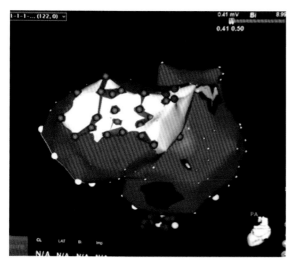

图14-4-2　外科术后房颤转为房扑,消融三尖瓣峡部,房扑终止转为窦性

注:白色示左心房后壁Box隔离完整,标测RSPV处有"漏点"(蓝绿色处)

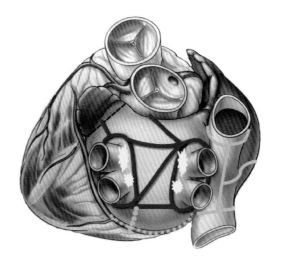

图14-4-3　完整"杂交"手术治疗房颤完整线路

注:红色消融线为梅氏微创房颤外科心外膜消融线,黑色虚线为左心耳切除处,黄色星点为心外膜进行肺静脉周围自主神经节消融;蓝色虚线显示二尖瓣峡部消融及冠状静脉都内消融线;蓝色实线为右心房(三尖瓣峡部、界嵴、上下腔静脉等)心内膜消融

3. 微创外科联合导管"杂交"消融技术的顺势而产生

微创外科联合导管"杂交"消融技术,对整个房颤治疗团队水平要求很高,必须要手术技术高超的房颤外科医生和导管水平一流的电生理医生密切配合,以期达到效果最大化。在手术顺序的选择上,不同的学者也有不同的建议。目前国际上比较主流的观点建议先行微创外科手术,然后做导管消融。这一观点和我们的临床实践不谋而合,原因如下。

(1)微创外科手术整体成功率高,在术中可以完成左心房几乎所有消融的线路和病灶,并且消融线完整、透壁性良好,先进行外科手术消融后不需要后续的导管消融和左心房消融线进行过多补充。

(2)微创外科术后进行导管消融,可以进一步标测验证消融线路的完整性,并标测其他可能的兴奋灶,同时完成部分消融线,如二、三尖瓣峡部线及右心房的消融等;由于外科术中进行了有效的消融,进而减轻了导管消融的工作,降低了难度。

(3)相反的顺序:先进行导管消融,后进行外科手术。尽管看似"杂交"手术,但并未能有效结合两种治疗方式的优点,且临床报道大多是导管消融术后复发者进行外科手术补救,并不符合"杂交"概念。

二、房颤"杂交"治疗的技术选择

前文提到房颤的"杂交"治疗存在外科手术和导管消融先后顺序的问题,目前国际上主流的观点是先行外科手术治疗,后进行导管标测和消融。但在具体实施的过程中还存在一个技术性问题:就是外科手术和导管消融之间的时间间隔。不同的中心尝试了不同的实施方案,时间间隔不同。依据目前的国际研究和报道,主要包含以下三种具体方式,其优缺点如表14-4-1所示。

表14-4-1 三种不同"杂交"房颤治疗手术的优缺点比较

"杂交"方法	优　点	缺　点
同期"杂交"	① 效果确切;② 一次住院、一次手术;③ 无治疗间隔期急性事件风险;④ 患者满意度高	① 需要杂交手术室;② 导管手术时抗凝及使用增加术后出血风险
分期"杂交"	① 效果良好;② 需2次住院、2次手术,费用较高;③ 场地设备要求低	① 治疗间隔存在急性事件风险;② 间隔期药物治疗对标测有影响;③ 患者心理影响
序贯"杂交"	① 效果良好;② 一次住院,2次手术;③ 场地设备要求低	① 假阳性率高;② 危重患者并发症发生率高

1. "一站式杂交"手术(one-stage approach)

顾名思义,"一站式杂交"手术亦名同期"杂交"手术,即外科手术和导管消融在同一次手术过程中完成,整个手术过程在"杂交"手术室(也称为复合手术室),该手术室必须同时具备心脏外科手术设备、导管手术设备、数字减影血管造影(digital subtraction angiography,DSA)机和多导生理记录仪。先由外科医生完成外科消融部分,在微创外科手术结束后,电生理医生负责电生理标测(如冠状静脉窦电极和肺静脉电极)以及部分消融线的完成,如三尖瓣峡部线的消融。此方法也称为"一站式杂交手术",这种方法中"杂交"手术融合了微创外科手术和导管消融的优点,互相取长补短,避免外科消融无详细电生理标测的缺点,同时也避免内科消融复发率高的先天性不足,能在一次手术中做到以"房颤终止"为消融终点,患者仅需要一次住院、一次手术、一次麻醉,因此较能符合国内患者的心理期望。但此类手术费用高,需要多学科医生的团结协作,有些医院无"杂交"手术室,目前在国内仅有为数不多的心脏中心能够做到。同时,有学者提出质疑,即同期手术由于外科手术所致的消融线尚处于瘢痕形成期,可能存在"漏点",但随着时间推移,瘢痕形成后此类漏点可能消失,而在此时标测可能遇到"伪漏点"从而增加导管消融不必要的工作。另外,我们所有的迷宫类手术均存在术后即刻窦性心律维持率低于随访期的现象,因此术后即刻患者或许仍为房颤心律,但在随访期间可能恢复窦性心律,即单纯外科手术就可以治愈房颤,可能无须后续的导管消融。

2. 分期手术（two-stage approach）

另外一种模式是分期"杂交"手术,也就是患者先进行微创外科手术,术后3～6个月（也有短于3个月的报道）或者房颤复发以及出现其他房速后再进行电生理标测、消融。这种方式的优点是选择在外科手术效果稳定后进行电生理标测,可能降低"一站式杂交"手术"伪漏点"的可能。但如果选择分期"杂交"手术,微创外科手术后的抗心律失常、抗凝等药物综合治疗可能影响二期电生理标测的可靠性,即可能掩盖部分潜在的病灶,从而增加远期复发的风险;并且在两次手术期间,患者如果还依然是房颤心律,依然可能出现心律失常和抗凝导致并发症的风险;此外,在两次手术期间如果患者仍然维持房颤心律,会对患者的心理造成负面影响。

3. 序贯手术（sequential approach）

除上述两种方式外,尚有学者报道了另一种"杂交"治疗方式：序贯式"杂交"治疗。即患者入院后先进行外科手术,并在同一次住院期间行导管标测和消融,两次手术间隔时间在1周以内。这一方式缩短了分期杂交手术的间隔期,从理论上来说可能减少两次手术间隔期不良事件的发生率,但时间间隔较短,导致患者在导管标测时可能处于外科术后的炎症反应高峰期,增加了"伪漏点"和假兴奋点的检出率;病情较重的患者难以承受短期内两次手术风险。实际上,采纳该方法的中心并不多,因为其效果和原理并不比上述任一种方法更好。

三、梅氏微创房颤手术与"杂交"技术治疗房颤的手术步骤

我们应用"一站式杂交"消融技术在国内完成了第1例复杂性持续性房颤的治疗,术中终止了患者的房颤。近年来,我们已应用此先进技术治疗了类似患者30余例,术中均终止了房颤,经过长期随访,术后没有复发,这也是目前国际上报道的最好的技术与结果,具体手术步骤如下所示。

1. 术前准备

见房颤的导管消融术及梅氏微创房颤手术的术前准备。

2. 外科手术

梅氏微创房颤手术方式详见第八章。

（1）患者各项常规入院体检：实验室检查；常规入院检查，如胸部CT平扫，心电图、动态心电图；腹部超声、下肢血管超声等；经胸心脏超声、TEE（必要时）；冠状动脉造影或CTA；部分医院因为CT设备的限制不能对房颤患者行CTA检查，建议行冠状动脉造影明确冠状动脉疾病；肺功能检查。

（2）术者准备：完善的术前准备；与电生理室、麻醉科医师以及手术室、导管室工作人员等讨论患者个体病情，决定手术方案及术式；必要时需要体外循环准备。

3. 麻醉及术中监护

该术式的麻醉基本同微创房颤消融术，将在第十五章节中详细阐述。不同之处如下所述。

（1）麻醉成功后详细的TEE检查：再次明确心脏功能、瓣膜功能，是否有血栓形成等。

（2）房颤"杂交"治疗手术时间长于单纯微创外科房颤手术，因此需要注意麻醉期间药物使用及麻醉深度等。

（3）间断复查动脉血气分析，调整麻醉机使用及电解质平衡、液体平衡。

（4）观察胸腔引流：因为在微创外科术后行导管标测和治疗需要肝素化，且此类复杂房颤患者术前大多进行过抗凝治疗，因此存在一定活动性出血的可能，需要维持胸腔引流管通畅，并详细观察引流液的颜色和引流量等。

（5）尽量缩短机械通气时间：如患者一般情况良好，可在导管消融治疗结束后拔管返回病房。

4. 导管消融房颤技术

微创外科心外膜房颤消融完成后，患者恢复仰卧位，在同一手术室、手术床立即进行导管电生理标测与心内膜消融，这样容易进行对心外膜消融线PVI、Box的验证，并完成其他的心内膜消融，如碎裂电位消融及二、三尖瓣峡部消融线路等。

常规消毒腹股沟术野皮肤并铺无菌手术巾，1%利多卡因局部麻醉，分别穿刺左、右股静脉并置入2个8F鞘管及1个6F鞘管，经6F鞘置入10极可调弯冠状静脉窦导管。经8F鞘管置入长导丝至SVC，沿导丝送入8.5F长鞘。

如果行微创外科心外膜消融术后患者发生三尖瓣依赖性房扑，则在消融导管进入左心房之前，进行三尖瓣峡部线性消融。消融条件：温度45℃，功率30～35 W，盐水灌注流量20～30 ml/min。三尖瓣峡部线性消融达标的证实：在CS起搏状态下沿三尖瓣环行激动顺序标测，达到三尖瓣峡部消融线双向阻滞。如果微创外科心外膜消融术后，患者既不是窦性心律，也不是三尖瓣峡部依赖性房扑，导管消融三尖瓣峡部则在杂交手术最后进行。

穿刺房间隔后，给予肝素5 000 IU（维持ACT ≥ 300 s），此后依据ACT补充肝素量。将导丝送入左心房，沿导丝送入长鞘，予肝素盐水持续冲洗长鞘。行非选择性肺静脉造影，以明确左心房与肺静脉的解剖关系。于左心耳根部造影，观察左心耳切除术后的改变。将大量盐水灌注消融导管置入左心房，在三维标测系统CARTO 3指导下，依据解剖及电位特点建立左心房电解剖模型，确定肺静脉口位置。

将环状标测（Lasso）导管置于肺静脉内,标测微创外科心外膜的肺静脉消融线是否达到双向阻滞,证实肺静脉的完全隔离或存在漏点。如果PVI存在漏点,立即用导管消融完善消融线路封闭漏点,直至完全隔离肺静脉。所有PVI彻底完成后,做左心房后壁Box隔离的详细标测。PentRay或环状标测（Lasso）导管垂直接触左心房后壁,如果没有记录到电位,则证实左心房Box隔离是完整的。如果能记录到任何电位,则要细致地标测Box的上、下方消融连线寻找漏点,并消融、封闭漏点。

如果此时患者为房颤,则在给予小剂量伊布利特（5 mg/kg）缓慢静脉推注（5 min）后,寻找、确定Box下方的左心房后壁的碎裂电位、房颤触发灶并予以消融。如果患者仍为房颤或房扑,接下就要完成二尖瓣前峡部消融线（Dallas lesion）。这条线从二尖瓣环前瓣环中点附近开始,连接到左心房顶部线Box的上方消融线（其实二尖瓣前峡部消融线路已从心外膜消融过一次了）。二尖瓣前瓣环峡部消融线（Dallas lesion）的完整性要用标准的方法验证：当在消融线侧起搏时存在二尖瓣环顺时针方向的激动模式,跨线起搏时存在二尖瓣环逆时针方向的激动模式。

上述操作完成后,将消融导管撤回右心房。再次给予小剂量伊布利特5 mg/kg缓慢静脉推注5 min,仔细寻找右心房（包括SVC、右心耳、界嵴等）的碎裂电位并予以消融。消融条件同上。对于右心房消融后仍为房颤者,做三尖瓣峡部消融线,如房颤仍未终止,给予150～200 J同步直流电转复转为窦性心律。三尖瓣峡部消融线双向阻滞的验证方法同前。

第五节 房颤"杂交"手术的并发症及处理原则

一、手术并发症

梅氏微创房颤手术的并发症见外科相关章节,心内导管消融可能并发症见导管相关章节。因外科手术后消融相当完整和透壁,心内膜消融操作减少了很多,因而相关并发症及潜在性风险也相应减少。

二、术后处理

患者手术后可立即拔除气管插管,常规拍摄床旁X线胸片,术后2～3 d后可拔除胸管。术后根据患者心率情况,可予口服胺碘酮200 mg/d,术后3个月停用。术后华法林抗凝治疗3个月,维持INR 2～3。3个月后窦性心律者停用抗凝药,不能维持窦性心律的患者,参考CHA2DS2-VASc评分和HAS-BLED评分选用华法林抗凝。术后再发房颤者可在抗凝充分的条件下予以直流电复律治疗。

三、术后长期随访

术后3、6和12个月对患者的长期随访中,通过作24 h动态心电图等检查来观察房颤的治疗情况,此后每6个月记录一次24 h动态心电图。术后3个月内为空白期,房颤发作不做统计;手术3个月后,随访中如发现房颤、房扑或房速发生超过30 s,无论患者有无自觉症状,均视为房颤复发。术后随访期间至少行一次头颅CT、心脏CT和超声心动图复查。

第六节 "杂交"手术治疗房颤的结果与评价

围术期结果:从2015年1月至2017年6月,39例长程持续性房颤患者经历了一站式房颤杂交手术。所有房颤均为长程持续性房颤(3~19年),8例患者以往经历过1或2次导管消融,6例患者有1或2个冠状动脉支架植入史;杂交手术时间(从切皮到导管拔除)为145~330 min,平均(196±78)min;术中无死亡病例,无转为正中切口和体外循环下手术病例;无患者发生膈神经和食管损伤,其中3例患者胸腔引流超过5 d,1例患者发生肺炎经抗感染后痊愈出院;住院时间为5~7 d,平均(9±2)d。

有39例患者在完成微创外科心外膜消融后,2例直接转为窦性心律,8例转为房扑,29例仍为房颤。转为窦性心律的患者,对心外膜实施的PVI、左心房Box仍要进行导管心内膜电生理标测验证及漏点的消融,并进行三尖瓣峡部的线性消融(达双向阻滞)至窦性心律,否则再进行二尖瓣前峡部消融至窦性心律。8例房扑患者直接进行三尖瓣峡部线性消融后6例转为窦性心律,再进行二尖瓣前峡部心内膜消融后转为窦性心律2例。29例房颤患者,先对心外膜实施的PVI、左心房Box进行心内膜电生理标测验证及漏点的消融,6例患者的RSPV上缘有漏点进行消融堵漏后,2例直接转为窦性心律;消融左心房后壁碎裂电位后4例转窦性心律,13例转为房扑者经二尖瓣前峡部线性消融(6例)、三尖瓣峡部线性消融(7例)后转为窦性心律。剩下10例房颤者,进行右心房碎裂电位消融后,5例转窦性心律,2例房扑者经三尖瓣峡部线性消融后转窦性心律;术中36例转为窦性心律(92.3%),最后3例完成全部杂交程序后电复律为窦性。所有患者术后均为窦性心律,出院时全部服用华法林抗凝,17例患者服用胺碘酮。

术后随访:全部39例完成随访,全部患者进行24~72 h Holter检查记录,头颅CT及超心动图检查。随访3~49个月(平均24.3)个月,有5例复发,34例为窦性心律,87.2%转为窦性心律。术中3例没有转窦性心律者,术后3个月内全部复发,其余2例分别于术后8、10个月复发阵发性房颤而再次导管消融成功。所有病例停服抗心律失常药物胺碘酮,6例患者继续应用华法林抗凝。

PVI是治疗房颤的基石,已被广泛接受治疗有症状的房颤。但是,导管消融治疗持续性房颤,尤其是长程持续性房颤仍然面临严峻的挑战,长程持续性房颤一次导管消融的成功率仅为21%,多次消融也仅达到50%左右,导管消融术后房颤容易复发的最主要原因就是消融线路再通导致电隔离失败。文献报道,80%的房颤患者消融术后4个月后至少有部分再通。对于长程持续性房颤来说,左心房大和基质改变,消融时间会很长,失败的概率就会更高。另外,长程持续性房颤发生机制复杂,单纯性行PVI的效果有限,要提高其治疗效果,就应该增加左心房基质的改良,如左心房后壁的Box隔离,并要消融心脏周围自主神经丛和Marshall韧带等。这些都是心内导管消融难以达到的,却恰好是微创外科心外膜消融的优势所在。

双极消融钳微创Cox迷宫Ⅳ手术已基本取代了传统的Cox迷宫Ⅲ型手术有效地治疗房颤,因为消融线路完整、透壁、连续,其术后一年的成功率为91%。这个结果远优于导管介入治疗房颤的成功率。我们独创的梅氏微创消融术,从心外膜用双极钳消融双侧肺静脉及做左心房后壁的Box隔离,完全能保证消融线路的透壁性。另外,我们在手术同时还切除或夹闭了左心耳,并从心外膜消融二尖瓣前峡部(dallas lesion),消融心脏周围自主神经丛和Marshall韧带,这些对于提高消融房颤的成功率及预防术后远期卒中都具有重要意义。

微创外科心外膜消融对左心房进行彻底的PVI、Box隔离,但它不能对肺静脉外和左心房Box外的房颤触发灶、碎裂电位、房间隔、二尖瓣或三尖瓣峡部进行有效的电生理标测、靶向或线性消融;也不能对消融线进行精准的电生理标测,影响了对消融线透壁性、连续性及完整性的判断。三尖瓣峡部在房颤、房扑的发生和维持中作用重要,并成为房颤发生的重要基质。研究表明,在环PVI基础上消融并阻断二、三尖瓣峡部可提高持续性房颤的治愈率及降低术后房扑的发生率。

本组微创外科双极消融钳所作左肺静脉及左心房后壁的Box隔离线十分完整,心内膜导管电生理标测中没有发现存在漏点,但是在5例患者RSPV最上缘发现了漏点(5/156)。回查临床资料发现,这与此类患者左心房过大、右肺静脉明显扩张,或右上、下肺静脉间距离过宽,常规的消融钳(右侧弯钳)不够长导致RSPV最上缘消融留有漏点。后来我们对左心房大者改用另一把长的消融钳(左侧弯钳)后,上述漏点现象就再没有发生。上述结果说明,梅氏微创房颤消融术对左心房消融隔离效果很理想。

本研究在心内导管标测消融中发现,心外膜消融后,8例转为房扑,经二三尖瓣峡部消融后转窦性心律。左心房碎裂电位消融后,4例直接转窦性心律;14例患者变为房扑,再经二尖瓣前峡部或三尖瓣峡部消融后转为窦性心律。完成左心房消融全部操作,对右心房碎裂电位消融后5例转为窦性心律(SVC、界嵴、房间隔和右心耳处触发灶),2例房扑经三尖瓣峡部线性消融后转窦性心律,最后3例电复律后转窦性心律。本组中杂交手术结束,房颤窦性心律转复率为92.3%,术毕100%转为窦性心律。术中经过房扑者,均消融至终点窦性心律。本研究结果也证实,左右心房的碎裂电位,二三尖瓣峡部的消融对提高房颤的治疗效果十分重要,具体流程见**图14-6-1**。

尽管Hybrid方法有很多优点,但效果如何文献报道不多,有研究显示"杂交"技术治疗单纯性房颤安全性、效果及不服药物的窦性心律高于单一技术治疗效果。本研究结果显示,术后1年窦性心律的维持率为87%,跟其他的长程持续性房颤研究相比,我们的疗效更好。本组房颤病例全为长程持续房颤,也是目前世界上最大组的报道,从目前来看效果确实比较

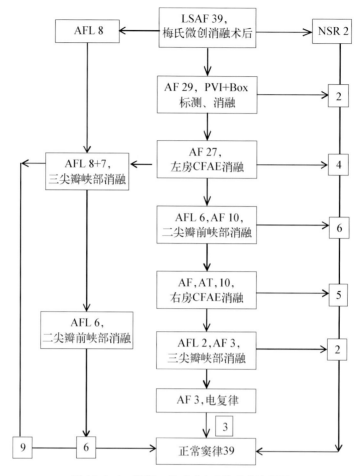

图14-6-1　房颤一站式"杂交"手术流程图

注：表中数据表示病例数。LSAF：长程持续性房颤；AF：房颤；AFL：房扑；NSR：正常窦性心律；AT：房速；CFAE：复杂碎裂电位

理想。因此，杂交技术在房颤治疗领域的应用，将使房颤的消融治疗技术达到理想的状态，大大提高房颤（尤其是长程持续性房颤）外科治疗的成功率，推动房颤治疗登上新的台阶。

（梅　举，刘　浩）

参 考 文 献

1. Friedberg CK. Diseases of the Heart［M］. 3rd ed. Philadelphia: W. B. Saunders, 1966.

2. Wood P. Disease of the heart and circulation［M］. 3rd ed. Philadelphia: J. B. Lippincott Company, 1968.

3. Scheinman M, Morady F, Hess D, et al. Catheter-induced ablation of the atrioventricular junction to control refractory supraventricular arrhythmias［J］. JAMA, 1982, 248(7): 851–855.

4. Gallagher J, Svenson R, Kasell J, et al. Catheter technique for closed-chest ablation of the atrioventricular conduction system［J］. N Engl J Med, 1982, 306(4): 194–200.

5. Cox J, Schuessler R, Agostino H, et al. The surgical treatment of atrial fibrillation. Ⅲ. Development of a definitive surgical procedure［J］. J Thorac Cardiovasc Surg, 1991, 101(4): 569–583.

6. Haïssaguerre M, Jaïs P, Shah D, et al. Spontaneous initiation of atrial fibrillation byectopic beats originating in the

pulmonary veins［J］. N Engl J Med, 1998, 339(10): 659−666.

7. Calkins H, Kuck K, Cappato R, et al. HRS/EHRA/ECAS expert consensus statement oncatheter and surgical ablation of atrial fibrillation: recommendations for patient selection, procedural techniques, patient management and follow-up, definitions, endpoints, and research trial design［J］. Heart Rhythm, 2012, 9(4): 632−696. e21

8. Vinay B, Scott R, Ralph J, et al. The Society of Thoracic Surgeons 2017 Clinical Practice Guidelines for the Surgical Treatment of Atrial Fibrillation［J］. Ann Thorac Surg, 2017, 103(1): 329−341.

9. Cox J, Ad N, Palazzo T, et al. Impact of the maze procedure on the stroke rate in patients with atrial fibrillation ［J］. J Thorac Cardiovasc Surg, 1999, 118(5): 833−840.

10. Weimar T, Schena S, Bailey M, et al. The Cox-maze procedure for lone atrial fibrillation: a single-center experience over 2 decades［J］. Circ Arrhythm Electrophysiol, 2012, 5(1): 8−14.

11. 刘兴鹏, 梅举, 谭琛, 等. 持续性心房颤动一站式杂交手术的初步结果［J］. 中华心律失常杂志, 2017, 21（3）: 187−191.

12. Rostock T, Salukhe T, Steven D, et al. Long-term single-and multiple-procedure outcomeand predictors of success after catheter ablation for persistent atrialfibrillation［J］. Heart Rhythm, 2011, 8(9): 1391−1397.

13. Damiano RJ. Surgical ablation of lone atrial fibrillation on the beating heart: the chaos continues［J］. Europace, 2010, 12(3): 297−298.

14. Pak H, Hwang C, Lim H, et al. Hybrid epicardial and endocardial ablation of persistent or permanent atrial fibrillation: a new approach for difficult cases［J］. J Cardiovasc Electrophysiol, 2007, 18(9): 917−923.

15. Pison L, Gelsomino S, Lucà F, et al. Effectiveness and safety of simultaneous hybrid thoracoscopic and endocardial catheter ablation of lone atrial fibrillation［J］. Ann Cardiothorac Surg, 2014, 3(1): 38−44.

16. Damiano R, Badhwar V, Acker M, et al. The CURE-AF trial: a prospective, multicenter trial of irrigated radiofrequency ablation for the treatment of persistent atrial fibrillation during concomitant cardiac surgery［J］. Heart Rhythm, 2014, 11(1): 39−45.

17. Saint L, Lawrance C, Leidenfrost J, et al. How I do it: minimallyinvasive Cox-Maze Ⅳ procedure［J］. Ann Cardiothorac Surg, 2014, 3(1): 117−119.

18. Gehi AK, Mounsey JP, Pursell I, et al. Hybrid epicardial-endocardial ablation using a pericardioscopic technique for the treatment of atrial fibrillation［J］. Heart Rhythm, 2013, 10(1): 22−28.

19. Kiser AC, Landers MD, Boyce K, et al. Simultaneous catheter and epicardial ablations enable a comprehensive atrial fibrillation procedure［J］. Innovations (Phila), 2011, 6(4): 243−247.

20. Kaneko T, Aranki SF. Hybrid surgical and catheter treatment for atrial fibrillation［J］. ISRN Cardiol, 2013, 2013: 920635.

21. Mahapatra S, LaPar D, Kamath S, et al. Initial experience of sequential surgical epicardial-catheter endocardial ablation for persistent and long-standing persistent atrial fibrillation with long-term follow-up［J］. Ann Thorac Surg, 2011, 91(6): 1890−1898.

22. Muneretto C, Bisleri G, Bontempi L, et al. Durable staged hybrid ablation with thoracoscopic and percutaneous approach for treatment of long-standing atrial fibrillation: a 30-month assessment with continuous monitoring［J］. J Thorac Cardiovasc Surg, 2012, 144(6): 1460−1465.

23. Bisleri G, Rosati F, Bontempi L, et al. Hybrid approach for the treatment of long-standing persistent atrial fibrillation: electrophysiological findings and clinical results［J］. Eur J Cardiothorac Surg, 2013, 44(3): 919−923.

24. La M, Gelsomino S, Lorusso R, et al. The hybrid approach for the surgical treatment of lone atrial fibrillation: one-year results employing a monopolar radiofrequency source［J］. J Cardiothorac Surg, 2012, 7: 71.

25. Krul S, Driessen A, van Boven W, et al. Thoracoscopic video-assisted pulmonary vein antrum isolation, ganglionated plexus ablation, and periprocedural confirmation of ablation lesions: first results of a hybrid surgical-electrophysiological approach for atrial fibrillation［J］. Circ Arrhythm Electrophysiol, 2011, 4(2): 262−270.

26. La M, Gelsomino S, Lucà F, et al. Minimally invasive surgical treatment of lone atrial fibrillation: Early results of hybrid versus standard minimally invasive approach employing radiofrequency sources［J］. Int J Cardiol, 2013, 67(5): 1469−1475.

27. Pison L, La M, Opstal J, et al. Hybrid thoracoscopic surgical and transvenous catheter ablation of atrial fibrillation ［J］. J Am Coll Cardiol, 2012, 60(3): 54−61.

28. Holmes D, Reddy V, Turi Z, et al. Percutaneous closure of the left atrial appendage versus warfarin therapy for prevention of stroke in patients with atrial fibrillation: a randomised non-inferiority trial[J]. Lancet, 2009, 374(7): 534–542.

29. Cruz-Gonzalez I, Yan B, Lam Y. Left atrial appendage exclusion: state-of-the-art[J]. Catheter Cardiovasc Interv, 2010, 75(5): 806–813.

30. Blackshear J, Odell J. Appendage obliteration to reduce stroke in cardiac surgical patients with atrial fibrillation [J]. Ann Thorac Surg, 1996, 61(2): 755–759.

31. Hwang C, Chen P. Ligament of Marshall: why it is important for atrial fibrillation ablation[J]. Heart Rhythm, 2009, 6(12 Suppl): 35–40.

32. Rodríguez-Mañero M, Schurmann P, Valderrábano M. Ligament and vein of Marshall: A therapeutic opportunity in atrial fibrillation[J]. Heart Rhythm, 2016, 13(2): 593–601.

33. Pison L, Gelsomino S, Lucà F, et al. Effectiveness and safety of simultaneous hybrid thoracoscopic and endocardial catheter ablation of lone atrial fibrillation[J]. Ann Cardiothorac Surg, 2014, 3(1): 38–44.

34. Gehi A, Mounsey J, Pursell I, et al. Hybrid epicardial-endocardial ablation using a pericardioscopic technique for the treatment of atrial fibrillation[J]. Heart Rhythm, 2013, 10(1): 22–28.

35. Krul S, Driessen A, Boven W, et al. Thoracoscopic video-assisted pulmonary vein antrumisolation, ganglionated plexus ablation, and periprocedural confirmation of ablation lesions: first results of a hybrid surgical electrophysiological approach for atrial fibrillation[J]. Circ Arrhythm Electrophysiol, 2011, 4(3): 262–270.

36. La Meir M, Gelsomino S, Lorusso R, et al. The hybrid approach for the surgical treatment of lone atrial fibrillation: one-year results employing a monopolar radiofrequency source[J]. J Cardiothorac Surg, 2012, 7: 71.

37. Bulava A, Mokracek A, Hanis J, et al. Sequential hybrid procedure for persistent atrial fibrillation[J]. J Am Heart Assoc, 2015, 4(3): e001754.

38. Muneretto C, Bisleri G, Bontempi L, et al. Durable staged hybrid ablation with thoracoscopicand percutaneous approach for treatment of long-standing atrial fibrillation: a 30-month assessment with continuous monitoring[J]. J Thorac Cardiovasc Surg, 2012, 144(6): 1460–1465.

39. Bisleri G, Rosati F, Bontempi L, et al. Hybrid approach for the treatment of long-standing persistent atrial fibrillation: electrophysiological findings and clinical results[J]. Eur J Cardiothorac Surg, 2013, 44(5): 919–923.

40. Gaita F, Ebrille E, Scaglione M, et al. Very long-term results of surgical and transcatheter ablation of long-standing persistent atrial fibrillation[J]. Ann Thorac Surg, 2013, 96(4): 1273–1278.

41. Mahapatra S, LaPar D, Kamath S, et al. Initial experience of sequential surgical epicardial-catheter endocardial ablation for persistent and long-standing persistent atrial fibrillation with long-term follow-up [J]. Ann Thorac Surg, 2011, 91(6): 1890–1898.

42. Lee H, Chung S, Jeong D. Initial experience with totalthoracoscopic ablation[J]. Korean J Thorac Cardiovasc Surg, 2014, 47(1): 1–5.

第十五章

心房颤动外科手术的麻醉处理

第一节 术 前 评 估

心血管疾病是当今社会首要的健康问题。2008年，一项由胡大一教授主持的大规模流行病学调查研究显示，中国房颤发生率约为0.65%，估计约有1 000万例房颤患者。房颤的发现虽然至今已经超过100年，但对其发病机制和治疗手段的研究却一直较为滞后，20世纪80年代以来，人类在房颤的基础和临床研究领域取得了显著进展。基础研究方面，不仅能在电生理水平阐述房颤的发病机制，而且分子水平的研究进展加深人们对于电生理机制的理解，也为寻找新的药物提供可能的靶点。临床治疗方面，Ⅲ型迷宫手术、微创迷宫手术、杂交消融手术等外科治疗方式的出现，是房颤这一传统的"纯内科"疾病有了外科的解决方案，将房颤治疗推向一个新的水平。外科治疗房颤的尝试始于20世纪80年代，在迷宫手术成功以前，左心房隔离术、左心房横断术、心房廊道手术等均尝试通过外科手术治疗房颤。但仅有由Cox等发明的迷宫手术被证明是有效的房颤消融手术。时至今日，房颤治疗的金标准仍为迷宫Ⅲ型手术，它也成为目前广泛施行的微创房颤消融手术的基础。心脏手术术前评估和处理的主要目的就是量化和减少术中和术后的风险。

对于每一例患者，都应该仔细进行评估，了解可能引起围手术期并发症和影响麻醉管理的因素。

一、心脏手术患者一般情况评估

1. 年龄和性别

（1）年龄：年龄≥70岁，心肺并发症明显增多。随着患者年龄的增加，并发症发生率和病死率也增加；除年龄本身因素外，主要还与年龄相关性疾病有关。

（2）性别：统计表明，冠心病患者外科手术并发症的发生率，女性是男性的2倍。

2. 整体功能状态

对大多数普通手术和胸科手术的患者来说,最简单且最有用的风险评估指标就是患者的整体功能状态,或称运动耐量。Girish等研究表明,运动耐量不足以爬两层楼对非心脏手术后肺部或发生心脏并发症的阳性预测值是82%。运动耐量通常根据代谢当量(metabolic equivalent, MET)进行估测,1 MET是指人体在静息状态下消耗的能量,**表15-1-1**中列举日常生活起居,如爬楼,对应约4 MET的运动耐量。运动耐量是一种简单而且敏感的评价心血管风险的指标,对心脏和非心脏因素均适用。

表15-1-1 日常生活的能量需求

1 MET	吃饭、穿衣
↓	室内步行
↓	平地行走一或两个街区
↓	做轻体力家务活
4 METS	爬一层楼
↓	跑一小段距离
↓	做重体力家务活,如拖地
↓	打高尔夫球、保龄球、跳舞
10 METS	游泳、滑雪、网球单打、跑步

3. 术前一般状况判断

根据美国麻醉医师协会(American Society Anesthesiologists, ASA)术前分级标准,对患者的一般状况可以做出以下初步判断。

(1)Ⅰ级:一般状态良好,无全身疾病。

(2)Ⅱ级:伴有轻度全身疾病。

(3)Ⅲ级:伴有严重全身疾病,活动受限,但能代偿。

(4)Ⅳ级:伴有严重全身疾病,且不能代偿,对生存持续造成威胁。

(5)Ⅴ级:手术与否生存期均难超过24 h。

(6)E级:急诊手术,此项可与任何一项同时选择。

二、房颤患者术前心血管功能评估

1. 房颤的分型及定义

房颤的分类繁简不一,迄今尚无普遍满意的命名和分类方法,根据欧洲心脏病学会(European Society of Cardiology, ESC)发表的《心房颤动治疗指南》,将房颤分为初发房颤、阵发性房颤、持续性房颤、长程持续性房颤和永久性房颤(**见表15-1-2**)。

表15-1-2　房颤分析及定义

房颤分型	定　义
初发房颤	房颤是初次诊断的,无论房颤之前的持续时间及严重程度如何
阵发性房颤	指持续时间≤7 d的房颤,一般≤48 h,可自行转复为窦性心律
持续性房颤	持续时间>7 d的房颤,可以是心律失常的首发表现,也可以由阵发性房颤反复发作发展而来;一般不能自行转复为窦性心律,常需药物转复或电转复
长程持续性房颤	持续时间≥1年,医生和患者愿意采取一定的措施以转复为窦性心律
永久性房颤	房颤持续时间≥1年,医生判断房颤不能转复或转复后将在短时间内复发;患者也接受房颤的现状,不再寻求转复为窦性心律

2. 房颤症状严重性评价

临床实践中,根据《欧洲房颤管理指南》推荐改良的欧洲心律协会(European Heart Rhythm Association,EHRA)评分(见表15-1-3),用以量化房颤相关症状。

表15-1-3　改良EHRA评分表

改良EHRA评分	症　状	描　述
1	无	无任何症状
2a	轻	日常生活不受影响
2b	中	日常生活虽不受影响,但受房颤症状困扰
3	重	日常生活受限于房颤症状
4	致残	日常生活因房颤症状终止

3. 术前心力衰竭情况评估

心室功能是心脏手术死亡的最大危险因素。术前访视检查患者,应对心室功能做出正确的临床评估,至少应询问患者能负担多重的体力劳动? 容易疲劳吗? 可登几层楼梯等? 严重瓣膜病或先天性心脏病、心力衰竭可进行性加重,而冠心病可在心肌梗死前一直无心力衰竭症状。根据心力衰竭评分(见表15-1-4)有助于判断其严重程度,评分4分的患者病死率为无心力衰竭患者的8倍。

表15-1-4　心力衰竭评分表

症状和体征	评　分
心力衰竭病史	1
洋地黄治疗	1
利尿治疗	1
肺部啰音	1
总　　分	4

4. 美国NYHA的心功能分级标准

（1）Ⅰ级：患有心脏疾病，无活动受限，日常活动不引起过度疲劳、心悸、呼吸困难或心绞痛。

（2）Ⅱ级：患有心脏疾病，活动轻度受限，休息时无不适感，日常活动可引起疲劳、心悸、呼吸困难或心绞痛。

（3）Ⅲ级：患有心脏疾病，活动明显受限，静息时无不适感，轻微活动可引起疲劳、心悸、呼吸困难或心绞痛。

（4）Ⅳ级：患有心脏疾病，休息时即可出现心功能不全或心绞痛，任何活动均可使症状加重。

5. 血管粥样硬化性病变

（1）颈动脉病变：应询问患者有无短暂性脑缺血发作。听诊颈动脉区域有无杂音，必要时进行颈部多普勒超声和动脉照影检查。即使患者无自觉症状，年龄＞70岁的患者也应考虑纯在脑血管疾病的可能。

（2）肾血管病变：近期出现严重的高血压或源于控制住的高血压恶化、发现腹部杂音以及肾功能不全都应该对肾血管进行系统地检查，包括肾素水平的检测。肾动脉狭窄的患者术前使用ACEI可引起肾功能不全。

（3）外周血管病变：术前检查外周血管的灌注，确定合适的外周动、静脉穿刺部位。

6. 高血压

高血压引起围术期并发症和对麻醉管理的影响主要取决于以下几个方面：① 应急和静息状态下的血压水平；② 高血压的病因；③ 已经形成的高血压并发症；④ 药物治疗引起的生理改变。

（1）血压水平：非应激状态下的血压可反映长期药物治疗的效果，而术前在病房或麻醉准备室应激状态下的血压与静息状态血压相比则更能反映围手术期并发症的发生率。高血压患者术前清醒状态下血压超过180 mmHg/110 mmHg，术中心脏相关并发症如心律失常和心电图显示缺血性改变的发生率明显增加，术前控制血压的处理能够降低并发症的发生率。血压在140～180 mmHg/90～110 mmHg范围未发现其与围手术期心血管危险性独立相关，但是可提示患者存在慢性心血管病变。血压在120～139 mmHg/80～89 mmHg的患者为高血压前期，如果合并糖尿病或肾脏疾病则需精心药物治疗。血压在140～159 mmHg/90～99 mmHg可诊断为高血压，需精心长期药物治疗。血压超过160 mmHg/100 mmHg的患者为高血压二期，往往需要联合降压治疗。而对于年龄超过50岁的患者，收缩压＞140 mmHg预测心血管事件比舒张压更重要。

（2）病因：高血压患者中5%～15%为继发性高血压，往往能够治愈，尤其是如**表15-1-5**中所列的患者，术前要排除继发性高血压。继发性高血压多与神经、内分泌系统或药物相关，占高血压患者的5%～10%，而其他罕见病因仅占不到1%。

高血压的实验室检查包括尿液分析、肌酐、血糖、电解质、钙离子、心电图和胸片。排除血压难以控制或临床高度怀疑其他原因，通常不需要进一步检查。嗜铬细胞瘤虽然罕见，但是与麻醉过程中并发症的发生关系密切而显得非常重要。因此,患者术前如有头痛、阵发性高血压或血压波动明显、面色苍白或大汗等应该排除嗜铬细胞瘤。

表15-1-5　继发性高血压的高危因素

收缩压＞180 mmHg或舒张压＞110 mmHg
2种或2种以上降压药不能控制血压
之前控制较好的血压升高
高血压突然发作、波动明显或为阵发性
高血压发生年龄在不到25岁或超过50岁

（3）高血压的并发症:高血压可引起多种心脏、中枢神经系统和肾脏并发症,可表现为:① 左心室肥厚和顺应性降低;② 神经系统症状如头痛、眩晕、耳鸣和视物模糊,甚至可发生脑梗死;③ 肾血管病变引起蛋白尿、血尿及肾小球滤过率减低,严重者进展为肾功能衰竭。

（4）降压药治疗:主要目的是通过降低血压减少心血管系统并发症的发生,除了近期发生心肌梗死及合并慢性肾脏病的患者,噻嗪类利尿药可作为所有高血压患者降压治疗的一线药物。合并特殊疾病的高血压患者推荐使用的降压药类别如表15-1-6所示。

表15-1-6　高血压合并其他系统疾病患者推荐降压药的类别

合并情况	推荐的降压药类别					
	利尿药	β受体阻滞药	血管紧张素转换酶抑制药	血管紧张素Ⅱ受体阻滞药	钙通道阻滞药	醛固酮拮抗药
心力衰竭	○	○	○	○		○
近期心肌梗死		○	○			○
冠心病	○	○√	○		○	
糖尿病	○	○	○√	○√	○	
慢性肾脏病				○		
预防脑卒中复发	○		○			

○示可用;√示一线用药

三、其他脏器病变的评估

1. 肺部疾病

房颤微创手术患者多取侧卧位,打开胸腔,术中单肺通气,肺部并发症的危险增多,术前应评估术后肺功能的影响和呼吸支持时间。Wong等人发现支气管扩张药应用前后FEV_1变化是胸部和大型腹部手术后肺部并发症的最佳预测因子,其他因素包括年龄、神经功能状态、活动水平、高碳酸血症和呼吸性酸中毒、围手术期吸烟史以及术后拟采用的通气方式都有一定的预测意义。术前COPD、肺炎和支气管炎的治疗以及戒烟能够减少术后肺部并发症的发生。

（1）吸烟：吸烟可引起严重的肺部问题。有吸烟史但无任何呼吸系统体征和症状者，并不增加麻醉的危险。但长期吸烟者几乎均会发生与吸烟有关的支气管炎和阻塞性肺部疾病的症状和体征。术前1～3 d禁烟，尽管可降低血中一氧化碳水平，通过氧解离曲线右移，促进组织氧的输送，但收效甚小。心脏手术前禁烟8周以上，肺支气管系统功能有明显改善，肺部并发症发生率明显降低。

（2）年龄：静息时动脉分压（arterial oxygen pressure, PaO$_2$）与年龄几乎呈线性相关。尽管无肺部其他危险因素，当年龄超过79岁时，肺部并发症的危险明显增加。

（3）肥胖：体重超过标准体重的20%，肺膨胀不全明显增多。进一步肥胖，可发生严重的肺膨胀不全。Pickwickian综合征引起的肺膨胀不全，可导致肺动脉高压和右心衰竭。减肥有助于降低房颤患者负荷并减轻症状。

（4）慢性肺部疾病：有呼吸困难、咳痰和喘息等症状者，肺部并发症的发生率为正常人的2～6倍。近期呼吸系统感染，由于支气管分泌物增多，易导致术后肺不张和肺部感染。当房颤与急性肺部疾病或慢性肺部疾病急性加重相关时，纠正低氧血症是治疗房颤的关键。术后早期要加强呼吸道管理，尽量充分吸痰，必要时使用纤维支气管镜。

（5）阻塞性睡眠呼吸暂停综合征（obstructive sleep apnea syndrome, OSAS）：OSAS增加术后肺部并发症，如高碳酸血症、缺氧，严重者可以引起肺动脉高压和右心衰竭。评价OSAS严重程度最好的指标是呼吸暂停低通气指数，也就是每小时呼吸暂停或低通气事件发生的次数，超过20次提示该疾病严重，术前采用CPAP治疗可有一定程度的缓解。对所有房颤患者，都应询问有无OSAS的相关症状，优化OSAS的治疗，有助于减少房颤复发和提高房颤的治疗效果。

2. 肝功能不全

（1）急性肝炎：1个月内发生的急性病毒性、酒精性及毒素引起的肝炎或丙氨酸氨基转移酶（AST）尚未恢复正常，围手术期并发症明显增加。因此，应避免择期手术。如果急性肝炎患者必须急诊手术，应对其高病死率和并发症的发生率有心理准备。

（2）慢性肝脏病：肝功能受损严重程度和对手术转归的影响可以通过"30法则"进行评估，如果血清白蛋白< 30 g/ml <血清总胆红素，提示肝功能衰竭的风险很高。

（3）凝血异常：凝血因子Ⅱ、Ⅶ、Ⅸ、Ⅹ由肝脏合成，重度肝功能不全患者缺乏这些凝血因子，凝血酶原时间延长。因此，这些患者首先应该采用维生素K治疗，如果肝脏仍然不能合成足够的凝血因子，术前应输入新鲜冰冻血浆。静脉输注维生素K可以快速纠正凝血功能异常，但也可能引起严重的低血压和过敏反应。不是由肝功能原因引起的凝血酶原时间延长的患者，应考虑血小板减少或血小板功能异常。

3. 肾功能不全

（1）肾功能不全与心血管风险：术前血清肌酐大于177 μmol/L（2.0 mg/dl）被认为是心脏手术后心脏相关并发症的独立危险因素。最新证据也显示，不管是合并糖尿病，微量蛋白尿患者心血管并发症的风险增加1.5～2倍。因此，即使是肾脏病早期也提示全身功能紊乱，可能与心血管病有关。年龄超过70岁的CABG患者中，术前肌酐水平高于230 μmol/L

（2.6 mg/dl）的患者术后透析的风险增加。所有合并肾病的患者都应该测量肌酐水平并计算肌酐清除率，为房颤药物治疗的剂量调整提供依据，所有使用口服抗凝药物的房颤患者，建议至少每年复查一次肌酐，从而评价慢性肾病的情况。

（2）心包炎：慢性肾脏病患者心包炎的发生率较高，可能引起心包粘连，使外科手术更加困难，延长手术时间和增加出血量。

4. 糖尿病

（1）无症状性心肌缺血：糖尿病患者与非糖尿病患者相比，缺血性心脏病的风险增加，而且在糖尿病早期就开始增加。与非糖尿病相比，糖尿病患者也更容易发生心肌梗死，而且一旦发生，病死率也更高。同时，因为自主神经受损，患者发生心肌梗死时可能是隐匿性，没有心绞痛的症状。

（2）围术期血糖管理：围手术期高血糖浓度＞11 mmol/L会增加心脏手术后感染和伤口延迟愈合的风险。Gu等推荐以下方法对糖尿病患者进行全面管理，以减少心血管风险。① 围手术期积极控制血糖浓度＜8.33 mmol/L；② 避免使用非选择性磺酰脲类降糖药（格列本脲）以保护缺血预处理机制；③ 使用选择性β_1受体阻滞药；④ 使用他汀类和血管紧张素受体转换酶抑制药；⑤ 考虑使用新开发的降糖药噻唑烷二酮类和α-葡萄糖苷酶抑制药，具有心肌保护作用。

（3）自主神经系统（ANS）不稳定：表现为直立性低血压或深呼吸时心率变异性减低，这也是糖尿病与心血管风险和冠心病风险密切相关的一个表现。自主神经病变的患者猝死风险也增加；因为胃排空延迟，胃内容物误吸的风险也增加。

5. 凝血功能异常

（1）重视病史：对所有心血管外科患者都应仔细询问出血病史，如外科小手术或拔牙时是否有出血过多；家族出血病史、用药史（如阿司匹林、华法林等）、月经史等；是否有肝脏疾病、尿毒症及其他影响凝血系统的重要合并症。

（2）出血史：患者如有异常出血病史，提示可能有凝血功能缺陷；血小板功能缺陷常常出现瘀斑、鼻出血和胃肠道出血。

（3）筛查试验：术前应作血小板计数、凝血酶原时间（PT）和部分凝血活酶时间（PTT）检查。如上述检查出现一项异常，则需进一步详细检查。

（4）抗凝血药：大多数房颤患者术前服用抗凝药物，术前应仔细询问用药史。

四、术前最终评估

术前最终麻醉评估应在患者进入手术室前进行。需要回顾初次术前评估的记录和所做检查的结果。另外，还有两项关于胸科麻醉的事项需要评估：① 单肺隔离是否存在潜在困难；② 单肺通气期间是否存在缺氧风险。

1. 评估支气管插管的难易程度

预测支气管插管困难的最有效方式是胸部X线检查，平片无法检测到的远端气道问题可以行胸部CT检查。麻醉医生必须在放置双腔管或支气管阻断器前核查患者的胸部影像资料。

2. 单肺通气期间缺氧的预测

房颤手术单肺通气期间,可以判断哪些人是高危患者。**表15-1-7**中列出单肺通气期间缺氧的相关因素,最有效的预防措施是对非通气肺持续给予$2\sim5$ cm H_2O 的正压氧气。

表15-1-7　单肺通气期间氧饱和度降低的相关因素

术前通气灌注扫描显示手术肺通气或灌注百分比高
双肺通气期间PaO_2较低,特别是在仰卧位手术
右侧卧位手术
术前肺量测定数值正常(一秒用力呼气量或用力肺活量)

单肺通气期间PaO_2最重要的预测因素是单肺通气前测量的、侧卧位双肺通气的PaO_2值。术前非手术侧肺的通气/灌注扫描的比值也同单肺通气期间的PaO_2相关。手术从哪侧开胸对单肺通气期间的PaO_2有影响。由于左肺比右肺小10%,当肺塌陷时分流相对较少。梗阻性肺疾病的严重程度和单肺通气期间PaO_2呈负相关。术前肺功能检查显示有严重气流限制性疾病的患者在单肺通气期间有着更好的PaO_2,这和此类患者在单肺通气期间出现自动呼气末正压通气有关。

第二节　术前用药

一、抗心律失常药

任何口服抗心律失常药术前需继续应用,包括胺碘酮和钙通道阻滞药,室性心律失常的治疗应该持续整个围手术期。房颤患者心率控制的建议(《2016欧洲房颤管理指南》):对于EF > 40%的房颤患者,心率控制推荐使用β受体阻滞剂、地高辛、地尔硫䓬或者维拉帕米(推荐等级Ⅰ);对于EF < 40%房颤患者,心率控制推荐使用β受体阻滞剂和(或)地高辛(推荐等级Ⅰ);如果单药治疗不能达到心率控制的目标,可考虑联合药物治疗(推荐等级Ⅱa);在血流动力学不稳定或者严重LVEF降低的患者,胺碘酮用于急性心律控制可能是合理的(推荐等级Ⅱb);对于永久性房颤患者(无复律的计划),不应常规使用抗心律失常药物控制心率(推荐等级Ⅲ);静息状态下心率 < 110次/分可以作为心率控制的起始靶目标(推荐等级Ⅱa);在合并预激综合征或者妊娠的患者,节律控制优于心率控制(推荐等级Ⅱa);如果患者对心率或节律控制药物无效或者不能耐受,应该考虑行房室结消融,但患者以后需依赖起搏器(推荐等级Ⅱa)。

二、β受体阻滞药

β受体阻滞药广泛用于治疗高血压、稳定型和不稳定型心绞痛以及心肌梗死,此类药物也可用于治疗室上性心动过速,包括预激综合征、其他系统疾病如甲状腺功能亢进、偏头痛等。β受体阻滞药在围手术期的应用大有益处,最大益处是能够降低患者心血管风险的发生。而突然停用β受体阻滞药可引起反跳现象,表现为紧张、心动过速、心悸、血压升高甚至心肌梗死、室性心律失常和猝死。许多研究则发现术前β受体阻滞药能够减少围手术期心动过速并且降低缺血性事件的发生。因此,有心肌缺血风险的患者,若无收缩性心力衰竭或传导阻滞,术前应继续使用选择性$β_1$受体阻滞药,术中和术后也应继续使用,以防出现反跳现象。

三、钙通道阻滞药

钙通道阻滞药用于治疗缺血性心脏病、室上性心律失常、原发性高血压等。在缺血性心脏病,通过降低冠状血管阻力解除冠状动脉痉挛而改变心肌血供;通过抑制心肌收缩力,扩张外周血管而降低心肌氧耗,故可改善心肌氧供和氧耗平衡。治疗剂量对血流动力学无明显不良影响,可持续用至术晨。但注意对心脏的负性肌力作用,尤以维拉帕米为甚。

四、洋地黄糖苷类药

洋地黄糖苷类药用于慢性充血性心力衰竭和控制房颤患者的心室率。低钾、过度通气和脱水会增加洋地黄中毒的风险。术前洋地黄化可从观察心率的稳定性来评估,控制心率(<100次/分)对二尖瓣狭窄患者至关重要,可持续用至术晨,必要时围术期静脉补充。因固有的毒性和较长半衰期,心率过慢者术前24 h可以停用。

五、血管扩张药

硝酸酯类药常用于冠心病患者,突然撤药可能引起心肌缺血。严重心功能不全者,常使用小动脉扩张药以降低外周血管阻力。该类药物可持续使用至术前6 h或麻醉诱导前,注意同麻醉诱导药的协同血管扩张作用。

六、抗凝和抗血栓药物

Watts和Gibbs对术前长期服用华法林的房颤患者的术前处理进行了综述,总结出了简单而全面的处理方法(见表15-2-1)。

表15-2-1　慢性房颤患者术前的抗凝管理

血栓栓塞风险	合并情况	术前抗凝药使用建议
高危	TIA、CVA或30 d内有体循环栓塞	术前停用华法林5 d,住院静脉注射肝素抗凝4 d,直至术前4 h
	二尖瓣置换或二尖瓣病变	术前停用华法林5 d,依诺肝素1～1.5 mg/(kg·d)持续4 d,直至术前24 h

（续表）

血栓栓塞风险	合并情况	术前抗凝药使用建议
中危	有TIA、CVA或PE病史，30 d前出现过体循环栓塞 左心衰竭 左心房扩大 缺血性心脏病 高血压 糖尿病 年龄＞75岁	术前停用华法林5 d，依诺肝素40 mg每日皮下注射，持续4 d，直至术前24 h
低危	无以上危险因素	停用华法林5 d；依诺肝素20 mg/d皮下注射，持续4 d，直至术前24 h

第三节　梅氏微创房颤外科手术的麻醉管理

一、肺隔离技术及其并发症

1.肺隔离技术

肺隔离有3种基本选择：单腔支气管内导管、双腔支气管内导管和支气管阻断器，临床上常选择双腔支气管内导管和支气管阻断器。胸腔镜下房颤消融手术常首选左侧双腔支气管导管。放置左侧支气管导管最安全、回旋余地最大。盲插管时，导管位置不良的发生率超过20%，但通过纤维支气管镜调整后，基本上所有患者的导管位置都能得到校正。该方法可使非通气肺保留一条通路，以便进行吸引、纤维支气管镜检查和持续性气道正压（通气）（CPAP）。该手术有两个备选方案：① 单腔支气管内导管：一根直径7.5 mm、长度32 cm的标准支气管内导管可以方便纤维支气管镜进入左支气管。② Univent导管或者支气管阻断器：支气管阻断器可以放在气管内导管的外面或者管腔内。

肺隔离技术的基本知识：① 熟悉气管支气管的解剖；② 使用纤维支气管镜；③ 麻醉前查看胸部X线片和CT检查结果。

避免医源性气道损伤据估计，使用双腔管引起的医源性损伤的发生率在0.5%～2%。

（1）胸部X线或CT检查：可以预测大多数困难支气管插管。

（2）使用大小合适的导管：导管太小会造成肺隔离不佳，导管太大则更容易造成损伤。关于成人使用双腔管大小的指南如下：① 身高＜160 cm的女性：35F导管（如果身高＜150 cm可能需要32F导管）；② 身高＞160 cm的女性：37F导管；③ 身高＜170 cm的男性：39F导管；

④ 身高＞170 cm的男性：41F导管。

（3）双腔管插入深度：气管支气管的长度和身高相关。以左侧双腔管为例，身高170 cm成人的平均插管深度是离门齿29 cm，这个深度在身高每增高或降低10 cm时变化1 cm。

（4）避免氧化亚氮：术中70%的氧化亚氮可使支气管套囊的容积从5 ml升至16 ml。

（5）尽量将支气管套囊或阻断器膨胀至肺隔离所需的最小容积并持续最短的时间：这个容积通常小于3 ml。当患者改变体位至侧卧位时，给套囊充气并不能稳定双腔导管的位置。

插入支气管内导管如果遇到阻力，必须在纤维支气管镜引导下轻柔操作。一项关于食管手术患者的大样本病例报道显示，放置双腔导管有诱发薄弱的弹性支持组织破裂的风险。

2. 肺隔离的其他并发症

（1）导管移位：盲插双腔管时，超过30%的患者可发生初次插管移位。由于患者调整体位时可以发生导管移位，因此，开始单肺通气前必须立即使用纤维支气管镜对导管位置进行调整和确认。单肺通气开始后，由于体位变动导致的双腔导管移位的问题比支气管阻断器少。

（2）气道阻力：自主通气时，随着气流变化，一根37F双腔管的阻力不会比9号Univent导管高出10%以上。这些气流阻力比8 mm内径支气管内导管的阻力低，但是比9 mm内径的支气管内导管的阻力高。术后短时间通气后拔管的患者，双腔导管的气流阻力通常不是问题。

二、梅氏微创房颤外科手术体位对麻醉的影响

1. 胸腔镜手术的不良影响

梅氏微创房颤外科手术，是在全胸腔镜辅助下，由单纯左胸径路进行的房颤超微创外科射频消融术，需要将患者置于右侧卧位。由于麻醉状态下患者血管紧张度降低，故当患者在一种体位和侧卧位之间变化时，发生低血压的情况并不少见。患者体位变换期间必须固定好所有的管道和监护设备，并在体位变换好后重新评估它们的功能。麻醉医生应该对体位变换期间患者的头部、颈部和气道负责，并且必须协调整个手术团队，指导体位变换。诱导和插管后，对患者进行"从头到脚"的初步检查是有益的，包括患者的氧合、通气、血流动力学、管道、监护和潜在的神经损伤情况。患者体位变换期间几乎不可避免双腔管和支气管阻挡器的移位，患者变换体位后，必须通过听诊和纤维支气管镜重新检查支气管内导管或阻断器的位置，并检查通气是否足够。

2. 侧卧位的不良影响

患者侧卧位最常见的神经损伤部位是臂丛神经。应该在患者的胸部下面垫枕以防止上方身体的重量压在臂丛上。但是，如果垫枕移位至腋部，将会加重臂丛的受压情况（见表15-3-1）。

表 15-3-1　侧卧位导致臂丛神经损伤的因素

受压侧手臂（压伤）	非受压侧手臂（牵张性损伤）
手臂直接压在胸部下面	颈椎侧曲
有压力在锁骨上压迫锁骨后空间	过度捆绑手臂（＞90℃）
颈肋	手臂固定至刚性支架的情况下重新摆放半
胸部垫料向头侧移位至腋下	卧位或半仰卧体位

3. 侧卧位的生理变化

（1）患者位于侧卧位，肺部可发生显著的通气变化。两肺由于大小的差异，顺应性曲线也有所不同。侧卧位、麻醉和打开胸腔都能够放大双肺间的差异。

（2）侧卧位的自主呼吸患者，受压侧的肺通气量大约增加10%。当患者麻醉后，受压侧的肺通气量将增加15%。当非受压侧的胸腔打开后，整个呼吸系统的顺应性将增加。侧卧位时，如果双肺应用呼气末正压（PEEP），正压通气会优先到达顺应性好的肺，并能过度膨胀非受压侧肺，但并不能改善气体交换。患者侧卧位时，有5%的肺容积可发生肺不张，部位都集中在受压侧肺组织。

（3）患者呈侧卧位时，由于重力的缘故，非受压侧肺的血流量将减少大约全肺血流量的10%。同仰卧位相比，侧卧位通气灌注的匹配度下降，与此同时，肺动静脉短路开放，受压侧肺动静脉短路由5%增加至10%～15%。

三、梅氏微创房颤外科手术术中监护原则

1. 一般原则

胸腔镜下房颤消融手术大多在单侧胸腔开放或双侧胸腔开放下完成，中等时程。对于这类手术，应该考虑监护、维持体温和液体容量。所有的患者应该进行标准的ASA监测，包括体温、血压、心电图、SpO$_2$、呼气末二氧化碳分压（end tidal carbon dioxide tension，PetCO$_2$）。为了预防可能发生的并发症，可根据相关知识进行额外监护（**见表15-3-2**）。

表 15-3-2　胸腔镜下房颤消融术期间发生率增加的术中并发症

并　发　症	病　因
低氧血症	单肺通气期间肺内分流
突发严重低血压	手术压迫心脏或大血管
通气压力或容积突然改变	支气管内导管或阻断器移位，空气泄漏
心律失常	心脏受到直接机械刺激
支气管痉挛	直接刺激气道，反应性气道疾病发生率增加
大量出血	大血管或者胸膜粘连分解的手术失血
低体温	胸腔开放，热量丢失

2. 氧合监测

单肺通气期间,约1%的外科手术患者吸入高浓度的氧后仍然出现动脉氧饱和度低于90%的现象,对胸科手术患者进行血气分析以测定PaO_2尤为重要。相对于动脉血氧饱和度,PaO_2能够更加有效地估计氧饱和度降低的安全范围。因此需要在单肺通气前和单肺通气后20 min通过动脉血气测量PaO_2。

3. 测定二氧化碳水平

单肺通气期间,$PetCO_2$预测动脉血二氧化碳分压(partial pressure of carbon dioxide,$PaCO_2$)的可靠程度不如双肺通气。单肺通气期间$PaCO_2$和$PetCO_2$的差值增大。当患者变换为侧卧位时,由于下侧通气灌注增加,上侧肺通气死腔增加,此时相对于下侧肺而言,上侧肺的$PetCO_2$降低。单肺通气后,由于通气量都供应到下侧肺,$PetCO_2$先短暂降低;然后,由于上侧非通气侧肺塌陷和肺血管收缩,下侧肺的灌注增加,$PetCO_2$增加。如果没有调整分钟通气量,$PaCO_2$和$PetCO_2$的差值增加。$PetCO_2$严重或持续降低提示通气肺和非通气肺的血液分布不均匀,这可能是单肺通气期间氧饱和度降低的早期指征。

4. 侵入性血流动力学监测

(1)有创动脉压:胸科手术期间,由于心脏和大血管受压,严重低血压的发生率较高。基于上述原因,加上间断动脉血气分析,监测有创血压很有必要。

(2)中心静脉压:术中打开胸腔时测得的中心静脉压数据并不完全可靠,但术后中心静脉压是一个有意义的监测,特别是对于指导液体管理尤为重要。只要没有禁忌证,首选右颈内静脉,使用超声指导下穿刺以减少气胸的发生。

(3)纤维支气管镜检查:双腔管位置明显不当会导致单肺通气期间氧饱和度降低,但听诊或者其他传统检查方法并不能发现。当患者转换至外科手术体位后,许多患者在变换体位期间出现导管或阻断器移位,必须确认双腔管或者支气管阻断器的位置。

(4)连续肺呼吸监测:旁气流通气监测法能监测麻醉期间吸气、呼气压力、容量和气流相互作用,可以通过比较潮气量来判断肺隔离是否合适,同时也可判断通气肺的漏气程度。压力容量环可反映双腔管的位置变化。

(5)TEE检查:术前应用TEE检查患者的心脏解剖结构和功能,排除合并的二、三尖瓣重度关闭不全。对于术中合并有二、三尖瓣重度关闭不全者,建议在治疗房颤时同时矫治合并的瓣膜病变。此外,应用TEE测量左心耳根部的直径大小,以利于选用合适型号的切割闭合器,预防左心耳切割不全导致术中大出血;同时应用TEE排除左心耳内是否有血栓,对于合并左心耳内血栓较大者,不建议立即行手术治疗,防止术中消融或左心耳切除时血栓脱落引起脏器栓塞。

四、梅氏微创房颤外科手术麻醉技术

1. 静脉输液

由于流体静力的缘故,静脉过量输液将增加分流,导致通气侧发生肺水肿。单肺通气期间,由于通气侧肺必须承担全部的气体交换,故最好谨慎地进行液体管理。房颤消融在单肺通气期间,可以静脉输液以补充缺失量或者维持量,消融结束双肺通气期间,考虑补充第三间隙丢失量。

2. 氧化亚氮

吸入氧化亚氮和氧气较单独吸入氧气可使肺通气欠佳区域更易发生肺不张。预防肺不张的最佳方法是在单肺通气期间使用空气和氧气的混合气体,并逐步提高 FiO_2 以避免低氧。对肺动脉高压患者而言,氧化亚氮还可增加肺动脉压。

3. 温度

胸科手术期间,由于一侧或双侧胸腔打开后会导致热量丢失,因此,如何维持体温值得关注,对高龄或者婴儿尤其应该重视。低温期间,身体大多数生理功能(包括低氧性肺血管收缩)都受到抑制。预防手术期间低体温的最佳方法包括升高室温或使用加温毯。

4. 预防支气管痉挛

胸外科手术患者并存反应性气道疾病的发生率很高,应使用麻醉技术降低支气管应激性。由于放置双腔管或者支气管阻断器是支气管收缩的潜在触发因素,故应特别注意避免在浅麻醉时操作,应使用有支气管扩张作用的麻醉剂,并避免使用诱发组胺释放的药物。静脉麻醉诱导时,无论丙泊酚或者氯胺酮都能减少支气管痉挛。麻醉维持阶段,丙泊酚和(或)挥发性麻醉药能减少支气管反应。挥发性麻醉药中,七氟烷的支气管扩张效力最大。

5. 心肌氧供的维持

由于患者存在高龄、吸烟等因素,冠状动脉疾病的发生率很高。麻醉应做到维持动脉氧合和舒张压,避免心输出量和心率出现不必要的增加,使心肌氧供和氧需平衡达到最佳状态。

6. 单肺通气的管理

1)单肺麻醉期间的通气

麻醉医生可调整通气参数来改善某些患者的气体交换,这些参数包括潮气量、呼吸频率、吸气/呼气比、气道峰压和平台压、PEEP(**见表15-3-3**)。

表15-3-3　单肺通气期间的通气参数

参　数	推　荐	特　殊　情　况
潮气量	5～6 ml/kg	维持:气道峰压＜35 cmH_2O;气道平台压＜25 cmH_2O
呼气末正压(PEEP)	0 cmH_2O	呼吸力学正常或有限制性肺疾病患者使用5 cmH_2O PEEP
呼吸频率	12次/min	维持正常 $PaCO_2$,单肺通气期间动脉血 $PaCO_2$ 和 $PetCO_2$ 的差值将增加1～3 mmHg
呼吸模式	容量控制	有肺损伤风险的患者使用压力控制通气
吸入氧浓度(FiO_2%)	40%～60%	单肺通气平稳30 min后,在氧饱和度指导下增加空气吸入量降低吸入氧浓度

2)低氧性肺血管收缩(hypoxic pulmonary vasoconstriction, HPV)

一般认为HPV能将非通气侧的肺血流量降低50%。HPV的主要诱发因素是肺泡氧分压下降,通过抑制一氧化氮和(或)环氧化酶,刺激前毛细血管收缩,使得缺氧肺区域的肺血流再分布。所有的挥发性麻醉药都能剂量依赖性地抑制HPV。与其他挥发性麻醉药相比,异氟烷、七氟烷和地氟烷的抑制作用较弱。全静脉麻醉与1最小麻醉浓度(MAC)或更低浓度的异氟烷相比,未显示出更多的临床益处。所有的血管舒张药都能减弱HPV功能,如硝酸甘油和硝普钠。总之,血管舒张药能恶化单肺通气期间PaO_2。

3)心输出量

单肺通气期间心排血量增加有利于升高PaO_2。但在生理需要量基础上,心输出量趋向于抑制HPV功能,并可能降低PaO_2。

4)单肺通气期间低氧的治疗

(1)增加吸入氧气分数(FiO_2):增加FiO_2是一线治疗,除了那些接受博来霉素治疗的患者可能存在肺泡氧毒性外,几乎适用于所有患者。

(2)CPAP:用氧气对非通气侧肺施加CPAP是最有效的模式。CPAP必须用于完全膨胀或者复张的肺,方可获得最佳效果。当CPAP用于完全膨胀的肺时,可以使用$2\sim3$ cmH_2O压力,这一切只需要CPAP活瓣和氧源就可完成。理论上,整个回路应包括一个储气囊和一个压力计并允许CPAP波动。储气囊方便复张非通气侧肺,压力计可测量实际的CPAP。当CPAP影响手术操作时可暂停使用。

(3)呼气末正压:在肺呼吸力学正常或因限制性肺疾病导致肺弹性回缩力增加的患者,通气侧肺应用PEEP能改善氧合。

(4)药物处理:应用药物增加心排血量在临床上能轻度改善静脉氧分压(PvO_2)和PaO_2。单肺通气期间,停用血管扩张药物(如硝酸甘油、氟烷)可改善氧合。目前尚无证据表明选择性肺血管扩张药NO有效。

(5)肺通气方式的选择:目前的数种单肺通气方式都可部分改善非通气肺的通气而改善氧合。① 通过部分闭塞手术侧双腔管的官腔实现差分肺通气,即分别通气;② 通过CPAP环路定期膨胀手术侧肺,间断复张非通气侧肺;或间断手控双肺通气;③ 非手术侧肺常规单肺通气,手术侧肺高频喷射通气。

7. 胸腔镜下房颤消融术的麻醉要点

梅氏房颤消融术是结合"Cox迷宫Ⅲ型"手术及Mini-maze手术开展的左胸径路房颤超微创外科治疗术,该术式最主要的内容可以概括为"三环二线",三环包括双侧环肺静脉消融环及环左心房消融环。该术式是经单纯左胸入路(右侧单肺通气),依次行右肺静脉消融环、左肺静脉消融环及环左心房消融环。未做消融仅右侧单肺通气时,肺循环血流量主要靠右肺循环血流维持;与双肺通气相比,单肺通气时,肺通气/血流比失衡,术中操作可能诱发低氧血症、低血压等呼吸循环不稳定的现象。做左肺静脉消融环时,始终保持完整的右侧单肺通气及肺循环,术中呼吸、循环功能相对稳定;而做右肺静脉消融环及环左心房消融环时,由于其阻碍了右侧肺静脉向左心房的回流,对患者肺循环血流量的影响较大,特别是钳夹右肺静脉时,完全阻断了右肺静脉的回流,左心房基本处于无血液回流状态,使肺部的通气/血流比严重失衡,易出现呼吸、循环功能不稳定。此外,右侧卧位亦可使患者的通气量及血流量发生变化：① 侧卧位时，可使受压侧肺组织的部分肺容积发生肺不张，影响患者的通气量；② 侧卧位时，由于重力的缘故，非受压侧肺的血流量也较仰卧位时减少；③ 与仰卧位相比，侧卧位时通气灌注的匹配程度下降，患者的生理情况发生显著变化。

考虑到上述单纯左胸径路房颤超微创外科治疗术中对肺通气及肺循环血流量的影响，患者在术中可能易出现呼吸、循环功能不稳定，因此对术中麻醉的管理和配合要求较高。为有效改善患者术中的呼吸、循环功能，结合以往的手术过程，我们总结了相关麻醉经验如下。

（1）呼吸功能管理方面：单侧双腔管位置不当会导致单肺通气期间氧饱和度降低，但听诊或者其他传统方法不能发现，且变换体位期间可能出现双腔管或支气管阻断器移位。因此，我们常规在纤维支气管镜定位下采用双腔支气管插管，患者变换体位后，再次应用纤维支气管镜确定插管的位置。手术开始后，由于只需右侧单肺通气，对右侧肺进行呼气末正压通气，常规将潮气量减半，呼吸频率调为16～18次/分，吸入氧浓度调为100%，术中维持动脉血氧饱和度在90%以上。若动脉血氧饱和度低于90%，则暂停手术，恢复双肺通气，适当应用手控通气，待动脉血氧饱和度恢复后再进行消融手术。为防止发生复张性肺水肿，消融手术结束，恢复双肺通气前，可适当予以静脉推注甲强龙及利尿剂。

（2）血压管理：除上述消融操作及单肺通气会影响肺循环血流量，使心脏回流血量减少、血压下降，术中的牵拉压迫也可机械地影响心肌收缩，导致低血压；胸腔打孔后，胸腔负压消失，静脉回流减少，血压亦会略下降。术中常规应用血管活性药维持平均动脉压（mean arterial pressure，MAP）在60 mmHg以上，以保证脏器有足够的灌注压；若术中血压过低，则暂停手术，松开钳夹的右肺静脉或左心房壁，使右肺静脉血液回流恢复正常，必要时可临时恢复双肺通气，待血压恢复正常后再进行消融手术。然而，动脉血压亦不能过高，最高收缩压尽量控制在140 mmHg以下，防止血压过高增加出血的风险。

（3）心率管理：患者房颤发作时，心室率多较快，而较快的心室率会影响术中操作，特别是分离和钳夹右肺静脉时的风险较大。术中通过应用艾司洛尔、胺碘酮、地尔硫䓬、阿托品维持心室率在60～100次/分。然而，部分持续性或长程性房颤患者会合并有窦房结功能减退。消融结束，患者恢复窦性心律后，心室率可能会因合并的窦房结功能出现心室率明显减慢。若心室率小于60次/分，则停用胺碘酮，适当予以静脉推注阿托品；若心室率小于40次/分，则预放置心外膜临时起搏导线，必要时应用临时心外膜起搏器，预防心动过缓引起的血流动力学变化。

（4）心律管理：持续性和长程性房颤患者，由于存在特殊的电重构和结构重构，房颤维持机制较为复杂，单纯的射频消融术多无法使其在消融结束时瞬间转复窦性心律。因此，在结束后，若患者仍为房颤心律，常规应用体外除颤电极电复律恢复窦性心律，并同时配合应用胺碘酮使其维持窦性心律。此外，心脏及肺血管处的操作、冷盐水刺激及电灼刺激亦可能引起心律失常或心脏骤停，术中应注意连续监测心电图，及时观察心电图波形变化，维持电解质及酸碱平衡。

（5）TEE检查：术前常规应用TEE检查患者的心脏解剖结构和功能，排除合并的二、三尖瓣重度关闭不全。对于术中合并有二、三尖瓣重度关闭不全者，建议在治疗房颤时应同时矫治合并的瓣膜病变。此外，常规应用TEE测量左心耳根部的直径大小，以利于选用合适型号的切割闭合器，预防左心耳切割不全导致术中大出血；同时应用TEE排除左心耳内是否有血栓。对于合并左心耳内血栓较大者，不建议立即行手术治疗，防止术中消融或左心耳切除时血栓脱落引起脏器栓塞。

（6）多模式疼痛管理：麻醉诱导前环氧酶-2（Cox-2）抑制剂超前镇痛、胸腔镜下0.3%罗哌卡因肋间神经阻滞、术后PCA镇痛泵的联合应用，可以达到满意的镇痛效果，促进术后呼吸功能的恢复，从而提高患者的舒适度。

综上所述，左胸径路房颤超微创外科治疗术（梅氏房颤射频消融术）不仅可避免体外循环、心脏停搏，保证胸廓的完整性，而且只需左侧胸壁的三个孔洞即能完成手术，是迄今为止创伤最小的外科房颤消融术。该术式的术中操作对患者术中的呼吸、循环功能有一定的影响，消融过程中可能会出现呼吸、循环不稳定的现象，但合理的、有针对性的麻醉管理及配合可保证该手术安全、有效地进行。

（沈赛娥）

参 考 文 献

1. Williams J, Ungerleider R, Lofland G, et al. Left atrial isolation: new technique for the treatment of supraventricular arrhythmias［J］. J Thorac Cardiovasc Surg, 1980, 80(3): 373-380.

2. Defauw J, Guiraudon G, Van Hemel N, et al. Surgical therapy of paroxysmal atrial fibrillation with the "corridor" operation［J］. Ann Thorac Surg, 1992, 53(4): 564-570.

3. Cox J. The surgical treatment of atrial fibrillation. Ⅳ. Surgical technique［J］. J Thorac Cardiovasc Surg, 1991, 101(4): 584-592.

4. Cox J, Schuessler R, D'gostino H, et al. The surgical treatment of atrial fibrillation. Ⅲ. Development of a definitive surgical procedure［J］. J Thorac Cardiovasc Surg, 1991, 101(4): 569-583.

5. Girish M, Trayner E, Dammann O, et al. Symptom-limited stair climbing as a predictor of postoperative cardiopulmonary complications after high-risk surgery［J］. Chest, 2001, 120(4): 1147-1151.

6. Chobanian A, Bakris G, Black H, et al. Seventh report of the Joint National Committee on Prevention, Detection, Evaluation, and Treatment of High Blood Pressure［J］. Hypertension, 2003, 42(6): 1206-1252.

7. Chobanian A, Bakris G, Black H, et al. The Seventh Report of the Joint National Committee on Prevention, Detection, Evaluation, and Treatment of High Blood Pressure: the JNC 7 report［J］. JAMA, 2003, 289(19): 2560-2572.

8. Wong D, Weber E, Schell M, et al. Factors associated with postoperative pulmonary complications in patients with severe chronic obstructive pulmonary disease［J］. Anesth Analg, 1995, 80(2): 276-284.

9. Gu W, Pagel P, Warltier D, et al. Modifying cardiovascular risk in diabetes mellitus［J］. Anesthesiology, 2003, 98(3): 774-779.

10. Watts S, Gibbs N. Outpatient management of the chronically anticoagulated patient for elective surgery［J］. Anaesth Intensive Care, 2003, 31(2): 145-154.

11. Slinger P, Suissa S, Adam J, et al. Predicting arterial oxygenation during one-lung ventilation with continuous positive airway pressure to the nonventilated lung［J］. J Cardiothorac Anesth, 1990, 4(4): 436-340.

12. Campos J, Hallam E, Van Natta T, et al. Devices for lung isolation used by anesthesiologists with limited thoracic

experience: comparison of double-lumen endotracheal tube, Univent torque control blocker, and Arndt wire-guided endobronchial blocker[J]. Anesthesiology, 2006, 104(2): 261−266.

13. Slinger P. Fiberoptic bronchoscopic positioning of double-lumen tubes[J]. J Cardiothorac Anesth, 1989, 3(4): 486−496.

14. Slinger P, Scott W. Arterial oxygenation during one-lung ventilation. A comparison of enflurane and isoflurane [J]. Anesthesiology, 1995, 82(4): 940−946.

15. European Heart Rhythm A, European Association for Cardio-Thoracic S, Camm A J, et al. Guidelines for the management of atrial fibrillation: the Task Force for the Management of Atrial Fibrillation of the European Society of Cardiology (ESC)[J]. Eur Heart J, 2010, 31(19): 2369−2429.

16. Camm A, Lip G, Caterina R, et al. 2012 focused update of the ESC Guidelines for the management of atrial fibrillation: an update of the 2010 ESC Guidelines for the management of atrial fibrillation—developed with the special contribution of the European Heart Rhythm Association[J]. Europace, 2012, 14(10): 1385−1413.

17. Kirchhof P, Benussi S, Kotecha D, et al. 2016 ESC Guidelines for the management of atrial fibrillation developed in collaboration with EACTS[J]. Europace, 2016, 18(11): 1609−1678.

第十六章

心房颤动外科治疗的围术期管理

第一节　术　前　准　备

一、入院评估

房颤是指规则有序的心脏电活动消失，代之出现快速而又无序的房颤波，是严重的心房电活动紊乱，是最常见的心律失常之一。心房由于颤动失去了有效的收缩和舒张，进而导致泵血功能下降或丧失；加之房室结对心房激动的递减传导，可致心室律极不规则，出现心室律紊乱、心功能受损和心房附壁血栓的形成。

一旦认为患者可能需要行外科手术治疗房颤，就必须对其整体健康状况及各种合并症进行综合评估。这种评估包括详细的病史问询与体格检查，明确患者的心脏疾病，以及必须在围手术期注意的非心脏疾病，从而提高手术治愈率，减少术后并发症。

1. 病史询问

充分了解患者心脏症状起病时间、病程进展及治疗情况，以及分析已经完成的诊断性检查结果，对于明确患者病情有重要指导意义。

（1）心悸、胸闷、运动耐量下降是房颤最常见的临床症状。心脏结构和功能尚正常的初发房颤和阵发性房颤，心室率异常时引起的心悸是主要表现；持续性房颤则多表现为运动耐量下降。冠心病或心脏瓣膜病伴随的房颤，心脏结构和功能损害较重，甚至有心力衰竭表现。

（2）房颤可引起心室停搏，当停搏达 3 s 以上可导致脑供血不足而发生黑矇、晕厥，部分房颤患者因晕厥而发生脑外伤和骨折。

（3）房颤持续 48 h 极易发左心房附壁血栓，而缺血性脑卒中是房颤引起的主要栓塞事件，同时也是房颤患者致残率最高的并发症。许多患者因突发脑梗死住院而首次发现房颤。

（4）对患者既往及现阶段用药情况的回顾非常重要，尤其是抗凝（抗血小板）、抗心律失常和其他心血管系统疾病药物的使用，手术前这些药物可能需要继续使用或者停药，具体使用方案参考术前用药。

（5）注意已经外院确诊或疑似的非心脏疾病（**见表16-1-1**）。如甲亢是房颤的重要原因之一。无器质性心脏病的年轻患者，尤其是房颤心室率快、药物不易控制者，应怀疑甲状腺功能异常。

表16-1-1　房颤患者病史询问要点

病　　史		注 意 要 点
既往史	手术外伤史	胸部外伤和心脏及胸部外科手术病史
	呼吸系统	结核病史、COPD病史、支气管哮喘史
	循环系统	高血压、冠心病、风湿性和先天性心脏病史，心力衰竭表现病史
	消化系统	抗凝或抗血小板后胃肠道出血病史
	内分泌系统	甲亢史、糖尿病史
	神经系统	缺血性脑卒中病史
个人史		药物过敏史、吸烟史、酗酒史、月经史、遗传史

2. 体格检查

仔细地进行体格检查对于完善术前诊断及围术期处理至关重要。

（1）房颤患者的典型体征包括脉搏短促、脉律不齐、颈动脉波动不规则、第一心音强弱不等、节律绝对不齐。

（2）心脏瓣膜疾病患者可有下肢水肿、静脉怒张和肝脾肿大等心力衰竭体征，以及心脏听诊杂音和额外心音的发现。

（3）所有患者，即使是卧床患者，都要测量其身高和体重，计算出患者体表面积。这是体外循环流量、术中和术后用药、补液的重要依据。

二、术前检查

通过详细的病史问询和全面的体格检查，可以确认患者的一般情况和疾病性质，但想要明确患者的心脏和非心脏疾病病情，需进一步完善一些诊断性检查。

1. 实验室检查

包括血常规、尿常规、粪常规、凝血功能、血型和血生化检查等。另外，根据患者病史的针对性检查：如甲状腺激素水平（甲状腺功能异常病史）、糖化血红蛋白（糖尿病或糖耐量异常）、肌钙蛋白（冠心病史或者胸痛病史）、pro-BNP水平（近期有心力衰竭症状）等。

2. 特殊检查

1）心电图检查

（1）12导联心电图：房颤心律在12导联心电图表现为P波消失，代之出现快速而不规则的f波，频率为350～600次/分，即为房颤波。房颤时QRS波节律绝对不规则，但形态大多正常；若并发则有束支传导阻滞。

（2）24 h动态心电图检查：部分阵发性房颤，因发作次数少，或发作持续时间短暂，临床难以确诊者可考虑多次动态心电图。动态心电图可以捕捉到房颤并发心动停搏的心电图表现,比如阵发性房颤终止时可引起窦房结功能一过性抑制,出现窦性停搏,即快—慢综合征;持续性房颤患者在夜间可伴有心动过缓,甚至出现心动停搏。这些诊断对于制定术前用药和手术方案选择有指导意义。

2)超声检查

(1)超声心动图:超声心动图明确有无先天性心脏畸形或后天性心脏瓣膜,并测定左心房大小、左心室功能和有无左心房血栓。对于经胸心脏超声不能明确的左心耳血栓等诊断,可采用TEE检查。超声心动图对于房颤患者预后评估、脑卒中危险度判断、指导电复律治疗和疗效评估具有重要意义。

(2)腹部超声:明确患者腹部脏器病变,排除手术禁忌。

(3)其他:甲状腺超声用于辅助有甲状腺疾病病史的患者;颈动脉血管超声,用于考虑有颈动脉狭窄病变的患者。

3)影像学检查

(1)CT扫描:常规行胸部CT平扫,排除患者胸部、肺、心脏及大血管异常病变。对于既往有冠心病史,或者年龄>65岁的患者,常规行冠状动脉双源螺旋CT扫描。对于超声心动图检查怀疑有肺静脉异常的,需行肺静脉双源螺旋CT扫描。

(2)MRI扫描:既往或新发有脑血栓栓塞的患者行头颅MRI平扫,明确脑血栓栓塞范围。

(3)冠状动脉造影术:对于冠状动脉双源螺旋CT扫描发现冠状动脉主要血管有中重度狭窄的患者,或者既往已行冠状动脉内支架植入且近期有胸痛加重症状的患者,需进一步行冠状动脉造影术。

(4)肺功能检查:手术可能需行单肺通气,或者有COPD的患者,需行肺功能检查。了解患者的肺活量、最大通气、肺阻力和肺顺应性,对了解患者手术耐受情况和术后呼吸系统治疗具有重要意义。

三、术前诊断和治疗

1. 术前诊断

根据入院评估,术前检查和临床表现可以明确患者房颤的诊断。部分阵发性房颤,因发作次数少或发作时间短暂,临床难以确诊者可考虑行多次24 h动态心电图检查。已经确诊的患者,应进一步明确房颤病因和诱因、已经房颤的类型(阵发性房颤、持续性房颤、长程持续性或永久性)、是否并行器质性心脏病、心功能状态和血栓栓塞风险。

2. 心血管系统处理

(1)根据患者入院评估和心脏超声检查,对于有心力衰竭体征、心功能Ⅲ～Ⅳ级、心脏EF<45%,和(或)心脏各瓣膜有中度至重度反流的患者,需用强心、利尿、营养心肌等系统治疗减轻心脏负荷,改善心脏功能。术前需复查心脏超声,待患者心力衰竭症状缓解、心功能改善和瓣膜反流减少后可以降低手术风险,提高治愈率。

(2)术前抗心律失常用药的目的是控制心室率,而非恢复窦性心律。因为仅仅通过药物恢复和维持窦性心律,并不容易实现,并且术前大剂量的应用抗心律失常药物,会增加药物的不良反应率。因此,对于术前有快室率房颤的患者,可应用美托洛尔、胺碘酮等药物,抑制房室结传导和延长其不应期的药物,稳定患者的心室率。

(3)明确为冠心病、需长期口服抗心绞痛药物的患者,直至手术当天停用抗心绞痛药物,防止缺血症状的复发并维持一个更为稳定的麻醉过程。

(4)抗高血压药物也应使用至手术当天,防止反跳性高血压。

3. 术前抗栓药物治疗

房颤是导致缺血性脑卒中和其他脏器组织发生血栓栓塞事件最主要的心律失常。许多患者入院就长期口服抗凝药(华法林、达比加群等)和抗血小板药物(阿司匹林和氯吡格雷等),这些药物会显著增加外科手术出血风险,停用药物则会增加血栓栓塞风险。因此,需综合评估患者血栓和出血风险,决定抗栓治疗的桥接。

(1)所有患者入院后均停用口服的抗栓药物,从而减少手术及术后出血风险。

(2)参照《欧洲房颤治疗指南》中推出的CHA2DS2-VASc评分(见表16-1-2)和HAS-BLEDS评分(见表16-1-3),对所有患者进行血栓风险和出血风险评分。对于CHA2DS2-VASc评分≥2分的患者,予以低分子肝素钠抗凝,其中HAS-BLEDS评分≥3分的患者,应注意筛查并纠正增加出血风险的可逆因素,并在低分子肝素治疗之后加强监测。

(3)术前12 h停用低分子肝素治疗,降低手术及出血风险。

表16-1-2 CHA2DS2-VASc评分表

危 险 因 素	积 分
充血性心力衰竭/左心室功能障碍	1
高血压	1
年龄≥75岁	2
年龄65～74岁	1
女性	1
糖尿病	1
脑卒中/短暂性脑缺血发作/血栓栓塞病史	2
血管疾病	1
总积分	9

表16-1-3 HAS-BLEDS评分表

危 险 因 素	积 分
高 血 压	1
肝功能异常	1
肾功能异常	1
脑 卒 中	1

（续表）

危　险　因　素	积　　　分
出　　血	1
INR 值易波动	1
年龄＞65 岁	1
药物或嗜酒	1

注：高血压定义为收缩压＞160 mmHg；肝功能异常定义为慢性肝病（如肝纤维化）或胆红素＞2 倍正常值上限，丙氨酸氨基转移酶＞3 倍正常值上限；肾功能异常定义为慢性透析或肾移植或血清肌酐≥200 μmol/L；出血指既往出血史和（或）出血倾向；INR 值波动指 INR 不稳定，在治疗窗内的时间＜60%；药物指合并应用抗血小板药物或非甾类固醇消炎药

4. 改善呼吸功能

呼吸功能对手术效果有重要影响，术前即有肺通气和换气功能障碍，或者并发有呼吸道感染的患者，手术会加重呼吸功能障碍，导致缺氧和二氧化碳蓄积，严重影响手术效果，因此术前需进行相关治疗。

（1）既往有吸烟史的患者，入院后禁止吸烟以减少呼吸道分泌。督促其进行呼吸功能练习，做腹式呼吸运动。

（2）所有患者术前进行咳嗽、咳痰锻炼。有效的术后咳嗽、咳痰，对减少拔管后呼吸道并发症至关重要。

（3）有肺通气功能障碍的患者早期即予以支气管扩张和祛痰药物雾化吸入治疗，以缓解呼吸道痉挛、稀释痰液利于排出。

（4）有近期呼吸道感染的患者，术前应做痰培养，可结合患者症状及术前检查，予以经验性抗感染治疗。

5. 纠正电解质紊乱，控制血糖

（1）心功能不全的患者由于长期服用利尿药物，钾离子排出增加，导致患者术前就有低钾血症。因此，术前需反复检查血电解质，及时纠正电解质紊乱。

（2）糖尿病或糖耐量异常的患者术前需监测空腹和三餐前血糖浓度，同时通过饮食管理，调整降糖药口服和胰岛素皮下注射剂量，维持血糖浓度稳定。

6. 加强营养，改善体质

心功能不全患者由于胃肠道瘀血水肿、消化道吸收障碍和机体抵抗力低下等问题，术前常伴有贫血、低蛋白血症等问题，会严重影响术后恢复。此类患者术前就应该给予高热量、高蛋白和高维生素饮食；对于营养不良的患者，可予以人血白蛋白、静脉营养等支持治疗；术前即有贫血的患者，可以补充红细胞。

四、手术方案制定和知情同意告知

1. 个体化手术方案的制订

根据患者入院评估和术前检查，最终明确诊断出患者的心脏疾病。根据患者房颤类型

的不同和伴随的心脏疾病,结合我科目前对房颤手术治疗的经验,选择不同的手术治疗方案。具体手术指征见前述章节。

2. 知情同意告知

(1)制订手术方案后,患者及家属对术前诊断及手术方案具有知情权,术前必须和患者及家属行知情同意告知,特别是对手术必要性、危险性和预后相关情况都应一一告知,取得患者及家属理解和同意后,签署手术知情同意书。

(2)部分阵发性房颤和持续性房颤患者于术中转复为窦性心律,术后仍有出现房颤复发的可能。房颤消融术后3个月内为"空白期",此期间出现房颤复发、新发房扑、房速等心律失常并不能认定为房颤消融手术失败。"空白期"内出现房颤、房扑、房速的机制目前尚未不清楚,可能与射频消融的致炎效应、损伤部位细胞功能不全、潜在致心律失常作用和ANS功能改变等因素有关。因此,术前需要告知患者及家属房颤术后复发的可能性及进一步治疗措施,以及手术中同期行左心耳切除(或闭合)的必要性。

第二节　术后监护和处理原则

心脏外科术后监护和处理是治疗中的一个重要环节,对手术效果有直接影响。心脏手术,尤其是经过体外循环的心内直视手术,会造成不同程度的心脏和肺等脏器功能损伤,需要在术后进行重症监护治疗。但根据房颤患者合并的不同心脏疾病采取不同的手术方案,相应的术后处理原则也有所区别。

一、重症监护室交接

对于带气管插管的患者,监护室医师应立即将气管插管连接呼吸机,根据术中麻醉情况调整呼吸机参数;责任护士将迅速交接手术中带回的药物、液体,并连接心电监护持续监测心率、有创动脉血压、指尖末梢血氧饱和度等这几项基本生命体征。手术医师须向监护室医师交接患者疾病诊断、手术方法、术中出血等情况,麻醉医师须向监护室医师交接目前应用的麻醉药物、血管活性药物、患者术中循环呼吸等情况。

二、循环系统处理

术后对循环系统的要求是血容量适当、心肌收缩有力和后负荷正常。心脏输出量可以保证组织灌注和代谢需要而不增加心肌氧耗,以利于心功能的恢复。

1. 保证有效血容量

术前利尿、手术禁食水、术中体外循环和麻醉补液控制等均会造成手术当天血容量不足。此外,由于术后肝素中和不足、手术创面渗血等造成术后失血较多,进一步加重血容量不足。血容量不足主要表现为心率增快、血压偏低且波动较大、尿量减少等症状。因此,根据心电图、有创动脉血压、中心静脉压等监测结果,再整体评估患者的血容量,通过适当补液,促使和维持血流动力学稳定。对于渗血较多的患者,必要时可补充红细胞,使血细胞比容维持在28%以上为宜。

2. 增强心肌收缩力和改善后负荷

心脏手术后心脏受创、心肌收缩力降低、心输出量减少,容易引发低心排综合征,适当的正性肌力药物可以增强心肌收缩力,提高心输出量。同时,要适当扩张外周血管,减轻血管阻力,从而改善脏器与周围组织的灌注。常用的药物有β受体激动剂(多巴胺、多巴酚丁胺、肾上腺素等)、磷酸二酯酶抑制剂(米力农、安力农)、钙增敏剂(左西孟旦)和血管扩张剂(酚妥拉明、硝酸甘油、硝普钠等)。

3. 控制心室率和维持窦性心律

部分阵发性房颤和持续性房颤患者,于术中转复为窦性心律,术后仍有出现房颤复发的可能。因此,术后早期即予以抗心律失常药物治疗,一方面可以控制心室率,促进心功能恢复;另一方面窦性心律的维持可以降低心力衰竭和血栓栓塞风险。根据术后不同心律和心室率,采取以下方案。

(1)手术成功转复为窦性心律或术后仍为房颤律,但心室率<90次/分者,术后予以小剂量胺碘酮静脉维持(剂量为0.5～1 mg/min),拔除气管插管后改为胺碘酮口服。

(2)手术后仍为房颤律,且心室率>110次/分的气管插管患者予以较大剂量胺碘酮静脉维持(剂量为1～1.5 mg/min);已拔除气管插管患者予以胺碘酮联合美托洛尔缓释片口服。

(3)手术后为房扑、房速者,在抗凝治疗后予以电复律治疗。

三、呼吸系统处理

心脏外科术后行肺部治疗的目的是患者从麻醉、插管和机械通气状态转为清醒、拔管和氧合功能正常的自主呼吸状态。但手术过程中体外循环会引起肺毛细血管通透性增高,肺间质水肿;单肺通气导致肺泡萎陷,通气—灌注比例失调,均会使术后肺顺应性降低,肺内渗出增加,呼吸道分泌增加,引起术后呼吸功能不全或衰竭,则必须进行呼吸支持。

1. 呼吸机应用

术后患者(如重症监护室的患者)一般都保留气管插管,应用一段时间的呼吸机辅助通气(3～12 h),但有部分患者需要较长时间呼吸机辅助,主要原因如下。

(1)由于麻醉和手术影响,术后早期肺通气量较小,呼吸机辅助通气有助于肺通气量恢复。

(2)呼吸机辅助通气可以减少呼吸次数,提高心肌氧供,有利于心功能恢复。

(3)术后早期适当使用镇静和镇痛药有利于减轻疼痛和血流动力学应激,呼吸机辅助通气时可以不考虑镇静和镇痛药物造成的呼吸功能抑制。

(4)术后有间质性肺水肿的患者,呼吸机辅助时正压通气是有效的治疗措施。

(5)心包纵隔和胸腔引流较多时,继续予以呼吸机辅助通气,以便必要时行开胸探查止血。

2. 拔除气管插管

通过一段时间呼吸机辅助和带气管插管自主呼吸锻炼,满足下述指标时,就可以考虑撤除呼吸机辅助。

（1）神志清醒、镇静及肌松药物已代谢、四肢肌力恢复者。

（2）在较小剂量血管活性药物维持下，四肢末梢温暖、无恶性心律失常、循环基本稳定者。

（3）胸腔纵隔引流＜300 ml/24 h，复查胸部X线片或心脏超声无明显心包和胸腔积液者。

（4）呼吸道通畅，无呼吸功能不全，呼吸频率＜35次/分，潮气量大于8 ml/kg者。

（5）吸入氧浓度40%时，复查血气分析显示PaO_2＞70 mmHg，$PaCO_2$＜45 mmHg，已纠正电解质和酸碱失衡者。

四、纠正电解质和酸碱失衡

一般重症监护室治疗中，就需常规复查血气分析电解质，根据结果可以提示酸碱状态和电解质浓度。电解质和酸碱失衡会导致机体新陈代谢紊乱，脏器生理功能失常。

1. 呼吸性酸中毒

呼吸性酸中毒大多由于肺泡通气不足，引起二氧化碳潴留所致。常见于肺炎、肺不张、胸腔积液或气道阻塞。对于急性呼吸性酸中毒可以通过清除气道分泌物、增加肺通气量等方法可以纠正；而对于肺炎等造成的慢性呼吸性酸中毒，需积极治疗肺部感染、改善换气功能，必要时可再次予以二次气管插管。

2. 代谢性酸中毒

心脏外科术后代谢性酸中毒较常见，主要是由于术后早期心功能不全造成组织缺氧和乳酸聚集，此外也可见于肾功能不全者。因此，需积极改善循环，提高组织和脏器灌注，同时可静脉滴入5%碳酸氢钠100～250 ml予以纠正。

3. 低钾血症和低镁血症

低钾血症是诱发房颤术后房颤复发和其他心律失常的重要原因，因此需及时纠正和复查。低血钾时常伴发低镁血症，因此钾、镁应同时予以补充。

4. 低钙血症

钙是钾的拮抗剂，能增加心肌的收缩力。低钙时心肌收缩功能障碍，对血管活性药物敏感性降低。因钙剂遇碳酸氢钠易发生沉淀，因此不能在同一静脉通路里同时补充碳酸氢钠和钙剂。

五、抗感染治疗

术后抗生素的应用，主要针对常见致病菌以球菌（高毒力、低耐药、非条件致病菌）为主，一般选择二、三代头孢抗生素。对于术前即反复使用抗生素的患者，可根据术前应用情况选择抗生素。细菌大多是来自口腔、鼻腔、皮肤和肠道等部位的高耐药、低毒力条件致病菌，应在术后定期检查痰培养、血培养，结合血常规结果，再调整抗生素。对于反复高热、血常规白细胞计数异常升高等患者，首先要排除手术切口感染、外周置管感染等可能。其次要增强细菌学检查，若有阳性结果，调整为敏感抗生素治疗；若始终为阴性实验，可考虑抗生素联合应用。目前，临床对于此类患者一般选择三代头孢菌素或碳青霉烯类，联合万古霉素抗感染治疗，期间需注意患者的肝肾功能，监测血药浓度。

六、营养支持

由于心脏手术创伤，术后发热、缺氧、感染等造成机体消耗增加，因此术后恢复期机体对蛋白质、糖、维生素的需求也有所增加。呼吸机辅助的患者因不能进食，胃肠道营养不足，影响患者术后恢复。因此，术后早期即开始营养支持，对心脏外科术后及其重要。一般术后当天或术后第1天顺利拔除气管插管的患者，拔管后6 h可开始进水，无不良反应后逐渐进半流质及普通饮食。食谱宜富含蛋白质、碳水化合物、维生素和矿物质，所需营养主要从食物中摄取。此外，依据病情可经静脉适当补充脂肪乳剂、复方氨基酸等营养物质。对于气管插管数日内不能拔除、需长时间呼吸机辅助的患者，术后第2天即可开始肠内营养鼻饲，并根据患者的体重、生化检查结果和补液量等，适当予以高静脉营养支持。

七、抗栓治疗

房颤消融术后是血栓形成的高危期，术后需继续抗凝治疗。同时根据患者的具体手术方式采取不同的抗凝方案。

（1）梅氏微创房颤外科术、胸腔镜下单纯左心耳切除（或闭合）术患者，术后6 h或引流量明显减少时，予以低分子肝素钠抗凝。拔除气管插管后，改为华法林口服，使INR维持在2～3水平，服用半年后停药。

（2）瓣膜（或修复）+迷宫Ⅳ型房颤消融术的患者：术后6 h或引流量明显减少时予以低分子肝素钠抗凝；拔除气管插管后，改为华法林口服，使INR维持在2～3水平。其中成形环和生物瓣置换的患者至少服用华法林半年；机械瓣置换的患者终身服用华法林。

（3）CABG+迷宫Ⅳ型房颤消融术的患者：术后6 h或引流量明显减少时，予以低分子肝素钠。拔除气管插管后，需综合患者各方面因素予以联合抗栓。目前认为急性心肌梗死患者，华法林预防冠状动脉狭窄复发的作用并不亚于阿司匹林；而合并房颤的冠心病患者，停用华法林则会增加血栓栓塞事件，三联抗栓（阿司匹林＋氯吡格雷＋华法林）增加出血事件。因此，对于CABG+迷宫Ⅳ型房颤消融术的患者，华法林＋氯吡格雷两联治疗既可以保证抗栓效果，又可以降低出血风险。

第三节　术后随访和房颤复发的处理

外科手术虽然已经成为根治房颤的重要治疗方法，但对于少数阵发性房颤和部分持续性房颤仍存在术后复发的可能。因此，加强患者术后随访和心律失常监测十分必要。

一、术后随访内容

1.心律失常监测

房颤术后心悸可能由室性早搏（室早）和房早引起，而很多复发房颤是并无症状，因此不能单凭症状不能有效地评估术后房颤的复发。住院期间,患者可以应用持续心电监护、标准心电图和24 h动态心电图等监测。出院后,要求患者按规定时间(一般为出院后第1、3、6、12、18、24个月)至门诊复查24 h动态心电图;如患者出现心悸、自触脉搏不规律等症状时应至医院行心电图检查。

2. 心功能监测

术前有心功能不全、瓣膜反流或同期行瓣膜置换(成形)的患者,术后需复查患者心脏超声,对比术前资料,明确患者术后心功能状态。出院后3个月至半年内需复查心脏超声,门诊定期随诊。

3. 冠状动脉CTA

房颤消融联合CABG的患者,出院前需复查冠状动脉双源螺旋CT。出院后半年至1年内,再次复查冠状动脉双源螺旋CT,明确冠状动脉血管病情。

二、房颤复发病例的处理

1. 房颤消融"空白期"内复发

"空白期"内复发大多可以自行恢复,但由于此期间内复发是房颤消融失败的独立危险因素,因此,仍需调整抗心律失常药物治疗或电复律治疗。

2. 房颤消融术后复发

(1)定义:房颤消融3个月以后出现房颤、房扑和房速,并且持续时间≥30 s,视为房颤消融术后复发。因为手术同期切除(闭合)左心耳,房颤所致的血栓栓塞风险已经很小,为此治疗重点主要是控制心室率,而非恢复窦性心律。如果患者心室率≤90次/分,可不予以处理;若患者心室率>90次/分,可予以口服抑制房室结传导和延长其不应期的药物(胺碘酮、美托洛尔、普罗帕酮等)控制心室率。

(2)杂交手术:内科导管消融和微创外科消融治疗房颤各有优势,但微创外科治疗房颤相对于迷宫手术,消融钳无法完成左心房顶部和三尖瓣环等部分的消融线;而内科导管消融在心内膜标测方面和消融线"漏点"方面具有相对优势。因此,微创外科消融联合内科导管消融的"杂交"手术,在治疗复杂房颤患者中的疗效确切,也给房颤消融术后复发患者提供了新思路。

(马　南,何　毅)

参 考 文 献

1. Prystowsky EN, Benson DW Jr, Fuster V, et al. Management of patients with atrial fibrillation. A Statement for Healthcare Professionals. From the Subcommittee on Electrocardiography and Electrophysiology, American Heart Association[J]. Circulation, 1996, 93(6): 1262−1277.

2. Go A, Hylek E, Phillips K, et al. Prevalence of diagnosed atrial fibrillation in adults: national implications for rhythm management and stroke prevention: the AnTicoagulation and Risk Factors in Atrial Fibrillation (ATRIA) Study[J]. JAMA, 2001, 285(18): 2370−2375.

3. Shroyer A, Coombs L, Peterson E, et al. The Society of Thoracic Surgeons: 30−day operative mortality and morbidity risk models[J]. Ann Thorac Surg, 2003, 75(6): 1856−1865.

4. Kannel W, Abbott R, Savage D, et al. Epidemiologic features of chronic atrial fibrillation: the Framingham study [J]. N Engl J Med, 1982, 306(17): 1018-1022.

5. Hart R, Halperin J. Atrial fibrillation and thromboembolism: a decade of progress in stroke prevention[J]. Ann Intern Med, 1999, 131(9): 688-695.

6. Van Gelder I, Hagens V, Bosker H, et al. A comparison of rate control and rhythm control in patients with recurrent persistent atrial fibrillation[J]. N Engl J Med, 2002, 347(23): 1834-1840.

7. Shariff N, Desai R, Patel K, et al. Rate-control versus rhythm-control strategies and outcomes in septuagenarians with atrial fibrillation[J]. Am J Med, 2013, 126(10): 887-893.

8. Culebras A, Messe S, Chaturvedi S, et al. Summary of evidence-based guideline update: prevention of stroke in nonvalvular atrial fibrillation: report of the Guideline Development Subcommittee of the American Academy of Neurology[J]. Neurology, 2014, 82(8): 716-724.

9. European Heart Rhythm A, European Association for Cardio-Thoracic S, Camm AJ, et al. Guidelines for the management of atrial fibrillation: the Task Force for the Management of Atrial Fibrillation of the European Society of Cardiology (ESC)[J]. Eur Heart J, 2010, 31(19): 2369-2429.

10. Camm A, Lip G, DeCaterina R, et al. 2012 focused update of the ESC Guidelines for the management of atrial fibrillation: an update of the 2010 ESC Guidelines for the management of atrial fibrillation—developed with the special contribution of the European Heart Rhythm Association[J]. Europace, 2012, 14(10): 1385-1413.

11. Kirchhof P, Benussi S, Kotecha D, et al. 2016 ESC Guidelines for the management of atrial fibrillation developed in collaboration with EACTS[J]. Europace, 2016, 18(11): 1609-1678.

12. O'onnell D, Furniss S, Dunuwille A, et al. Delayed cure despite early recurrence after pulmonary vein isolation for atrial fibrillation[J]. Am J Cardiol, 2003, 91(1): 83-85.

13. Lee S, Tai C, Hsieh M, et al. Predictors of early and late recurrence of atrial fibrillation after catheter ablation of paroxysmal atrial fibrillation[J]. J Interv Card Electrophysiol, 2004, 10(3): 221-226.

14. Lin Y, Tsao H, Chang S, et al. Prognostic implications of the high-sensitive C-reactive protein in the catheter ablation of atrial fibrillation[J]. Am J Cardiol, 2010, 105(4): 495-501.

15. Li J, Solus J, Chen Q, , et al. Role of inflammation and oxidative stress in atrial fibrillation[J]. Heart Rhythm, 2010, 7(4): 438-444.

16. Mccabe J, Smith L, Tseng Z, et al. Protracted CRP elevation after atrial fibrillation ablation[J]. Pacing Clin Electrophysiol, 2008, 31(9): 1146-1151.

17. Pontoppidan J, Nielsen J, Poulsen S, et al. Symptomatic and asymptomatic atrial fibrillation after pulmonary vein ablation and the impact on quality of life[J]. Pacing Clin Electrophysiol, 2009, 32(6): 717-726.

18. Weiss C, Gocht A, Willems S, et al. Impact of the distribution and structure of myocardium in the pulmonary veins for radiofrequency ablation of atrial fibrillation[J]. Pacing Clin Electrophysiol, 2002, 25(9): 1352-1356.

19. Fosbol E, Wang T, Li S, et al. Warfarin use among older atrial fibrillation patients with non-ST-segment elevation myocardial infarction managed with coronary stenting and dual antiplatelet therapy[J]. Am Heart J, 2013, 166(5): 864-870.

20. Amarenco P, Davis S, Jones E, et al. Clopidogrel plus aspirin versus warfarin in patients with stroke and aortic arch plaques[J]. Stroke, 2014, 45(5): 1248-1257.

21. Klemm H, Ventura R, Rostock T, et al. Correlation of symptoms to ECG diagnosis following atrial fibrillation ablation[J]. J Cardiovasc Electrophysiol, 2006, 17(2): 146-150.

22. Pokushalov E, Romanov A, Corbucci G, et al. Ablation of paroxysmal and persistent atrial fibrillation: 1-year follow-up through continuous subcutaneous monitoring[J]. J Cardiovasc Electrophysiol, 2011, 22(4): 369-375.

23. Pison L, La Meir M, Van Opstal J, et al. Hybrid thoracoscopic surgical and transvenous catheter ablation of atrial fibrillation[J]. J Am Coll Cardiol, 2012, 60(1): 54-61.

24. Muneretto C, Bisleri G, Bontempi L, et al. Durable staged hybrid ablation with thoracoscopic and percutaneous approach for treatment of long-standing atrial fibrillation: a 30-month assessment with continuous monitoring[J]. J Thorac Cardiovasc Surg, 2012, 144(6): 1460-1465.

25. Phan K, Phan S, Thiagalingam A, et al. Thoracoscopic surgical ablation versus catheter ablation for atrial fibrillation[J]. Eur J Cardiothorac Surg, 2016, 49(4): 1044-1051.

英汉缩略语

ACEI	angiotensin converting enzyme inhibitors	血管紧张素转化酶抑制剂
Ach	acetylcholine	乙酰胆碱
AF	atrial fibrillation	心房颤动
ANS	autonomic nervous system	自主神经系统
AO	aorta	主动脉
APD	action potential duration	动作电位时程
ARB	angiotensin receptor blocker	血管紧张素受体抑制剂
ASD	atrial septal defect	房间隔缺损
AVN	atrioventricular node	房室结
CABG	coronary artery bypass grafting	冠状动脉搭桥术
CaT	calcium transient	一过性钙离子电流
CFAE	complex fractionated atrial eletrograms	心房复杂碎裂电位
cGMP	cyclic guanosine monophosphate	环磷酸鸟苷
ChAT	choline acetyltransferase	乙酰胆碱转移酶
CAD	coronary artery disease	冠心病
CRP	C-reactive protein	C-反应蛋白
CS	coronary sinus	冠状静脉窦
DAD	delayed after-depolarization	晚期后除极
DSA	digital subtraction angiography	数字减影血管造影
EAD	early after-depolarization	早期后除极
ERP	effective refractory period	有效不应期
FO	fossa ovale	卵圆窝
GP	ganglial plexus	神经节丛
HFS	high frequency stimulation	高频刺激

HIFU	high intensity focused ultrasound	高强度聚焦超声
ICU	intensive care unit	重症监护室
IVC	inferior vena cava	下腔静脉
INR	international normalized ratio	国际标准化比值
LAA	left atrial appendage	左心耳
LPV	left pulmonary vein	左肺静脉
LTCC	L-type Ca^{2+} channel	L型钙离子通道
LVEF	left ventricular ejection fraction	左心室射血分数
LIPV	left inferior pulmonary vein	左下肺静脉
LSPV	left superior pulmonary vein	左上肺静脉
MV	mitral valve	二尖瓣
NGF	nerve growth factor	神经生长因子
NOACs	new oral anticoagulants	新型口服抗凝药
OPCABG	off-pump coronary artery bypass grafting	非体外循环下冠状动脉搭桥术
OSA	obstructive sleep apnea	阻塞性睡眠呼吸暂停
PA	pulmonary artery	肺动脉
PV	pulmonary vein	肺静脉
PVI	pulmonary vein isolation	肺静脉隔离
RAA	right atrial appendage	右心耳
RAAS	renin angiotensin aldosterone system	肾素-血管紧张素-醛固酮系统
RFCA	radiofrequency catheter ablation	房颤导管射频消融
RIPV	right inferior pulmonary vein	右下肺静脉
RPV	right pulmonary vein	右肺静脉
RYR	ryanodine receptor	RYR受体
RSPV	right superior pulmonaryvein	右上肺静脉
SE	smooth endoplasmic reticulum	平滑内质网
SAN	sinoatrial node	窦房结
SVC	superior vena cava	上腔静脉
TEE	transesophageal echocardiography	经食管超声心动图
TTE	transthoracic echocardiography	经胸超声心动图
TV	tricuspid valve	三尖瓣

索　引

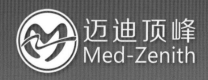

迈迪顶峰（北京迈迪顶峰医疗科技有限公司）成立于2005年，是一家专业研发、生产和销售医疗器械及生物医学工程材料的创新型企业。公司产品涉及结构性心脏病（先天性心脏病和瓣膜病）、心律失常（房颤）和心衰等疾病领域。公司致力于提供心血管疾病治疗专业解决方案，建立广泛的国际、国内的专家合作和学术交流，搭建研发、临床和科研合作平台，成为中国心血管疾病治疗领域的领先技术服务供应商。

48项专利，授权发明专利**14**项，实用新型**34**项；
承担"十二五"的国家支撑计划，"十三五"首批国家重点研发计划；
国家及中关村高新技术企业，北京市首批G20后备企业；

11个产品获ISO 13485质量体系认证，**7**个产品获CFDA证书，**4**个获CE证书，已向欧洲和日本出口。

WE

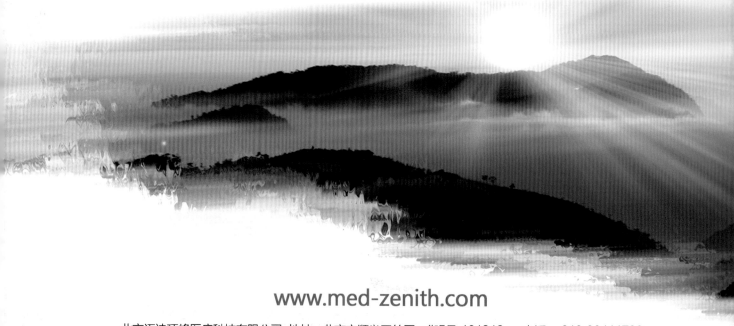

www.med-zenith.com

北京迈迪顶峰医疗科技有限公司 地址：北京市顺义区竺园二街5号 101312   电话：010-80411799

心耳夹闭

安全可以简单

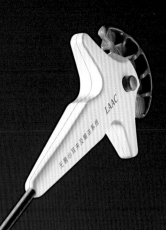

LAAC
无瓣心耳夹及输送系统

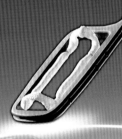

房颤外科治疗
已上市产品

微创射频钳

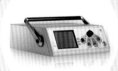

射频消融主机

射频笔

剥离器

开胸射频钳

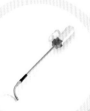

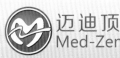

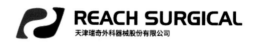
ENDO RLC通用内镜直线切割吻合器及一次性钉匣

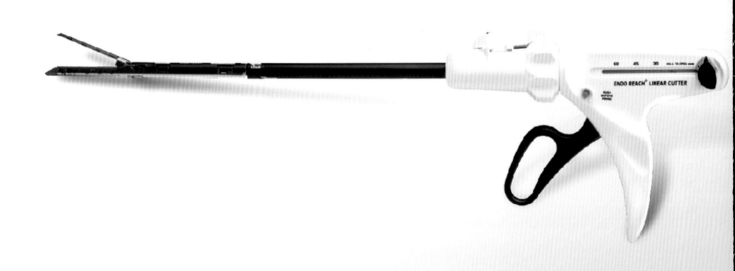

适应证：

本产品适用于开放或腔镜下的外科手术中，肺、支气管组织及胃、肠切除、横断和吻合。

禁忌证：

（1）消化道黏膜水肿、肌层过厚，愈合能力差。
（2）切端疑有癌组织残留。

生产企业名称：瑞奇外科器械（中国）有限公司

生产地址：天津经济技术开发区第四大街5号B座四层　邮编：300457　电话：022-2532 6259　传真：022-6620 0915

瑞奇品质，源于创新

注册证号：津食药监械（准）字2014第2080006号
广审批准文号：津医械广审（文）第2017080161号